Derrote a la
diabetes

Derrote a la diabetes

Aproveche la combinación perfecta
de alimentos, hierbas, suplementos
y cambios en su estilo de vida para
mantenerla bajo control naturalmente

Michael Murray, ND
Coautor, Enciclopedia de medicina natural

Dr. Michael Lyon ·
Director de la Iniciativa Estadounidense para
la Prevención y la Reversión de la Diabetes

Storey

© 2006 por Michael Murray y Michael Lyon

Edición de Rodale publicada bajo licencia de Penguin Group (USA) Inc.

Se reservan todos los derechos. Ninguna parte de esta publicación deberá reproducirse ni transmitirse por ningún medio o forma, ya sea electrónico o mecánico, lo cual incluye el fotocopiado, la grabación o cualquier otro sistema de almacenaje y recuperación de información, sin la autorización por escrito de la casa editorial.

Impreso en los Estados Unidos de América
Rodale Inc. hace el máximo esfuerzo posible por usar papel libre de ácidos y reciclado.

La pirámide alimentaria en la página 118 se reprodujo por cortesía del Departamento de Agricultura de los Estados Unidos y del Departamento de Salud y Servicios Humanos de los Estados Unidos

Diseño del libro por Tanya Maiboroda

Library of Congress Cataloging-in-Publication Data
Murray, Michael T.
  [Beat diabetes naturally. Spanish]
  Derrote a la diabetes : aproveche la combinación perfecta de alimentos, hierbas, suplementos y cambios en su estilo de vida para mantenerla bajo control / Michael Murray y Michael Lyon.
     p.   cm.
  Includes bibliographical references and index.
  ISBN-13 978-1-59486-645-6 hardcover
  ISBN-10 1-59486-645-7 hardcover
  1. Diabetes—Alternative treatment.   2. Naturopathy.   I. Lyon, Michael R. II.   Title.
RC661.A47M86618   2006
616.4'620654—dc22
                                                                    2006021941

2   4   6   8   10   9   7   5   3   tapa dura

*A Roland Gahler, por su incesante devoción a
la medicina natural fundamentada y su enorme
compromiso al apoyar nuestro mensaje.*

Agradecimientos

En primer lugar, es importante que reconozcamos la labor de todos los investigadores, médicos y científicos que a lo largo de los años han buscado adquirir una mejor comprensión del papel que desempeñan la alimentación y las medicinas naturales en la prevención y el tratamiento de la diabetes. Sin su trabajo, este libro sin dudas no existiría. En segundo lugar, es importante que reconozcamos el papel que nuestra agente, Bonnie Solow, desempeñó en conectarnos con Amy Hertz y Riverhead Books. Estamos en deuda con el equipo de Riverhead por haber perseverado en hacer que nuestro libro fuera lo más práctico y ameno posible para los lectores.

MICHAEL T. MURRAY, N. D.
Sobre todo, quisiera expresar mi más profundo agradecimiento a mi esposa, Gina. Su amor, apoyo y paciencia son las más grandes bendiciones en mi vida, junto con nuestros dos maravillosos hijos, Alexa y Zachary.

DR. MICHAEL R. LYON
A Sandi. Eres el amor y la luz de mi vida.

Índice

La diabetes:
una epidemia del siglo XXI

La diabetes es una enfermedad que se puede prevenir aunque uno tenga familiares que la padezcan. Si usted padece diabetes, puede tratar su enfermedad con medicina natural. En la mayoría de los casos, es posible que deje de necesitar el tomar fármacos y, en algunos casos, incluso puede revertir su dependencia de la insulina. También puede disminuir drásticamente su riesgo de desarrollar ciertas complicaciones serias de la diabetes, como enfermedades cardíacas, ceguera, insuficiencia renal y amputaciones. No usar la medicina natural para el tratamiento y la prevención de la diabetes es un error que usted no se puede dar el lujo de cometer.

La diabetes no es una enfermedad nueva. Sin embargo, dado que antes del siglo XX ocurría con una frecuencia relativamente baja y que recientemente ha emergido como una enfermedad muy común, muchos expertos la han clasificado como una afección de la vida moderna. Hay varias razones de peso que justifican esta nueva clasificación. Primero que nada, la diabetes no sólo es el resultado inevitable de una herencia genética "desfavorable". De hecho, la diabetes surge a partir de diversas causas, muchas de las cuales efectivamente son derivados de la vida moderna, entre ellas el sobrepeso, una alimentación alta en grasa y las comidas preparadas con harina refinada, como el pan blanco. En este libro, le daremos información práctica y fundamentada con respecto a los múltiples factores que conducen a la diabetes. Además, detallaremos cuidadosamente las medidas que usted puede tomar para prevenir esta enfermedad devastadora, aunque sus antecedentes familiares indiquen que usted corre el riesgo de desarrollarla. Lo que es más importante aún para los 17 millones de estadounidenses que padecen diabetes (entre ellos 2,5 millones de latinos) y los otros 16 millones de personas que viven en los Estados Unidos y que actualmente presentan alguna de las diversas etapas de la prediabetes (resistencia a la insulina o intolerancia a la glucosa), presentaremos un sistema de vanguardia para manejar las diversas manifestaciones de la diabetes y evitar sus complicaciones potencialmente catastróficas. También hemos incluido una descripción de pruebas recientes que demuestran que la diabetes casi siempre puede mejorar significativamente y en muchos casos, revertirse, lo cual, en efecto, es un concepto revolucionario para la mayoría de los diabéticos que siguen creyendo que el diagnóstico de la diabetes es una cadena perpetua de mala salud.

Otro factor clave a considerar es que la diabetes tiene un costo altísimo, tanto financiero como humano, para nuestra sociedad. Tan sólo en los Estados Unidos, el costo económico de la diabetes es apabullante, ascendiendo a más de $100.000 millones de dólares al año. Para darle una mejor idea de lo que esto significa, la atención médica para un diabético cuesta aproximadamente $12.000 dólares en promedio al año, mientras que para un adulto sin diabetes, este costo asciende a alrededor de $3.000 dólares al año. La diabetes es responsable de más de 30 millones de consultas médicas cada año, junto con más de 15 millones de días de hospitalización por problemas relacionados con esta enfermedad.

Una asesina silenciosa

Aproximadamente una tercera parte de los 17 millones de estadounidenses que sufren de diabetes no saben que padecen esta enfermedad. Muchas de estas personas se dan cuenta por primera vez que la sufren cuando presentan alguna de sus complicaciones potencialmente mortales, como ataques al corazón, derrames cerebrales o enfermedades renales. En general, el riesgo de que una persona con diabetes muera a causa de alguna de estas complicaciones catastróficas es aproximadamente cuatro veces mayor que aquel para una persona no diabética. Aparte del riesgo de morir a una edad más temprana, la diabetes conlleva riesgos importantes de sufrir complicaciones serias como ceguera, la necesidad de diálisis y la amputación de miembros.

La necesidad de lo natural

La diabetes es un trastorno muy serio que necesita ser tratado con eficacia. Obviamente, el mejor tratamiento para cualquier enfermedad es la prevención primaria. ¿Se puede prevenir la diabetes? Claro que sí. . . y ha quedado muy claro que la mejor manera de lograr esta meta es siguiendo las recomendaciones que se dan en la Primera Parte de este libro. Si bien es cierto que el tratamiento actual que ofrece la medicina convencional indudablemente ha ayudado a muchos diabéticos a tener una mejor salud y vivir más tiempo, el tratamiento más eficaz de la diabetes y otros problemas de azúcar en sangre hace necesario que utilicemos estrategias para cambiar nuestro estilo de vida y alimentación, así como tomar suplementos; trataremos todo esto en este libro. Queremos hacer hincapié en que, cuando se trata de enfermedades crónicas como la diabetes, es un error inmenso depender solamente de los fármacos convencionales. A medida que vaya leyendo *Derrote a la diabetes,* usted entenderá por que estamos tan convencidos de la absoluta necesidad de integrar la medicina natural en su plan de tratamiento.

Nuestra meta al escribir *Derrote a la diabetes* es presentar un recurso valioso que le brinde no sólo la información más reciente acerca de las estrategias alimentarias, de estilo de vida y de suplementos, sino también

Principales complicaciones de la diabetes

- *Enfermedades cardíacas y derrames cerebrales:* los adultos con diabetes presentan una tasa de mortalidad a causa de enfermedades cardiovasculares de dos a cuatro veces mayor que aquella que presentan los adultos que no padecen esta enfermedad.
- *Presión arterial alta:* alrededor del 75 por ciento de los adultos con diabetes sufren de presión arterial alta.
- *Ceguera:* la diabetes es la principal causa de ceguera en adultos.
- *Enfermedades renales:* la diabetes es la principal razón por la cual las personas necesitan diálisis, representando el 43 por ciento de todos los casos nuevos.
- *Enfermedades del sistema nervioso:* alrededor del 60 al 70 por ciento de las personas con diabetes tienen formas de leves a severas de daños al sistema nervioso. Las formas severas de enfermedades del sistema nervioso causadas por la diabetes son una de las principales causas de amputaciones de las extremidades inferiores.
- *Amputaciones:* más del 60 por ciento de todas las amputaciones de extremidades inferiores en los Estados Unidos ocurren en personas con diabetes.
- *Enfermedad periodontal:* casi una tercera parte de todos los diabéticos tienen enfermedades periodontales (de las encías) severas.
- *Dolor:* muchos diabéticos sufren de dolor crónico debido a afecciones como artritis, neuropatía, insuficiencia circulatoria o dolor muscular (fibromialgia).
- *Depresión:* la depresión es un acompañante común de la diabetes. La depresión clínica a menudo puede empezar a presentarse incluso años antes de que la diabetes sea completamente evidente. Asimismo, la depresión es difícil de tratar en diabéticos mal controlados.
- *Trastornos autoinmunitarios:* las enfermedades tiroideas, la artritis inflamatoria y otras enfermedades del sistema inmunitario son padecimientos que comúnmente presentan los diabéticos.

la orientación crucial que usted necesita para usar esta información. En este libro, hemos detallado un programa sencillo y práctico —pero a la vez completo— que incluye medidas relacionadas con el estilo de vida y la alimentación, además de indicaciones fundamentadas acerca del uso correcto de vitaminas, minerales, hierbas y otras medidas naturales basadas en sus propias necesidades individuales.

Derrote a la diabetes le enseñará claramente cómo las medicinas naturales pueden:

- Disminuir significativamente su riesgo de desarrollar diabetes, incluso aunque muchos de sus familiares o antecesores sean o hayan sido diabéticos.

- Posiblemente revertir la diabetes, incluso en el caso de aquellos diabéticos que actualmente se tienen que administrar insulina.
- Mejorar la sensibilidad de las células a la acción de la insulina, mejorando así su tolerancia a la glucosa y normalizando sus niveles de azúcar en sangre.
- Promover la pérdida de peso y retardar o bloquear la absorción de azúcar desde el tracto intestinal.
- Reducir eficazmente las complicaciones de la diabetes, entre ellas las enfermedades cardíacas y la retinopatía.
- Mejorar las acciones de los fármacos y la insulina y disminuir al mismo tiempo sus efectos secundarios.

Usted descubrirá que la mejor alimentación para el manejo de la diabetes y otros trastornos relacionados con los niveles de azúcar en sangre no es la que promueve la Asociación Americana de la Diabetes, sino la que se detalla en nuestro libro. Además, aunque es cierto que la alimentación es un factor crucial, los diabéticos tienen requerimientos más elevados de muchos nutrientes en comparación con personas que no padecen esta enfermedad. Por lo tanto, la única solución práctica es complementar la alimentación con suplementos vitamínicos y de minerales. Se ha demostrado que el suministro de productos naturales clave a un diabético mejora el control del nivel de azúcar en sangre y ayuda a prevenir o mejorar muchas de las complicaciones principales de la diabetes.

También incorporamos medicinas herbarias y "alimentos funcionales" importantes en nuestro programa para ayudar a controlar los niveles de azúcar en sangre. Hallazgos recientes en estas áreas han dado por resultado remedios naturales que están libres de efectos secundarios indeseables y cuya eficacia ha sido bien documentada.

Medicina natural probada y comprobada: nuestra experiencia clínica

Derrote a la diabetes presenta lo que nosotros llamamos *medicina natural fundamentada en pruebas*. Esto significa que nuestras recomendaciones están respaldadas por pruebas científicas y no por la tradición popular ni por ningún bombo publicitario. Aparte de que nos basamos en investigaciones científicas y estudios clínicos publicados, contamos con nuestra propia experiencia clínica, lo que hace posible que le demos recomendaciones comprobadas en vez de algún modelo teórico. Contamos con muchos años de experiencia en el cuidado de pacientes diabéticos mediante la aplicación de los principios descritos en este libro. Esta experiencia nos ha ayudado a descubrir por nosotros mismos lo que sí —y lo que no— funciona.

Además, hemos incluido muchos ejemplos de relatos verídicos a lo largo del libro que le servirán para inspirarlo y educarlo acerca del mérito de nuestro programa. Si bien es cierto que la diabetes frecuentemente es una enfermedad que presenta muchos retos, la verdad es que realmente nos emocionamos cuando nos llega un nuevo paciente diabético porque sabemos que nuestras recomendaciones tendrán un impacto dramático en su calidad de vida. Usted se podrá imaginar lo maravilloso que eso nos hace sentir. Esta euforia controlada es la motivación de muchos doctores que trabajan muy arduamente en beneficio de sus pacientes. Nosotros no somos la excepción.

Algunas advertencias

Aunque en este libro se habla de muchas medicinas y de métodos naturales, no pretendemos que sea usado como sustituto de la atención médica adecuada. Por favor tenga presente lo siguiente mientras lo esté leyendo:

- Si usted padece diabetes, le pedimos que hable con su médico acerca de la conveniencia de usar las recomendaciones que se dan en este libro. Los doctores en medicina convencional adoptarán las recomendaciones que se dan en este libro porque reconocerán que son científicamente válidas. Con el fin de que su doctor apruebe nuestro programa, hemos incluido un gran número de referencias de la literatura médica.
- No se autodiagnostique. La atención médica apropiada es crucial para la buena salud. Si usted tiene dudas o inquietudes acerca de cualquier tema tratado en este libro, por favor consulte a un médico, de preferencia a un doctor en naturopatía (*N.D.*), un doctor en medicina con orientación hacia la nutrición (*M.D.*), un

doctor en osteopatía (*D.O.*) u otro especialista en el cuidado natural de la salud.

- Informe a su médico de todos los suplementos nutricionales o productos herbarios que actualmente esté tomando para evitar interacciones negativas con cualquier fármaco que esté tomando.
- Si actualmente está tomando algún fármaco que se venda con receta, es indispensable que consulte a su médico antes de suspender cualquier fármaco o alterar cualquier régimen farmacológico.
- La diabetes es una enfermedad multifactoral que requiere una solución multifactoral que incluya elementos médicos y nutricionales así como cambios en el estilo de vida. No dependa exclusivamente de un solo enfoque. No puede sólo tomar pastillas y no cambiar su alimentación, o sólo comer bien y tomar las pastillas pero ignorar asuntos relacionados con su estilo de vida. Para que sea eficaz, cualquier enfoque para tratar la diabetes debe ser integral.

Cómo usar este libro

Hemos procurado que este libro sea lo más ameno posible para nuestros lectores. Como verá, contiene una cantidad enorme de información útil y práctica. El libro está organizado en tres secciones principales: prevención, tratamiento y manejo de complicaciones. Lo alentamos a que lea las tres secciones, pero estamos conscientes de que muchos sólo leerán lo que consideren como pertinente a su caso específico. En particular, es probable que las personas con diabetes se vayan directamente a las secciones que hablan del tratamiento y apoyo. Aunque hemos tratado de lograr que cada sección sea independiente para que no tenga que estar saltando de un capítulo a otro repetidamente, reiteramos los puntos clave de manera concisa y siempre indicamos un número de página por si desea consultar más información acerca del tema que está leyendo. También hemos compilado una cantidad enorme de información útil en los Apéndices y en la sección de Recursos; los médicos que se interesen en nuestras fuentes encontrarán que las secciones de Referencias les serán de gran utilidad. Asimismo, hemos incluido una carta especial que los pacientes puedan llevar a su médico (vea el Apéndice D, página 351) y así ayudar a que su médico se entere de nuestro programa y lo tome en cuenta al tratarle.

Nuestra esperanza

Esperamos sinceramente que usted —o alguno de sus seres queridos— use la información que le proporcionamos en las páginas siguientes para lograr una vida más plena de salud y felicidad. Hemos comprobado con nuestros propios ojos el tremendo impacto que nuestro programa puede tener en la vida de nuestros pacientes y esperamos que usted experimente lo mismo.

¡Que viva una vida llena de buena salud, pasión y alegría!

Michael T. Murray, N.D.
Dr. Michael R. Lyon

Primera Parte

Prevención

Capítulo 1

Más vale prevenir. . .

Todos lo hemos escuchado un sinfín de veces: "Más vale prevenir que tener que lamentar". Y cuando se trata de nuestra salud, no hay nada que sea más cierto que eso. Por desgracia, nuestro actual sistema de salud no hace mucho hincapié en la prevención. ¿Realmente se puede prevenir la diabetes? En la mayoría de los casos, la respuesta es un enfático ¡SÍ! Es un hecho lamentable que las enfermedades que más vidas cobran en los Estados Unidos estén principalmente relacionadas con la alimentación y el estilo de vida. La diabetes es una de las enfermedades que encabezan esta lista. Como explicaremos en esta parte del libro, al disminuir o eliminar tantos factores de riesgo como sea posible, y al seguir las estrategias clave relacionadas con la alimentación, el estilo de vida y los suplementos nutricionales, usted puede disminuir sus probabilidades de desarrollar esta enfermedad.

A cada momento, el cuerpo humano trata de mantener las condiciones internas ideales que necesita para realizar todas las tareas que debe llevar a cabo para su buen funcionamiento. Hablando estrictamente, esta meta se conoce como *homeostasis,* que literalmente significa "estado equivalente". Tanto la falta como el exceso de azúcar en sangre (glucosa) pueden ser devastadores; por esta razón, existen mecanismos de control extraordinarios que mantienen el nivel de azúcar en sangre dentro de un rango estrecho. Cuando estos mecanismos de control se alteran, el resultado puede ser la hipoglucemia (nivel bajo de azúcar en sangre) o la diabetes (nivel elevado de azúcar en sangre).

Una solución eficaz a cualquier enfermedad debe reflejar el restablecimiento de los controles integrados normales que mantienen el ajuste fino de los sistemas de nuestro cuerpo. En el caso de los trastornos relacionados con los niveles de azúcar en sangre, ya sea diabetes o hipoglucemia, la meta es eliminar factores que agobian al mecanismo de control homeostático, al mismo tiempo que se trata de mejorar la manera en que funcionan estos "termostatos" del cuerpo.

Nosotros creemos en la *medicina funcional,* un método inicialmente propuesto por el bioquímico nutricional, Jeffrey Bland, Ph.D. La medicina funcional no se centra en una sola entidad llamada "enfermedad", sino en los factores específicos de los mecanismos funcionales que provocan que una enfermedad se manifieste.

Autoevaluación del riesgo de desarrollar diabetes

La estrategia clave en la prevención primaria de la diabetes (es decir, prevenir el desarrollo de la diabetes) es identificar la presencia de factores de riesgo y emplear lineamientos alimentarios, prácticas de estilo de vida y suplementos nutricionales que se relacionan con reducir dicho riesgo. El término *factor de riesgo* se refiere a cualquier cosa que podría hacer que se eleve su probabilidad de desarrollar la enfermedad. Entre mayor sea el número de factores de riesgo, mayor será la probabilidad de que uno desarrolle diabetes. Por otra parte, al disminuir el número de factores de riesgo, aumenta la probabilidad de éxito en la prevención primaria y, por tanto, la probabilidad de que nunca se llegue a padecerla. Debido a que los factores de riesgo para desarrollar la diabetes del tipo I y del tipo II difieren considerablemente, trataremos a cada uno de estos tipos por separado.

Para evaluar la probabilidad de que una persona desarrolle cierta enfermedad, los especialistas en epidemiología (el estudio observacional y estadístico de personas y enfermedades) usan un concepto que se conoce como *riesgo relativo*. El riesgo relativo (que se abrevia RR) es un número que muestra cuánto más alta es la probabilidad de que las personas que poseen una cierta característica contraigan una afección, en comparación con personas que no la poseen. Por ejemplo, alguien cuyo RR es de 1,5 tiene una probabilidad 1,5 veces mayor o 50 por ciento mayor de contraer una afección en comparación con alguien cuyo RR es de 1. Un RR de 2 significa que la probabilidad es dos veces mayor o 100 por ciento mayor, y así sucesivamente.

Autoevaluación del riesgo de desarrollar diabetes del tipo I

Hemos creado una prueba de autoevaluación —la cual aparece en la página 14— para que usted pueda medir el riesgo que corre de desarrollar diabetes del tipo I. Esta prueba se basa en muchas variables. Dado que la diabetes del tipo I afecta principalmente a niños, es muy probable que sean los padres o los abuelos quienes se encarguen de contestar esta encuesta por el niño. Al completar la encuesta, le saldrá una calificación que le indicará el riesgo relativo de desarrollar diabetes del tipo I. Le daremos seguimiento a esta encuesta en los capítulos 2 y 3 al examinar más de cerca los procesos que en última instancia terminan por destruir las células productoras de insulina y cómo podemos prevenir, retrasar y posiblemente revertir el proceso. En la página 15 encontrará una prueba de autoevaluación para la diabetes del tipo II.

Ahora bien, el riesgo relativo es una estadística que se usa para comparar un número grande de personas. Por lo tanto, no podemos predecir con precisión el riesgo específico (absoluto) de cada individuo. La manera en que nosotros resolvimos esta difícil tarea de determinar el riesgo fue incluyendo el mayor número posible de variables en cada cuestionario.

(*continúa en la página 16*)

Instrucciones

Para cada uno de los siguientes factores de riesgo, favor de anotar un "1" en la columna de Puntuación si el factor *no* aplica en su caso particular. De otro modo, anote el número que corresponda al riesgo mostrado. (*Nota:* anote sólo un número para cada factor).

	FACTOR	RIESGO	PUNTUACIÓN
1	Gemelo con diabetes del tipo I	12	
2	Padre, madre o hermano(a) no gemelo con diabetes del tipo I	4	
3	Introducción de leche de vaca antes de cumplir el primer año de edad	2	
4	Historial de infecciones gastrointestinales causadas por rotavirus o enterovirus	2	
5	Dos o más raciones por semana de alimentos conservados con nitratos (perritos calientes, tocino, jamón, carnes ahumadas y curadas)	2	
6	Vive en latitudes del norte o hay una falta de exposición suficiente a la luz solar	1,5	
7	Antecedentes de enfermedad celiaca o sensibilidad al gluten confirmada mediante análisis	1,5	
8	Toma suplementos de probióticos (especialmente con bífidobacterias) con regularidad	−1	
9	Fue amamantado durante seis meses	−2	
10	Tomó suplementos de aceite de hígado de bacalao (*cod liver oil*) con regularidad durante el embarazo o en la infancia (de 1 a 4 cucharaditas al día)	−2	

Puntuación total: _____

Cómo determinar el riesgo de desarrollar diabetes del tipo I

Para determinar el riesgo relativo, sume las puntuaciones que haya anotado en la columna de Puntuación y anote el total en el espacio indicado. (Recuerde que si un factor no aplica, debe anotar un "1" en la columna de Puntuación). Divida el total entre 10 y anote el resultado aquí:

RR: _____

El resultado es un lineamiento aproximado que indica su riesgo relativo (RR) de desarrollar diabetes del tipo I. Recuerde, un riesgo relativo de 2 significa que la persona tiene el doble de probabilidad de desarrollar diabetes del tipo I que alguien con un RR de 1. Si su RR es de 0,75, entonces tiene una probabilidad un 25 por ciento *menor* de desarrollar diabetes del tipo I.

Instrucciones

Para cada uno de los siguientes factores de riesgo, favor de anotar un "1" en la columna de Puntuación si el factor *no* aplica en su caso particular. De otro modo, anote el número que corresponda al riesgo mostrado. (*Nota:* anote sólo un número en cada factor).

	FACTOR	RIESGO	PUNTUACIÓN
1	Antecedentes familiares de diabetes (padre, madre o hermano/a con diabetes del tipo II)	10	
2	Sobrepeso de más del 20 por ciento por encima del peso corporal ideal	7,5	
3	Una proporción de cintura/cadera de más de 1,0 para los hombres y más de 0,8 para las mujeres	7.5	
4	Una alimentación centrada en comida chatarra alta en calorías y baja en nutrientes, así como en fuentes de grasas saturadas (carne y productos de origen animal)	5	
5	Estilo de vida sedentario y falta de ejercicio	5	
6	Hipertensión (presión arterial > 140/90)	2	
7	Ronca o tiene apnea del sueño	2	
8	Más de 50 años de edad	1,5	
9	Consume pescado o suplementos de aceite de pescado con regularidad	−1,5	
10	Toma suplementos de vitamina E con regularidad (más de 100 UI al día)	−3	

Puntuación total: _____

Cómo determinar el riesgo de desarrollar diabetes del tipo II

Para determinar el riesgo relativo, sume las puntuaciones que haya anotado en la columna de Puntuación y anote el total en el espacio indicado. (Recuerde que si un factor no aplica, debe anotar un "1" en la columna de Puntuación). Divida el total entre 10 y anote el resultado aquí:

RR: _____

El resultado es un lineamiento aproximado que indica su riesgo relativo (RR) de desarrollar diabetes del tipo II. Recuerde, un riesgo relativo de 2 significa que la persona tiene el doble de probabilidad de desarrollar diabetes del tipo II que alguien con un RR de 1. Si su RR es de 0,75, entonces tiene una probabilidad un 25 por ciento *menor* de desarrollar diabetes del tipo II.

(viene de la página 13)

Autoevaluación del riesgo de desarrollar diabetes del tipo II

En la página anterior está la prueba de autoevaluación para calcular el riesgo de desarrollar diabetes del tipo II, con base en muchas variables determinadas a través de muchos estudios realizados a lo largo de los años. Al completarla, le saldrá una calificación que le indicará su riesgo relativo de padecer esta enfermedad en el futuro. Le daremos seguimiento a esta prueba en los capítulos 4 y 5 al examinar más de cerca los procesos que conducen a la diabetes del tipo II y cómo podemos prevenir, retrasar y posiblemente revertir el proceso a través de la alimentación, los suplementos naturales y el estilo de vida.

Regulación del nivel de la glucosa sanguínea

Dado que la diabetes es principalmente un trastorno en la regulación del nivel de glucosa sanguínea, es necesario hablar brevemente de la manera en que el cuerpo controla esta sustancia antes de poderle decir cómo prevenir esta enfermedad. También es importante destacar que debido a que la diabetes en realidad es un *conjunto* de enfermedades, habrá diferentes factores de riesgo y estrategias de prevención para cada una de sus distintas formas.

La mayor parte de la glucosa que hay en el cuerpo se deriva de los carbohidratos alimentarios. Hay dos tipos de carbohidratos: los simples y los complejos. Los carbohidratos o azúcares simples se encuentran naturalmente en las frutas y las verduras, pero la mayor parte de los azúcares simples que se consumen en los países desarrollados vienen en la forma de azúcar refinada o sucrosa (azúcar blanca). Cuando una persona sólo come alimentos altos en azúcar, el nivel de glucosa sanguínea se eleva rápidamente, perturbando el control de dicho nivel. El cuerpo responde a esta elevación en los niveles de glucosa sanguínea al secretar insulina, una hormona producida por las células beta del páncreas, una pequeña glándula que se encuentra en la base del estómago. La insulina baja el nivel de glucosa sanguína al incrementar la velocidad a la cual las células de todo el cuerpo captan esta sustancia. Las caídas en el nivel de glucosa, como las que ocurren cuando una persona se priva de alimentos o hace ejercicio, provocan la liberación de glucagón, una hormona producida por las células alfa del páncreas. El glucagón estimula la liberación de la glucosa almacenada en los tejidos del cuerpo —particularmente en el hígado— en forma de una sustancia llamada glicógeno. Si los niveles de glucosa sanguínea descienden drásticamente o si una persona se enoja o asusta, las glándulas suprarrenales pueden liberar epinefrina (adrenalina) y corticosteroides (cortisol). Estas hormonas hacen que la glucosa almacenada se descomponga con mayor rapidez para que el cuerpo tenga energía adicional durante una crisis o en situaciones en que necesite más energía.

Idealmente, el proceso que acabamos de describir es cómo el cuerpo controla los niveles de glucosa. Por desgracia, muchos estadounidenses agobian estos mecanismos de control a través de la alimentación y el estilo de vida malsanos que llevan. Como resultado, la diabetes y otros trastornos relativos a la regulación de la glucosa ahora se encuentran entre las enfermedades más comunes de la sociedad moderna.

Conceptos básicos acerca de la diabetes

Aunque creemos que la diabetes es un trastorno del nivel de la glucosa, en realidad es una enfermedad que afecta muchas más cosas que sólo esto. También se caracteriza por anormalidades en el metabolismo de grasas y proteínas, inflamación y problemas con el funcionamiento del sistema inmunitario.

La diabetes gira en torno a la hormona insulina. Por ejemplo, uno puede desarrollar diabetes cuando el páncreas no secreta suficiente insulina o cuando las células del cuerpo se vuelven resistentes a esta. Además, dado que la insulina promueve la captación de la glucosa que circula en la sangre por parte de todas las células del cuerpo, cuando no hay cantidades suficientes de esta hormona o cuando las células no son lo suficientemente sensibles a esta, la glucosa no puede entrar a la células (vea la Figura 1.1 en la página siguiente). Esto puede conducir a complicaciones serias. Al igual que la mayoría de las hormonas, la insulina también tiene su lado oscuro. El exceso de insulina —ya sea por inyección o por una sobreproducción en el propio cuerpo— también contribuye a muchas de las complicaciones a largo plazo de la diabetes.

La diabetes se divide en dos categorías principales: tipo I y tipo II (vea la Tabla 1.1 en la página 19). La diabetes del tipo I, también conocida

Figura 1.1. La insulina ayuda a transportar glucosa al interior de las células.

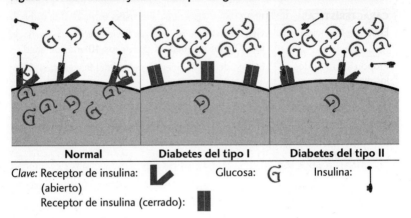

Normal	Diabetes del tipo I	Diabetes del tipo II

Clave: Receptor de insulina: (abierto)   Glucosa: G Insulina:

Receptor de insulina (cerrado):

como diabetes mellitus insulinodependiente (DMID), se presenta con más frecuencia en niños y adolescentes. Por esta razón, a menudo se le llama *diabetes juvenil*. Las personas que padecen diabetes del tipo I requieren la administración de insulina durante toda su vida para controlar sus niveles de glucosa. Los diabéticos del tipo I deben aprender a manejar sus niveles de glucosa a diario, modificando los tipos y las dosis de insulina según vaya siendo necesario y de acuerdo con los resultados de pruebas periódicas para medir su nivel de glucosa. Alrededor del 5 al 10 por ciento de todos los diabéticos son del tipo I. La diabetes del tipo I es el resultado de la destrucción de las células beta productoras de insulina que están en el páncreas, aunada a algún defecto en la capacidad de regeneración de los tejidos. Lo que en última instancia destruye a las células beta son los anticuerpos producidos por los glóbulos blancos. Los anticuerpos están diseñados para buscar y destruir organismos infecciosos como virus y bacterias. Sin embargo, en las *enfermedades autoinmunitarias* se producen anticuerpos que atacan los propios tejidos del cuerpo. Los anticuerpos que atacan a las células beta están presentes en el 75 por ciento de todos los casos de diabetes del tipo I, en comparación con el 0,5 al 2,0 por ciento de las personas que no padecen esta enfermedad.

La diabetes del tipo II o diabetes mellitus no insulinodependiente (DMNID) generalmente se presenta después de los 40 años de edad y a menudo se conoce como *diabetes del adulto*. Se cree comúnmente que hasta el 90 por ciento de todos los diabéticos son del tipo II; sin embargo, ahora se piensa que alrededor de un 15 por ciento de los adul-

Tabla 1.1. Diferencias entre la diabetes del tipo I y la del tipo II

CARACTERÍSTICAS	TIPO 1	TIPO 2
Edad a la que inicia	Generalmente antes de los 40 años de edad	Generalmente después de los 40 años de edad
Proporción de todos los diabéticos	Menos del 10 por ciento	Más del 90 por ciento
Antecedentes familiares	Poco comunes	Comunes
Aparición de síntomas	Rápida	Lenta
Obesidad cuando inicia	Poco común	Común
Niveles de insulina	Disminuidos	Inicialmente de normales a elevados, aunque disminuyen al cabo de varios años
Resistencia a la insulina	Ocasional	Frecuente
Tratamiento con insulina	Siempre	Generalmente no es necesario

tos a quienes les diagnostican diabetes del tipo II en realidad padecen diabetes del tipo I. En la diabetes del tipo II, los niveles de insulina casi siempre se encuentran elevados, lo que indica que las células del cuerpo han perdido sensibilidad a la insulina. En la diabetes del tipo II, aunque por lo general el cuerpo cuenta con mucha insulina, este no está realizando bien su trabajo de desbloquear las células para permitir la entrada de la glucosa. Al pasar el tiempo, conforme va avanzando la diabetes del tipo II, los niveles de insulina pueden descender y esta deficiencia de insulina puede magnificar aún más los efectos de la resistencia a la insulina. La obesidad es uno de los factores principales que contribuyen a esta pérdida de sensibilidad a la insulina. Aproximadamente el 90 por ciento de las personas con diabetes del tipo II son obesas. Cuando estos pacientes logran bajar a su peso corporal ideal, en muchos casos se restauran los niveles normales de glucosa, curando así su diabetes. Incluso si la diabetes del tipo II ha avanzado a tal grado que ya se presenta una deficiencia de insulina, la pérdida de peso casi siempre conlleva a una mejoría significativa en el control del nivel de glucosa, así como a disminuciones dramáticas en otros riesgos de salud, como las enfermedades cardíacas.

Entre los otros tipos de diabetes están la *diabetes secundaria*, que es una forma de diabetes que es secundaria a otras afecciones y síndromes, como enfermedades pancreáticas, alteraciones hormonales y efectos secundarios de ciertos fármacos, y la *diabetes gestacional,* que es una forma de diabetes que ocurre durante el embarazo. La diabetes gestacional afecta a alrededor del 4 por ciento de todas las mujeres embarazadas, lo que equivale a alrededor de 135.000 casos en los Estados Unidos cada año.

Prediabetes, hipoglucemia y síndrome X

La *prediabetes* (también llamada *alteración de la tolerancia a la glucosa*) ocurre cuando los niveles de glucosa de una persona son mayores de lo normal, pero sin estar lo suficientemente elevados como para que se le pueda dar un diagnóstico de diabetes del tipo II. En los Estados Unidos, hay un número casi igual de personas con alteración de la tolerancia a la glucosa (alrededor de 16 millones) como hay diabéticos. Aunque a muchas de estas personas los médicos les dicen que no deben preocuparse o que sólo tienen un "dejo" de diabetes, los estudios de investigación están demostrando de manera cada vez más fehaciente que la alteración de la tolerancia a la glucosa, aunque nunca se llegue a manifestar en la forma de diabetes, sí viene acompañada de riesgos importantes de salud, por lo que se debe tratar cuidadosamente. Además, muchas personas con una alteración de la tolerancia a la glucosa en efecto llegarán a desarrollar un cuadro completo de diabetes del tipo II. Lo que es más importante, los estudios de investigación han dejado perfectamente claro que la alteración de la tolerancia a la glucosa generalmente es reversible y, en la mayoría de los casos, la diabetes se puede evitar por completo. Además, la alteración de la tolerancia a la glucosa va acompañada de muchas anormalidades relacionadas con el colesterol, la presión arterial, la inflamación y la coagulación sanguínea, todas típicas de la diabetes del tipo II, y si bien estas anormalidades se pueden dar a menor escala, siguen estando vinculadas con un aumento grave en el riesgo de contraer enfermedades cardiovasculares, derrames cerebrales y otras catástrofes de la salud. Sin lugar a dudas no es una buena idea ignorar o minimizar la gravedad de esta afección.

Dicho lo anterior, alrededor de 40 millones de estadounidenses sufren algún trastorno de regulación del nivel de glucosa y muchos expertos también consideran que la *hipoglucemia reactiva* es una afección prediabética. El término *hipoglucemia* significa "nivel bajo de glucosa". La hipoglucemia reactiva, que es la forma más común de hipoglucemia, se caracteriza por la aparición de síntomas de hipoglucemia de 1 a 4 horas después de comer en personas que no se están administrando insulina ni tomando medicamentos para la diabetes. Se cree que la hipoglucemia reactiva ocurre en personas cuyo páncreas libera cantidades excesivas de insulina después de la ingestión de alimentos que contienen carbohidratos (especialmente alimentos con mucha azúcar o almidón y bajos en fibra). Estas personas tienen células que son ligeramente resistentes a los efectos de la insulina, por lo que necesitan grandes cantidades de insulina para evitar que su nivel de glucosa se eleve demasiado después de comer. Sin embargo, al cabo de 1 a 2 horas, esta gran cantidad de insulina ya ha surtido su efecto, ya que el nivel de glucosa desciende rápidamente a medida que las células "se atragantan" toda la glucosa que está disponible en la sangre. Para evitar que glucosa descienda a un nivel peligrosamente bajo, el cuerpo detecta este descenso repentino en el nivel de glucosa y las glándulas suprarrenales liberan enormes cantidades de epinefrina (adrenalina) y cortisol, las cuales son hormonas del estrés que estimulan la liberación rápida de glucosa almacenada en los músculos y en el hígado. Los molestos síntomas que presentan las personas "hipoglucémicas" no se derivan de un nivel bajo de glucosa, sino de un nivel muy elevado de hormonas del estrés, las cuales se liberan para evitar que glucosa descienda a un nivel peligrosamente bajo.

La *hipoglucemia inducida por fármacos* es una forma de hipoglucemia potencialmente más grave o incluso mortal que puede presentarse en diabéticos a quienes se les administra insulina o ciertos medicamentos para la diabetes. Al igual que en el caso de la hipoglucemia reactiva, los primeros síntomas que indican un descenso acelerado en el nivel de glucosa en la hipoglucemia causada por medicamentos se deben a la liberación de las hormonas del estrés epinefrina (adrenalina) y cortisol. Algunos ejemplos de estos síntomas son sudación, debilidad, mareo, temblores y un ritmo cardíaco acelerado. Debido a que el cerebro depende completamente de la glucosa como su combustible primario, cuando la hipoglucemia se vuelve más severa, el cerebro se ve seriamente afectado. En tales casos, los síntomas de hipoglucemia pueden ir de leves a severos e incluyen dolor de cabeza, depresión, ansiedad, irritabilidad, visión borrosa, sudación excesiva, confusión mental, lenguaje incoherente, comportamiento extraño, falta de coordinación y después, si la glucosa desciende por debajo de niveles críticos, convulsiones, coma e incluso la muerte. Los diabéticos que reciben insulina o medicamentos para la diabetes necesitan estar muy atentos a los síntomas de la hipoglucemia porque los episodios hipoglucémicos severos pueden ser peligrosos y causar daño cerebral permanente. Por desgracia, con el tiempo, el cuerpo de muchos diabéticos se vuelve menos sensible a las señales iniciales (relacionadas con la liberación de adrenalina) de una hipoglucemia inminente (sudación, debilidad, ritmo cardíaco acelerado y demás). En vez, estas personas deben desarrollar la capacidad de observar las sutilezas de su funcionamiento cerebral en un intento por lograr un buen control de sus niveles de glucosa y evitar episodios hipoglucémicos catastróficos.[1]

El *síndrome X* describe un grupo de anormalidades cuya causa principal radica en el consumo elevado de carbohidratos refinados, especialmente en aquellas personas con predisposición genética. Las características del síndrome X generalmente incluyen una alteración de leve a moderada de la tolerancia a la glucosa, niveles elevados de insulina debidos a una resistencia a la insulina, niveles elevados de colesterol y triglicéridos en sangre, presión arterial alta y obesidad del tronco (alrededor de la cintura más que alrededor de los muslos). El factor metabólico subyacente del síndrome X es un alto nivel de insulina, que resulta del consumo elevado de carbohidratos refinados aunado a la resistencia insulínica. Otros términos que se emplean para describir este síndrome incluyen *síndrome metabólico de riesgo cardiovascular* (*MCVS* por sus siglas en inglés), *síndrome metabólico, síndrome de Reaven, síndrome de resistencia insulínica,* y *síndrome aterotrombogénico.* Aunque hay una tendencia a abandonar el término *síndrome X,* este ha persistido y se ha ido convirtiendo, cada vez más, en el término de mayor aceptación.

La prediabetes, la hipoglucemia, la secreción elevada de insulina, el síndrome X y la diabetes del tipo II se pueden considerar como facetas distintas de una misma enfermedad que tienen las mismas causas subyacentes vinculadas con la alimentación, el estilo de vida y la genética. El cuerpo humano simplemente no fue diseñado para manejar la cantidad de azúcar refinada, sal, grasa saturada y otros compuestos

Hipoglucemia: una perspectiva histórica

Los dos nos interesamos en la nutrición durante los años 70, cuando la hipoglucemia era un autodiagnóstico popular. Varios libros populares activaron este interés generalizado en el tema. En estos libros se definieron claramente los peligros de consumir demasiada azúcar. No obstante, desde que fueron publicados, el consumo *per cápita* de azúcar se ha elevado drásticamente. Un estadounidense común actualmente ingiere más de 100 libras (44,8 kg) de sucrosa y 40 libras (17,9 kg) de sirope de maíz cada año. Es probable que esta adicción al azúcar desempeñe un papel crucial en la alta incidencia de mala salud y enfermedades crónicas en los Estados Unidos.

Los estudios de investigación que se han realizado en las últimas dos décadas han brindado una cantidad creciente de información nueva acerca del papel que desempeñan los carbohidratos refinados (azúcar y alimentos con almidón bajos en fibra) y las alteraciones en el control de la glucosa en muchos procesos de enfermedad. Ahora se usan nuevas terminologías y descripciones (como *síndrome X* y *alteración de la tolerancia a la glucosa*) para describir los flujos hormonales complejos que resultan principalmente del consumo excesivo de carbohidratos refinados. La hipoglucemia reactiva ahora se considera únicamente como una manifestación de estas otras afecciones mejor definidas de trastornos en la regulación de la glucosa (junto con otros problemas como trastornos en los niveles de lípidos en sangre, presión arterial alta e inflamación).

alimenticios dañinos que muchas personas en los Estados Unidos y otros países occidentales consumen, especialmente aquellas personas que llevan un estilo de vida sedentario. El resultado es la aparición de un síndrome metabólico que se caracteriza por niveles elevados de insulina, obesidad, niveles elevados de colesterol y triglicéridos en sangre y presión arterial alta. El "síndrome X" es el término que la medicina moderna ha elegido para describir una afección causada por malas elecciones en la alimentación y en el estilo de vida. Parece un poco ridículo que los investigadores médicos estén gastando millones de dólares en desarrollar fármacos (o "balas mágicas") para atender estos problemas, cuando sería mucho más económico y eficaz prevenirlos educando a la gente para que aprenda a elegir una alimentación y estilo de vida más saludables. Es poco probable que algún día exista un fármaco que sustituya los factores importantes relacionados con la alimentación y el estilo de vida de los que depende el cuerpo humano para vivir y prosperar.

Síntomas de la diabetes

Los síntomas clásicos de la diabetes son orinar con frecuencia, sed y apetito excesivos. En la diabetes del tipo I, los síntomas a menudo son bastante evidentes, pero en la diabetes del tipo II, debido a que generalmente son más leves, los síntomas pueden pasar desapercibidos. Por esta y muchas otras razones, muchas personas que padecen diabetes del tipo II ni siquiera saben que sufren de esta enfermedad. Entre más temprano se detecte y atienda la diabetes, mayor es la probabilidad de prevenir sus complicaciones. Por esto, es de vital importancia que consulte a un médico de inmediato al primer indicio de cualquiera de los síntomas vinculados con la diabetes.

Síntomas de la diabetes

Orinar con frecuencia
Sed excesiva
Hambre extrema
Pérdida de peso inusual
Mayor fatiga
Irritabilidad
Visión borrosa

También queremos hacer hincapié en la importancia de hacerse un chequeo (revisión) médico anual y análisis para detectar diabetes, enfermedades cardíacas, cáncer y otras enfermedades importantes.

El diagnóstico de la diabetes

El método estándar para diagnosticar la diabetes implica la medición de los niveles de glucosa en sangre. La primera medición que se hace generalmente es la del nivel de glucosa en ayunas, que se toma después de un ayuno de cuando menos 10 horas pero no más de 16. La lectura normal debe caer dentro del rango de 70 y 105 mg/dL (3,8 y 5,8 mmol/L en unidades internacionales o unidades del sistema internacional o SI). Si una persona tiene un nivel de glucosa en ayunas de más de 126 mg/dL (7 mmol/L) en dos ocasiones distintas, el diagnóstico es diabetes. Cuando una persona presenta un nivel de glucosa en ayunas de 110 a 126 mg/dL (6,1 y 7 mmol/L), se dice que es prediabética (o para usar el término correcto, que tiene una alteración de la tolerancia a la glucosa).

Las mediciones posprandiales, es decir, las que se realizan después de que el paciente ha comido, así como las mediciones de glucosa aleatorias, también son bastante útiles para diagnosticar diabetes. La medición posprandial normalmente se hace 2 horas después de ingerir alimentos, mientras que las mediciones aleatorias se hacen a cualquier hora del día sin considerar la hora en que el paciente ingirió su última comida. Cualquier lectura superior a 200 mg/dL (11 mmol/L) se considera indicativa de la diabetes.

Sin embargo, la prueba estándar para el diagnóstico de la diabetes es la prueba oral de tolerancia a la glucosa (POTG o *GTT* por sus siglas en inglés), que es una prueba más funcional de control de la glucosa que se realiza en un consultorio médico o laboratorio (vea la Tabla 1.2 en la página siguiente). La POTG no es la prueba estándar porque sea la más precisa o práctica, sino porque ha sido usada desde hace mucho tiempo. De hecho, según algunos estudios de investigación, la POTG es significativamente menos confiable que la prueba de glucosa en ayunas, especialmente si esta última se combina con una prueba para medir el nivel de hemoglobina glucosilada (o hemoglobina A_1C [HgbA$_1$C]), como se verá más adelante.[2, 3]

La prueba de POTG inicia de igual manera que una prueba de glucosa en ayunas, ya que se toma una medición basal de glucosa (en ayunas) después de un ayuno de cuando menos 10 horas pero no más de

16. Luego, la persona bebe un líquido muy dulce que contiene 75 gramos de glucosa (o 100 gramos si está embarazada). En el caso de la prueba estándar, el nivel de glucosa se vuelve a medir una sola vez al cabo de 2 horas. Si se emplea un método más avanzado (que es especialmente útil cuando también se está tratando de diagnosticar la hipoglucemia), los niveles de glucosa se vuelven a medir al cabo de 30 minutos, 1 hora y luego cada hora, durante un período de hasta 6 horas. Por lo general, se mide sólo durante 3 ó 4 horas. En fin, un aumento en el nivel de glucosa a más de 200 mg/dL (11 mmol/L) indica diabetes. Un nivel que desciende por debajo de 50 mg/dL (2,8 mmol/L) al cabo de 1 ó 2 horas indica hipoglucemia reactiva.

La POTG y la G-ITT

Frecuentemente, la medición de los niveles de glucosa por sí sola resulta insuficiente para diagnosticar trastornos relativos a la regulación de la glucosa, especialmente en casos atípicos. La medición de los niveles de insulina y de glucosa durante una prueba de tolerancia a la última a menudo brinda información valiosa. En particular, muchas personas que corren riesgo de desarrollar diabetes presentan niveles normales de glucosa en ayunas o en una prueba de tolerancia a esta; sin embargo, también presentan niveles significativamente elevados de insulina en ayunas y después de ingerir la bebida de glucosa. Esto generalmente indica la presencia de resistencia insulínica y constituye una prueba

Tabla 1.2. Criterios para medir la respuesta a la prueba de tolerancia a la glucosa (POTG o _GTT_ por sus siglas en inglés)

Normal: no se presenta una elevación mayor que 160 mg/dL (9 mmol/L); es inferior a 150 mg/dL (8,3 mmol/L) al cabo de la primera hora e inferior a 120 mg/dL (6,6 mmol/L) al cabo de la segunda hora
Plana: no se presenta una variación de +/− 20 mg/dL (1,1 mmol/L) con respecto al valor registrado en ayunas
Prediabetes: niveles de glucosa de 140 a 180 mg/dL (7,8 a 10 mmol/L) al cabo de la segunda hora
Diabetes: más de 180 mg/dL (10 mmol/L) durante la primera hora; 200 mg/dL (11,1 mmol/L) o mayor al cabo de la primera hora; 150 mg/dL (8,3 mmol/L) o mayor al cabo de la segunda hora

clave que apoya el diagnóstico del síndrome X. Muchos diabéticos presentan niveles elevados tanto de glucosa en ayunas como de insulina después de ingerir la bebida de glucosa. Más adelante se presentan casos médicos que resaltan la importancia de determinar los niveles de insulina.

Hemos encontrado que la simple determinación de la proporción de glucosa/insulina en ayunas es una técnica útil para detectar la sensibilidad a la insulina. Cualquier resultado menor a 7 indica una probable insensibilidad insulínica.[4] Esta prueba es particularmente útil para determinar la severidad de un caso de prediabetes.

Si un paciente se va a someter a una POTG, también recomendamos que de una vez le determinen los niveles de insulina, ya que al hacerlo, se le estará practicando lo que se conoce como la prueba de tolerancia a la glucosa/resistencia a la insulina (*G-ITT* por sus siglas en inglés; vea la Tabla 1.3 abajo). Diversos estudios han mostrado que en comparación

Tabla 1.3. Criterios para medir la respuesta a la prueba *G-ITT*

Patrón Nº1: nivel normal de insulina en ayunas, 2–28 unidades. Nivel pico de insulina $\frac{1}{2}$ a 1 hora después de la ingestión de la carga de 50 gramos de glucosa. Los valores combinados de insulina para la segunda y tercera horas es menor a 60 unidades. Este patrón se considera normal, especialmente si los niveles de glucosa también están dentro del rango normal.

Patrón Nº2: nivel normal de insulina en ayunas. Nivel pico de insulina $\frac{1}{2}$ a 1 hora después con un retraso en el regreso al nivel normal. Los niveles medidos a la segunda y tercera horas que se encuentran entre 60 y 100 unidades generalmente se relacionan con hipoglucemia y se consideran valores límite para la diabetes; los niveles de insulina por encima de 100 unidades aunados a niveles normales a elevados de glucosa se consideran como indicadores definitivos de la presencia de resistencia insulínica e indicadores probables de la diabetes del tipo II.

Patrón Nº3: nivel normal de insulina en ayunas. El nivel pico se presenta a la segunda o tercera horas en vez de presentarse al cabo de $\frac{1}{2}$ a 1 hora. Este patrón es un indicador definitivo de resistencia insulínica y un indicador probable de la diabetes del tipo II.

Patrón Nº4: nivel elevado de insulina en ayunas. Indica diabetes del tipo II o un tumor pancreático productor de insulina.

Patrón Nº5: baja respuesta insulínica. Todas las lecturas de insulina están por debajo de 30 unidades. Si esta respuesta está relacionada con niveles elevados de glucosa, entonces se considera como un indicador probable de diabetes del tipo I.

con la POTG estándar, la prueba de G-ITT es mucho más sensible para el diagnóstico tanto de hipoglucemia como de diabetes. En un estudio de investigación reportado por el Dr. Joseph Kraft en 1975, se hicieron pruebas de G-ITT a 3.650 pacientes con sospecha de diabetes.[5] Un hallazgo sorprendente fue que cuando sólo se consideraron las mediciones de glucosa, se encontró que 1.713 de estos pacientes eran normales. Sin embargo, cuando se consideraron las lecturas de glucosa e insulina para estos mismos sujetos, en el 60 por ciento de ellos se encontraron patrones anormales de secreción insulínica consistentes con lo que ahora se conoce como resistencia a la insulina. En casos que ahora se considerarían prediabéticos, o pacientes que están en el límite de desarrollar diabetes, también se encontró que la determinación de los niveles de insulina indicaba claramente la presencia de resistencia insulínica. Tiene mucho sentido incluir la medición de los niveles de insulina durante las pruebas de POTG estándares, dada la importancia de estos niveles en cuanto a su contribución a la aparición del síndrome X y las complicaciones diabéticas. Ahora bien, esta prueba tiene sus desventajas: tarda mucho tiempo, requiere la toma de muchas muestras de sangre en el consultorio médico y tiende a ser costosa. Por ejemplo, una prueba de G-ITT cuesta alrededor de $200 dólares, mientras que una prueba de POTG estándar generalmente cuesta menos de $30 dólares. Pese a estos inconvenientes y su mayor costo, la prueba de G-ITT a menudo es la más indicada. A continuación le damos algunos ejemplos específicos y la razón por la cual es importante esta prueba:

- Para las personas que tienen un nivel de glucosa en ayunas de 105 a 140 mg/dL (5,8 y 7,8 mmol/L), la meta es determinar lo que está ocurriendo a nivel funcional y tener una idea de cuánta resistencia insulínica hay.
- En los casos de los adultos delgados o en buena forma física con diabetes del tipo II mal controlada, nuestra experiencia nos ha mostrado que estas personas a menudo presentan disminuciones significativas en la producción pancreática de insulina. Se puede emplear una prueba de G-ITT para determinar si está indicada una terapia insulínica (o con medicamentos que estimulen la producción de insulina). (En la práctica, a menudo se usa una prueba más sencilla, la prueba de *nivel de péptido C* [para una explicación

completa, vea la página 149] para diferenciar la diabetes del tipo I de la diabetes del tipo II). Los adultos que son verdaderos diabéticos del tipo I (es decir, que producen poco o nada de insulina) y que no toman insulina, frecuentemente desarrollan un nivel sumamente elevado de glucosa, deshidratación severa y acidosis sanguínea elevada (*cetoacidosis*). A menudo, la primera vez que se les diagnostica diabetes del tipo I es cuando se enferman tanto que terminan en la sala de urgencias de un hospital.

- En el caso de niños con sobrepeso que han desarrollado diabetes sin los síntomas agudos típicos, se puede emplear la prueba de G-ITT para determinar si verdaderamente presentan un cuadro de diabetes del tipo I o del tipo II. La importancia de determinar lo anterior es que los niños pueden desarrollar diabetes del tipo II por las mismas razones que los adultos; si un niño ya está produciendo un exceso de insulina, agregarle más leña al fuego no resuelve el problema subyacente de resistencia insulínica.

- En el caso de pacientes con un historial largo de diabetes del tipo II, frecuentemente se presenta un eventual "agotamiento" de producción insulínica, haciendo necesario que se le empiece a administrar insulina al paciente. De nuevo, se puede emplear una prueba de G-ITT para determinar si está indicada la terapia insulínica.

Hemoglobina glucosilada

Otro análisis muy útil para la evaluación de los niveles de glucosa mide la hemoglobina glucosilada (A_1C). Los diabéticos presentan una elevación importante en el nivel de proteínas ligadas a moléculas de glucosa (péptidos glucosilados). Normalmente, alrededor del 5 al 7 por ciento de la hemoglobina se encuentra ligada a la glucosa. Elevaciones leves en el nivel de glucosa dan por resultado una concentración de A_1C de 8 a 10 por ciento, mientras que las elevaciones severas pueden dar por resultado concentraciones de hasta un 20 por ciento.

Dado que un glóbulo rojo vive alrededor de 120 días en promedio, la prueba de A_1C representa los valores promedio de glucosa a lo largo de dos a cuatro meses previos. Esta prueba es muy útil, ya que brinda un

Lo que se mide en las pruebas de orina

La presencia de glucosa en la orina es motivo de preocupación, ya que normalmente ésta no está presente en la orina. Pero si los niveles de glucosa son demasiado altos (180 mg/dL [10 mmol/L] o mayores), es probable que sí haya glucosa en la orina. Debido a que la prueba de glucosa en orina es sólo una burda reflexión del nivel de glucosa en sangre y considerando que no sirve para determinar hipoglucemia, esta prueba ya casi no se emplea para diagnosticar o darle seguimiento a la diabetes. Aunque se use como un método sencillo y económico para descartar la posibilidad de diabetes, es de poco valor, ya que no sirve para diagnosticarla si un diabético presenta un nivel de glucosa inferior a 180 mg/dL (10 mmol/L) a la hora en que se hace el análisis. Las pruebas de orina son muy útiles para medir *cetonas*, que son sustancias que se acumulan cuando el nivel de glucosa es muy elevado en diabéticos insulinodependientes.

método para evaluar la eficacia del tratamiento y el cumplimiento por parte del paciente. En algunos casos, también se puede usar la determinación de la A_1C en combinación con la medición del nivel de glucosa en ayunas para diagnosticar diabetes,[6] pero no lo recomendamos como criterio único para el diagnóstico. Alrededor de una tercera parte de los diabéticos diagnosticados mediante la prueba de GTT presentan niveles normales de A_1C.[7] Recomendamos que la prueba de A_1C se combine con una prueba de nivel de glucosa en ayunas y una prueba de nivel de glucosa posprandial a 2 horas para poder llegar a un diagnóstico más exacto.

La prueba de A_1C es muy útil para determinar la carga relativa de glucosa en el organismo y también es una manera de vigilar la eficacia de la terapia. Como verá, a lo largo del libro reiteramos la importancia y utilidad de determinar el nivel de hemoglobina glucosilada.

Tabla 1.4. Recomendaciones para la detección temprana de la diabetes y otras enfermedades

CONCEPTO	RECOMENDACIÓN
Salud general	Se recomienda un chequeo (revisión) médico completo anual para niños hasta los 18 años de edad; cada 3 años para personas de 19 a 40 años de edad y cada año para personas de más de 40 años de edad. Este chequeo debe incluir asesoramiento por parte de un profesional en el cuidado de la salud y, dependiendo de la edad y sexo de la persona, un reconocimiento médico completo y pruebas para descartar diabetes, cáncer y enfermedades cardíacas. Los análisis deben incluir, como mínimo, una biometría hemática completa (*complete blood count* o CBC por sus siglas en inglés), una prueba de glucosa en ayunas y pruebas para detectar los niveles de colesterol.
	A partir de los 50 años de edad, los hombres y las mujeres deben seguir alguno de los siguientes calendarios de pruebas:
	• Una prueba de sangre oculta en heces (*fecal occult blood test*) cada año y una sigmoidoscopía flexible (*flexible sigmoidoscopy*) cada 5 años
	• Una colonoscopía (*colonoscopy*) cada 10 años
	• Un enema de doble contraste con bario (*double-contrast barium enema*) cada 5 a 10 años
	Una auscultación rectal (incluyendo un examen de la próstata para los hombres) que debe hacerse al mismo momento en que se haga la sigmoidoscopía, la colonoscopía o el enema de doble contraste con bario. Las personas que tienen antecedentes familiares de cáncer del colon deben hablar con su médico para que les recomiende un calendario de exámenes distinto.
Pruebas especiales para mujeres	Todas las mujeres de 18 años de edad en adelante deben hacerse un Papanicolaou y exámenes pélvicos cada año. También deben pedirle a un profesional en el cuidado de la salud que les haga un examen clínico anual de los senos, además de hacerse un auto-examen de los senos cada mes. Las mujeres que tienen antecedentes familiares de cáncer de útero deben hacerse un examen de tejido endometrial cuando entren a la menopausia. Las mujeres de 40 años en adelante deben hacerse una mamografía cada año. El examen clínico de los senos debe realizarse en una fecha cercana a la fecha en que se haya programado la mamografía.
Pruebas especiales para hombres	Para descartar cáncer prostático, recomendamos a los hombres que se hagan cada año tanto la prueba del antígeno prostático específico (*PSA test*) en sangre como la auscultación rectal a partir de los 40 años de edad, especialmente aquellos que pertenezcan a un grupo de alto riesgo, como aquellos que tengan una predisposición familiar fuerte o que sean afroamericanos.

La importancia de hacerse chequeos médicos con regularidad

Uno de los aspectos más importantes para la prevención de la diabetes es hacerse chequeos (revisiones) médicos completos con regularidad, así como buscar atención médica apropiada al momento en que aparezca cualquier síntoma nuevo. Para personas que presentan ciertos factores de riesgo, como antecedentes familiares de diabetes u otras enfermedades crónicas como enfermedades cardíacas y cáncer, es especialmente importante que se hagan chequeos médicos y de laboratorio con regularidad. El principal beneficio que brindan estos chequeos realizados por un profesional en el cuidado de la salud es que hacen posible la detección temprana de la diabetes, la presión arterial alta, las enfermedades cardíacas y el cáncer (vea la Tabla 1.4 en la página anterior).

Capítulo 2

Los factores de riesgo para la diabetes del tipo I

La diabetes del tipo I es un ejemplo clásico de una enfermedad "multifactoral", es decir, una enfermedad a cuyo desarrollo contribuyen muchos factores. Se sabe que, en última instancia, las células productoras de insulina del páncreas son destruidas, en la mayoría de los casos, por el propio sistema inmunitario del cuerpo, pero lo que activa esta destrucción puede variar de un caso a otro. También se sabe que la genética desempeña un papel en prácticamente todas las enfermedades crónicas como la diabetes, el cáncer y las enfermedades cardíacas, pero que los factores genéticos generalmente desempeñan un papel menos importante que los factores relacionados con la alimentación, el estilo de vida y el medio ambiente.

Es interesante notar que la mayoría de los textos médicos, organizaciones para la diabetes y médicos tiendan a considerar la diabetes del tipo I principalmente como un trastorno genético. Por esto, es importante dejar en claro que si bien los factores genéticos pueden hacer que las células productoras de insulina tengan cierta predisposición a sufrir daños a causa de mecanismos de defensa alterados, un sistema inmunitario sensible o algún defecto en la capacidad de regeneración de los tejidos, los factores genéticos por sí solos son responsables de un porcentaje muy bajo de personas con diabetes del tipo I, quizá tan sólo del 5 al 10 por ciento de todos los casos. Los factores vinculados con la alimentación y otros factores ambientales son los factores principales que en última instancia determinarán si una persona desarrollará o no esta enfermedad.

Aunque los factores genéticos obviamente son importantes, el conjunto entero de factores genéticos relacionados con la diabetes del tipo I se ha denominado "genes de susceptibilidad", ya que modifican el riesgo que presenta una persona de desarrollar diabetes pero no son necesarios ni suficientes para que dicha persona la desarrolle.[1] En lugar de actuar como la causa principal, la predisposición genética simplemente prepara las condiciones para que los factores ambientales o alimentarios inicien el proceso destructivo.[2] El propio término *predisposición* indica claramente que alguna otra cosa necesita suceder. Para ponerle un ejemplo: en un bosque seco existe una predisposición a que suceda un incendio forestal. Pero si cae un aguacero o si nadie prende un cerillo (fósforo), entonces no pasa nada. Ahora bien, si hay algo que prenda el fuego, entonces el bosque puede incendiarse sin control. He aquí una estadística que es importante tomar en cuenta: de todas las personas que presentan una mayor susceptibilidad genética a desarrollar diabetes del tipo I, menos del 10 por ciento en realidad la desarrollan.[3]

Por lo tanto, una de nuestras principales metas en este capítulo es identificar los factores que predisponen a las células productoras de insulina a daños, así como aquellos factores que activan su destrucción. Después de identificar estos factores de riesgo, vamos a darle un plan eficaz para prevenir la diabetes del tipo I, en vez de dejarlo con aquel sentimiento de desesperanza que nos da cuando pensamos que la aparición de diabetes del tipo I en un niño es el cruel resultado de una especie de ruleta rusa genética.

Características fundamentales de la diabetes del tipo I

- Es el resultado de daños a las células beta del páncreas que producen insulina
- Se caracteriza por la dependencia diaria de inyecciones de insulina para mantener el nivel de glucosa bajo control
- Representa alrededor del 5 al 10 por ciento de todos los casos de diabetes en los Estados Unidos
- Presenta una incidencia pico durante la pubertad, alrededor de los 10 a 12 años de edad en niñas y de los 12 a 14 años de edad en niños.
- Presenta una mayor incidencia en personas blancas que en cualquier otro grupo racial.

¿Y por qué es que nuestro plan se centra en prevenir la enfermedad? Porque como se mencionó anteriormente, nuestro sistema médico actual simplemente no se centra lo suficiente en la prevención de las enfermedades. Para ilustrar este lamentable hecho, basta decir que pese a que la diabetes del tipo I es una de las principales enfermedades en niños, muy pocos pediatras, médicos familiares y otros doctores en medicina convencional conocen los factores de riesgo de esta enfermedad. De hecho, si usted les preguntaría cuáles son las causas de la diabetes del tipo I, casi todos le contestarían "la genética". Esto es algo que nos deja atónitos en vista de la cantidad de investigaciones científicas buenas que han estudiado los factores de riesgo para sufrir esta enfermedad. Recuerde, menos del 10 por ciento de los niños que presentan una mayor susceptibilidad genética para la diabetes del tipo I en realidad desarrollan la enfermedad. En vez de centrarse en tratar de identificar la miríada de genotipos, nosotros proponemos que más investigadores se concentren en identificar y evaluar los factores de riesgo de manera más cabal para que podamos mejorar nuestra probabilidad de no desarrollar la enfermedad en primer lugar.

Estudios de investigación con gemelos

Las mejores pruebas que demuestran que los factores ambientales y alimentarios son los que más contribuyen al desarrollo de la diabetes del tipo I son aquellas que provienen de estudios científicos realizados con gemelos idénticos. Hay dos tipos de gemelos: los *gemelos idénticos*, quienes tienen el 100 por ciento de sus genes en común, y los gemelos no idénticos, que comparten alrededor del 50 por ciento de sus genes (en promedio). En las enfermedades que se deben principalmente a defectos genéticos, en la mayoría de los casos, ambos gemelos desarrollarán la enfermedad. Este fenómeno se denomina *concordancia*. Si la aparición de la diabetes del tipo I estuviera regida solamente por los genes, entonces cada vez que un gemelo idéntico desarrollara la enfermedad, el otro también debería desarrollarla. En estudios detallados, la tasa de concordancia en el desarrollo de diabetes del tipo I en gemelos idénticos fue de tan sólo 23 por ciento en un estudio de investigación[4] y de 38 por ciento en otro.[5] Si un gemelo desarrolla diabetes del tipo I después de los 24 años de edad, entonces la tasa de concordancia se reduce al 6 por ciento. Estos resultados indican que, en la mayoría de los casos, los factores ambientales y alimentarios son mucho más importantes que la predisposición genética. Sin embargo, si ese fuera el caso, entonces en teoría no debería haber diferencia alguna en la tasa de concordancia entre gemelos idénticos y gemelos no idénticos. Pero sí hay una diferencia, ya que la tasa de concordancia en gemelos no idénticos es de tan sólo del 5 al 11 por ciento, más o menos el mismo porcentaje observado en el riesgo de que otros hermanos desarrollen la enfermedad.

El hecho de que la tasa de concordancia en gemelos idénticos sea significativamente más alta que en gemelos no idénticos hace que sea fácil llegar a la conclusión que la genética es el factor determinante dominante en el desarrollo de la diabetes del tipo I. Sin embargo, si el factor determinante verdaderamente fuera genético, los investigadores verían una tasa de concordancia mucho más elevada en los gemelos idénticos. Además, ¿por qué sólo el 10 por ciento de aquellos que están genéticamente predispuestos desarrollan la enfermedad? ¿Qué está pasando? Aquí hay un par de consideraciones importantes que debemos tomar en cuenta. En primer lugar, dado que el ambiente y la alimentación tienden a ser mucho más similares en gemelos idénticos que crecen juntos que en gemelos no idénticos, es de esperarse que se observe una tasa de concordancia más elevada en gemelos idénticos.[6] De hecho, incluso en ausencia de factores genéticos, los gemelos idénticos tienden a tener tasas de concordancia más altas para enfermedades vinculadas con factores ambientales y alimentarios.[7] En segundo lugar, el hecho de que la tasa de concordancia se vaya disminuyendo conforme los gemelos van envejeciendo también indica que debe de haber una especie de ataque que inicie la diabetes en un gemelo pero no necesariamente en el otro. Por último, se han encontrado más de 20 aspectos genéticos (genotipos) distintos implicados que aumentan la susceptibilidad de una persona a desarrollar la diabetes del tipo I.[8] Por lo tanto, aunque lo más probable es que la genética sea el factor más importante para algunas personas que desarrollan diabetes del tipo I, esta cifra probablemente está en alrededor de sólo un 5 a un 15 por ciento de todos los casos. Los estudios de investigación en los que se han comparado los genotipos que se cree desempeñan un papel en la diabetes del tipo I en gemelos idénticos concordantes y discordantes también parecen respaldar esta teoría.[9]

Otras pruebas adicionales

Si sigue sin estar convencido de que los factores alimentarios y ambientales son las áreas en las que necesitamos centrarnos para la prevención, considere lo siguiente:

- El número de personas con diabetes del tipo I se ha incrementado de 3 a 10 veces a nivel mundial a lo largo de los últimos 40 años. Este aumento simplemente no se puede explicar por un aumento en el número de personas genéticamente predispuestas a la diabetes del tipo I. Los cambios en el código genético humano en poblaciones extensas tardan más de una generación.[10]
- La tasa de incidencia de diabetes del tipo I puede aumentar drásticamente cuando niños que nacen en regiones donde la diabetes del tipo I es relativamente rara se mudan a países desarrollados.[11] Por ejemplo, la tasa de incidencia de diabetes del tipo I aumentó casi cuatro veces en un período de 10 años en niños de origen

Un vistazo al futuro (muy cercano): pruebas genéticas para determinar el riesgo de desarrollar diabetes

Aunque los factores alimentarios, de estilo de vida y ambientales tienen un peso mucho mayor que la genética como causas primarias de la diabetes del tipo I y del tipo II, también es cierto que las personas pueden heredar diversos grados de susceptibilidad a la diabetes del tipo I, pero sobre todo a la diabetes del tipo II. Ahora que se ha descifrado totalmente el código genético humano, se están dando grandes pasos en el desarrollo de análisis que permitirán a las personas conocer su propio riesgo de desarrollar diabetes y una multitud de otras enfermedades. Sin dudas el propósito de dichos análisis no es aumentar la paranoia de la gente, sino permitirles tener una mayor consciencia de los tipos de factores alimentarios, de estilo de vida y ambientales que podrían modificar para disminuir su riesgo de desarrollar enfermedades como la diabetes. En el futuro, quizá se pueda usar un prueba en sangre de una muestra tomada al nacer o durante la infancia temprana para identificar el riesgo que corre un niño de desarrollar toda una gama de afecciones, desde la diabetes hasta enfermedades de las arterias coronarias, enfermedad de

asiático que se fueron a vivir a la Gran Bretaña y la tasa de incidencia aumentó por más de siete veces en niños polinesios que emigraron a Nueva Zelanda.[12, 13] Este cambio tan acelerado simplemente no puede ser explicado por factores genéticos.

Cómo se desarrolla la diabetes del tipo I

En la mayoría de los casos, la diabetes del tipo I parece ser el resultado de alguna lesión a las células productoras de insulina del páncreas (las células beta), combinada con algún defecto en su capacidad de regenerarse de la manera apropiada. Los tipos de sustancias que pueden dañar

Alzheimer y diversos tipos de cáncer. Esta información probablemente iría acompañada de un conjunto de recomendaciones relativas a factores alimentarios, de estilo de vida y ambientales que pudieran disminuir de manera importante dicho riesgo. Por ejemplo, si se encontrara que un niño tiene un riesgo elevado de desarrollar diabetes del tipo II, se le podría dar un cuidado especial para ayudarlo a volverse atlético y mantenerse así, a seguir una alimentación óptima y a mantener una composición corporal normal.

Ciertos laboratorios ya están ofreciendo la elaboración de perfiles genéticos de riesgo para algunas afecciones a través de la medición de genes que se consideran factores de riesgo llamados polimorfismos de nucleótido único (*SNP* por sus siglas en inglés). Los laboratorios como Genovations (www.genovations.com) ahora ofrecen a los doctores en medicina o naturopáticos la oportunidad de buscar SNP en sus pacientes, permitiéndoles ofrecer, a su vez, una asesoría en estilo de vida y nutrición altamente personalizada y sofisticada a sus pacientes como parte de la prevención primaria de enfermedades. Este tipo de medicina centrada en el paciente es realmente de lo que se trata la medicina funcional y esta es la razón por la cual esta innovadora disciplina médica no es un tipo de medicina alternativa. ¡En realidad, la medicina funcional es medicina del futuro, hoy!

las células beta incluyen a los *radicales libres,* que son moléculas altamente reactivas que se ligan a los componentes celulares y los destruyen. Algunos de los radicales libres clave que se vinculan con la diabetes del tipo I son las nitrosaminas, que son productos derivados de los nitratos que se agregan a las carnes ahumadas o curadas y que se encuentran como un contaminante común del agua potable. Cómo pequeñas balas de rifles de municiones, estos radicales libres traspasan las membranas de las células, haciendo enormes hoyos en las mismas y colocando a la célula en riesgo. Una vez que la célula ha sufrido daños considerables, deja expuestas proteínas que el sistema inmunitario equivocadamente reconoce como extrañas. Entonces este ordena a los glóbulos blancos que hagan todo lo posible para destruir lo que piensan

La diabetes del tipo I a menudo no se diagnostica en adultos

En general, se cree que la diabetes del tipo I es una enfermedad de niños y adultos jóvenes, razón por la cual se han utilizado indistintamente los términos *diabetes juvenil* y *diabetes del tipo I*. Si bien eso pudo haber sido cierto hace años, estudios recientes ahora indican que muchos pacientes inicialmente diagnosticados con diabetes del tipo II, quizá hasta un 15 por ciento de ellos, en realidad podrían estar padeciendo diabetes del tipo I.[14] Estos pacientes no responden a la terapia farmacológica con hipoglucemiantes orales ni son capaces de mantener un control adecuado de sus niveles de glucosa sin el uso de insulina. Esta nueva información refuerza la importancia de medir los niveles de insulina en adultos diabéticos para ayudar a diferenciar la diabetes del tipo I y la del tipo II. La medición de los niveles de péptidos C, un derivado de la producción de insulina en el páncreas, es una forma aún más fácil de diferenciar estos dos tipos de diabetes, especialmente en diabéticos que ya se están aplicando inyecciones de insulina (para mayor información, vea la página 149).

que son bacterias o virus invasores. Las personas que son susceptibles a la diabetes del tipo I pueden tener una menor capacidad para lidiar con los radicales libres debido a alteraciones en sus mecanismos antioxidantes y de reparación. Aparte de los radicales libres, los virus también pueden dañar las células beta, ya sea invadiéndolas directamente o activando indirectamente el sistema inmunitario de un modo tal que permita que el sistema inmunitario las dañe.

Independientemente de cuál sea el factor inicial que active el proceso, lo que destruye a las células beta es el sistema inmunitario. Un tipo de glóbulo blanco, conocido como célula B, ataca a las células beta, y otros glóbulos blancos especiales, conocidos como células T, destruyen a las células beta sin anticuerpos. La prueba que permite clasificar la diabetes del tipo I como una enfermedad autoinmunitaria es el hecho de que los anticuerpos —es decir, proteínas sintetizadas por los glóbulos blancos— que se ligan a las células beta y las destruyen, están presentes en el 75 por ciento de todos los casos de diabetes del tipo I, en comparación con sólo el 0,5 al 2,0 por ciento de las personas que no padecen esta enfermedad. Aunque estos anticuerpos a las células beta se producen en respuesta a la destrucción celular, a su vez debida a otros mecanismos (daños por radicales libres, infecciones virales, alergias alimentarias y demás), parece que las personas normales no desarrollan una reacción de anticuerpos tan severa, o bien, que tienen una mayor capacidad para reparar los daños una vez que estos han ocurrido.

Resumen general de los factores de riesgo ambientales y alimentarios

Ya le hemos dado ciertas pistas en cuanto a los factores no genéticos de riesgo para la diabetes del tipo I, pero hay otros. Gran parte de la información más reciente indica que la función del sistema inmunitario intestinal es crucial para el desarrollo de diabetes del tipo I, por lo que nos centraremos en este aspecto primero. Esto implica repasar los factores alimentarios que alteran el funcionamiento inmunitario intestinal, así como el papel que desempeñan ciertos virus —específicamente los enterovirus y los rotavirus— en el desarrollo de la diabetes del tipo I. Los factores alimentarios clave que más atención han recibido son la exposición temprana a las proteínas de la leche de vaca y la intolerancia al gluten (una proteína que se encuentra en los cereales). También hablaremos del papel que desempeñan los nitratos que se encuentran en los alimentos y el agua, así como otros compuestos que pueden causar daños a las células beta.

El sistema inmunitario intestinal y la diabetes del tipo I

Cada vez hay más datos que indican que es posible que las anormalidades del sistema inmunitario intestinal desempeñen un papel fundamental en activar el ataque de las células beta por parte del sistema inmunitario y el subsecuente desarrollo de diabetes del tipo I.[15] El sistema inmunitario intestinal cumple con una función clave en el procesamiento de muchos alimentos y antígenos microbianos (partículas que provocan la formación de anticuerpos por parte de los glóbulos blancos) para proteger el cuerpo de infecciones o alergias. En algunos casos de diabetes del tipo I, el sistema inmunitario intestinal desarrolla anticuerpos que en última instancia atacan a las células beta. Es interesante hacer notar que uno de los factores que contribuye a la diabetes del tipo I podría ser una mala digestión de proteínas.

En modelos animales, la alimentación puede modificar el desarrollo de la diabetes autoinmunitaria. Específicamente, las dietas que contienen proteínas parcialmente digeridas producen una menor tasa de incidencia de diabetes autoinmunitaria que las que contienen proteínas enteras, porque es más probable que se formen anticuerpos en contra de estas últimas. Luego, algunas de estas proteínas en realidad presentan una reacción cruzada con los antígenos que están sobre o dentro de las células beta del páncreas. En humanos, las dos proteínas que más se han incriminado son las que se encuentran en la leche (albúmina de suero bovina así como insulina bovina) y en el trigo (gluten). Por ejemplo, la insulina bovina alimentaria es casi idéntica a la insulina humana, salvo tres aminoácidos, que son las unidades a partir de las cuales se construyen las proteínas. Si una persona desarrolla anticuerpos contra la insulina bovina, existe una probabilidad alta de que esos anticuerpos también ataquen a su propia insulina. Aparte de causar la destrucción de células beta mediada por anticuerpos, la insulina bovina puede activar las células T en las personas que tienen predisposición a la diabetes de una manera tal que también puede conducir a la destrucción de células beta por el ataque directo de células T especializadas conocidas como *células T asesinas* (vea la Figura 2.1 en la página siguiente).

Existen pruebas contundentes que implican a los factores alimentarios, entre ellos la leche de vaca y el gluten, como disparadores importantes del proceso autoinmunitario que conduce a la diabetes del tipo I. Por contraste, se ha identificado que la leche materna es un factor importante en el establecimiento del funcionamiento inmunitario apropiado del tracto digestivo y en la reducción del riesgo de sufrir diabetes del tipo I. Es bien sabido que la leche materna disminuye el riesgo de alergias alimentarias y protege al bebé de infecciones intestinales tanto bacterianas como virales. En estudios controlados de casos,

Figura 2.1. Modelo teórico del desarrollo de diabetes del tipo I debido al consumo de insulina bovina alimentaria (derivada de la leche de vaca)

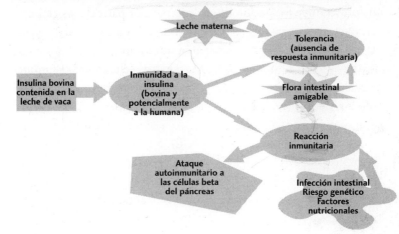

se encontró que los pacientes con diabetes del tipo I presentan una mayor probabilidad de haber sido amamantados durante menos de 3 meses y de haber sido expuestos a la leche de vaca o alimentos sólidos antes de los 4 meses de edad. Una revisión y análisis críticos de todas las citas relevantes que existen en la literatura médica indican que la exposición temprana a la leche de vaca puede aumentar el riesgo por alrededor de 1,5 veces.[7, 16] Asimismo, si bien inicialmente se pensó que el riesgo de desarrollar diabetes relacionado con la exposición a la leche de vaca sólo se vinculaba con su consumo durante la infancia, estudios adicionales han mostrado que su ingestión a cualquier edad puede aumentar el riesgo de desarrollar esta enfermedad.

Aunque los estudios se han centrado en las proteínas de la leche de vaca, es posible que otras proteínas alimentarias sean igualmente problemáticas.[17] En particular, existe una cantidad considerable de pruebas que indican que también es posible que intervenga la sensibilidad al gluten, que es el principal componente proteínico del trigo, el centeno y la cebada. La sensibilidad al gluten produce algo que se conoce como la enfermedad celiaca, otro trastorno autoinmunitario. Esta enfermedad se caracteriza por diarrea y mala absorción de nutrientes y se relaciona con daños a la estructura del intestino delgado. Todo esto es causado por la respuesta anormal del sistema inmunitario al gluten. La enfermedad celiaca, al igual que la diabetes del tipo I, se vincula con anormalidades en el funcionamiento inmunitario intestinal. Y, al igual que en la diabetes, la leche materna parece ayudar a prevenir esta enfermedad, al mismo tiempo que se cree que la introducción temprana de la leche de vaca es una de sus causas principales. El riesgo de desarrollar diabetes del tipo I es más elevado en niños que padecen la enfermedad celiaca. Por lo tanto, no sorprende el hecho de que los niveles más altos de anticuerpos a las proteínas de la leche de vaca se encuentren en las personas que sufren de enfermedad celiaca.[18]

Factores que preparan las condiciones necesarias para la autoinmunidad en la diabetes del tipo I

Ahora bien, aunque muchas personas se exponen a la insulina bovina oral a una edad muy temprana, es relativamente bajo el número de personas que desarrollan diabetes del tipo I. Por lo general el sistema inmunitario desarrolla una tolerancia a esta proteína porque es muy parecida a la insulina humana. "Tolerancia" significa que el sistema inmunitario no reacciona exageradamente a la presencia del antígeno (insulina bovina) cuando este llega a las células inmunitarias del tracto digestivo mediante la ingestión de leche de vaca. Existen diversos factores importantes que contribuyen a desarrollar una tolerancia a los alimentos que de otro modo podrían conducir a reacciones autoinmunitarias si se llegaran a formar anticuerpos en contra de dichos antígenos alimentarios: el tipo de microflora intestinal, la protección que ofrece la lactancia, la ausencia de infecciones en el tracto gastrointestinal y, por supuesto, el estado nutricional de la persona.

Al investigar la literatura científica, nos sorprendió el hecho de que no pudiéramos encontrar un solo estudio de investigación en el que se haya tratado de determinar el estado de la microflora intestinal en los diabéticos del tipo I. Nos sorprendió porque cada vez hay una mayor consciencia acerca de la enorme importancia que tiene la microflora intestinal en la salud humana, especialmente en lo que concierne al establecimiento de un sano funcionamiento inmunitario intestinal. En realidad, nuestro tracto intestinal tiene al menos diez veces más células bacterianas que el número total de células en todo el cuerpo humano.

Las úlceras en la boca se relacionan con sensibilidad a la leche y al gluten

Las úlceras en la boca (aftas) son úlceras que aparecen solas o en racimos. Son poco profundas y dolorosas y se pueden encontrar en cualquier parte de la cavidad bucal. La aparición recurrente de estas úlceras (el término médico es *estomatitis aftosa*) es una afección común que afecta a alrededor del 20 por ciento de la población estadounidense. Aunque no es una enfermedad seria, las úlceras recurrentes son muy molestas.

Con base en estudios en los que se trató de determinar los factores que las inician, muchos casos de úlceras recurrentes parecen estar relacionados con sensibilidades alimentarias, especialmente a la leche y al gluten.[19] La boca es, obviamente, el primer sitio de contacto con los alergenos ingeridos. La simple medida de eliminar el gluten de la alimentación da por resultado la remisión completa de úlceras recurrentes en muchos pacientes. Dada la relación que ya se ha establecido entre la leche y el gluten y los factores que inician la diabetes del tipo I, sería interesante que se hiciera una investigación para estudiar las úlceras recurrentes en pacientes con diabetes del tipo I. Según nuestra experiencia clínica, parecen ser más comunes que en nuestra población general de pacientes. Si usted sufre de úlceras en la boca, podría ser una indicación de que su sistema inmunitario es sensible al gluten.

De hecho, hay más células bacterianas en nuestros intestinos que estrellas en el universo explorado. . . ¡y estamos hablando de muchísimas estrellas! Tener una microflora intestinal adecuada es un factor absolutamente crítico para establecer un funcionamiento inmunitario intestinal apropiado y también para prevenir las sensibilidades a los alimentos y las infecciones gastrointestinales, los cuales son dos factores que están implicados en el desarrollo de la diabetes del tipo I.

Enterovirus y la diabetes del tipo I

Con base en estudios poblacionales y pruebas experimentales recientes, se ha fortalecido la noción de que la diabetes del tipo I podría ser el resultado de infecciones virales, particularmente del tracto gastrointestinal.[20] Las infecciones gastrointestinales debidas a enterovirus (poliovirus, coxsackievirus y ecovirus son tipos de enterovirus) y rotavirus son bastante comunes, especialmente en niños. Todos estos virus se replican en los intestinos y estimulan al sistema inmunitario intestinal, lo cual puede hacer que las células inmunitarias específicas a la insulina busquen y destruyan a las células beta. Estos y otros virus también pueden infectar a las células beta del páncreas, provocando que los glóbulos blancos ataquen y destruyan a las células beta en un intento por matar los virus. Las infecciones virales gastrointestinales también pueden hacer que aumente la permeabilidad del intestino y mejorar la respuesta de anticuerpos a la insulina bovina alimentaria como resultado de una mayor absorción de proteína intacta. Recuerde que en experimentos con animales, se ha observado que es más probable que las proteínas *intactas* conduzcan al desarrollo de la diabetes del tipo I que las proteínas parcialmente digeridas. Sin lugar a dudas, la mayor permeabilidad del intestino delgado que ocurre durante y después de las infecciones por rotavirus (una de las causas más comunes de la enfermedad diarréica aguda en niños) expone a las células inmunitarias de los intestinos a cantidades muy grandes de proteínas intactas.

Deficiencia de vitamina D

El aceite de hígado de bacalao (*cod liver oil*) es un remedio ancestral que podría ofrecer una protección considerable contra el desarrollo de la diabetes debido a su contenido alto de vitamina D. El uso de aceite de hígado de bacalao se volvió bastante popular a finales del siglo XIX para tratar el raquitismo, una enfermedad causada por deficiencia de vitamina D que se caracteriza por la incapacidad de calcificar la matriz ósea, lo que da por resultado el ablandamiento de los huesos del cráneo, arqueo de las piernas, curvatura de la columna vertebral y agrandamiento de las articulaciones. A partir de los años 30, se empezó a agregar vitamina D a la leche en una concentración de 400 UI por cuarto de galón.

Como resultado, el raquitismo ahora es una enfermedad poco común en la mayoría de los países desarrollados.

Han empezado a surgir pruebas que indican que suplementar la alimentación con vitamina D mediante el consumo de aceite de hígado de bacalao y otras fuentes durante la infancia temprana puede prevenir no sólo el raquitismo sino también la diabetes del tipo I.[21] Otro dato interesante es que la fortificación de la leche de vaca con vitamina D posiblemente podría anular parte del efecto "diabetogénico" de la leche, pero no por mucho, ya que se ha encontrado que el nivel al cual ofrece protección es de 2.000 UI al día, es decir, un nivel mucho más alto que la cantidad que típicamente puede ingerir una persona al consumir leche fortificada con vitamina D.

En el estudio más extenso que se ha hecho de la vitamina D y la diabetes del tipo I, se dio seguimiento a todas las mujeres embarazadas del norte de Finlandia (más de 12.000) que tenían su fecha de parto en 1966 y también se hizo un seguimiento de sus hijos hasta diciembre de 1997.[22] El análisis final de 10.366 personas demostró que los niños que tomaron vitamina D con regularidad, principalmente en la forma de aceite de hígado de bacalao, tenían un riesgo un 80 por ciento menor de desarrollar diabetes del tipo I, mientras que los que tenían una deficiencia de vitamina D en realidad presentaban un riesgo un 300 por ciento mayor de desarrollar la enfermedad. En otras palabras, si a un niño le daban aceite de hígado de bacalao, su riesgo de desarrollar diabetes del tipo I era extremadamente bajo (⅕ el riesgo) en comparación con un niño al que no le hubieran dado aceite de hígado de bacalao. Si un niño tenía deficiencia de vitamina D y no se le daba aceite de hígado de bacalao, presentaba una probabilidad tres veces mayor de desarrollar diabetes en comparación con un niño al que tampoco le dieron aceite de hígado de bacalao pero que no presentaba una deficiencia de vitamina D. En un estudio de investigación incluso se encontró que las mujeres redujeron significativamente la frecuencia de diabetes del tipo I en sus hijos al tomar vitamina D en la forma de aceite de hígado de bacalao durante el embarazo.[23] Además, los estudios de investigación han demostrado que las personas recién diagnosticadas con diabetes del tipo I tienen un nivel mucho menor de vitamina D en la sangre que los sujetos de control sanos. Debido a que la vitamina D se puede producir en nuestro cuerpo mediante la acción de la luz solar sobre la piel, la falta de exposición al sol durante la infancia también puede explicar en parte por qué hay una tasa de incidencia más elevada de diabetes del tipo I en los países del norte.

La conclusión a la que se puede llegar a partir de estas investigaciones es que el consumo adecuado de vitamina D a través de suplementos durante el embarazo y la infancia temprana puede disminuir el riesgo de desarrollar diabetes del tipo I. La vitamina D es importante para el desarrollo normal del sistema inmunitario. Además, los estudios de investigación han mostrado que la vitamina D inhibe algunas de las reacciones autoinmunitarias que van dirigidas a las células beta del páncreas.

Deficiencia de ácidos grasos omega-3

Aparte de las pruebas que fundamentan el poder protector de la vitamina D, existen pruebas igualmente contundentes sobre los beneficios de los ácidos grasos omega-3, los cuales se encuentran en el aceite de hígado de bacalao y otros aceites de pescado. Se ha demostrado que más de 60 afecciones distintas se pueden prevenir o mejorar mediante una alimentación que brinde una mayor cantidad de ácidos grasos omega-3. Estos ácidos grasos tienen efectos benéficos una vez que se han incorporado al interior de las membranas celulares. Los ácidos grasos omega-3 desempeñan un papel clave en ayudar a las membranas celulares a alcanzar un estado "fluido" necesario para el funcionamiento celular apropiado. Las alteraciones en el funcionamiento de las membranas celulares son una de las principales causas de lesiones y muerte celulares. Sin una membrana saludable, las células pierden su capacidad de retener agua, así como nutrientes y electrolitos vitales. Como resultado, se vuelven extremadamente susceptibles al daño causado por los radicales libres.

Los ácidos grasos omega-3 también son muy importantes en la producción de sustancias bioquímicas que disminuyen la inflamación y las respuestas exageradas del sistema inmunitario en todo el cuerpo. Los ácidos grasos omega-3 son las sustancias bioquímicas antiinflamatorias más importantes del cuerpo. Dada la importancia de los ácidos grasos omega-3, nos sorprendió descubrir que, aparte de los estudios antes mencionados con aceite de hígado de bacalao, sólo hay un estudio de investigación reciente centrado en descubrir el papel que posiblemente podrían desempeñar los ácidos grasos omega-3 en la prevención de la diabetes del tipo I.

En modelos animales de diabetes del tipo I, las células beta se destruyen mediante la administración de compuestos que generan radicales libres (como nitrosaminas y aloxán, un fármaco que se usa frecuentemente para generar diabetes en animales experimentales debido a los daños por radicales libres que causa en las células beta). Recientemente, unos investigadores decidieron averiguar qué sucedería si le dieran aceite de pescado a estos animales antes de administrarles el fármaco inductor de la diabetes, el aloxán. Ellos descubrieron que los aceites de pescado impedían la aparición de la diabetes del tipo I químicamente inducida. Los mecanismos responsables de este efecto tienen que ver con un mejor funcionamiento de la membrana celular que conduce a un mejor efecto antioxidante, así como a la supresión de la formación de compuestos inflamatorios llamados citoquinas.[24]

Nitratos

Se han encontrado vínculos claros entre un mayor nivel de nitratos a partir de fuentes alimentarias y agua y un mayor riesgo de desarrollar diabetes del tipo I. Los nitratos se producen por escurrimiento en los campos agricultores en los que se usan fertilizantes y también se usan como conservante en las carnes curadas o ahumadas como jamón, salchichas, tocino y carne de res deshidratada (*jerky*). Una vez que están en el cuerpo, los nitratos reaccionan para formar compuestos llamados nitrosaminas. Se sabe que los nitratos y las nitrosaminas causan diabetes en animales. Se cree que los bebés y los niños pequeños son particularmente vulnerables a los efectos nocivos de la exposición a nitratos.

Uno de los aspectos más alarmantes de la diabetes del tipo I es su incidencia creciente, con una tasa de crecimiento anual del 3 por ciento a nivel mundial.[3] En algunos países, como Finlandia, Gran Bretaña, Canadá y los Estados Unidos, el crecimiento en la incidencia es aún mayor. Es posible que la mayor exposición a los nitratos sea un factor clave, ya que, a lo largo de los últimos 40 años, han aumentado los niveles de nitratos en aguas subterráneas y superficiales de las regiones agricultoras como resultado del mayor uso de fertilizantes de nitrógeno. La contaminación por nitratos ocurre en patrones geográficos relacionados con la cantidad de nitrógeno aportada por los fertilizantes, el estiércol y otras fuentes de contaminación del aire, como emisiones de los automóviles y las industrias. La exposición a los nitratos podría explicar la razón por la cual algunas regiones geográficas presentan una tasa de incidencia de diabetes del tipo I considerablemente más elevada.[25, 26]

Las pruebas circunstanciales recabadas de estudios poblacionales también indican que un mayor consumo de nitratos alimentarios a partir de carnes ahumadas/curadas está relacionado con un riesgo significativamente más alto de desarrollar diabetes del tipo I. Es importante que quede claro que estos alimentos agobian severamente a los mecanismos de defensa del cuerpo, por lo que se deben evitar. Sería bueno que todos los padres rompieran con el hábito de alimentar a los niños con perritos calientes y carnes frías tipo fiambre como el jamón. Una buena alternativa a estos alimentos tóxicos son las versiones libres de nitratos que se venden en las tiendas de productos naturales. Otra buena idea es invertir en un purificador de agua de alta calidad para evitar beber agua contaminada con nitratos.

El próximo paso

Hemos tratado de darle una idea detallada de qué es lo provoca el desarrollo de diabetes del tipo I para que usted pueda apreciar el programa integral que detallaremos en el capítulo siguiente. Debido a la multitud de factores causales potenciales que hay, tiene sentido concluir que la mejor probabilidad de lograr el éxito en la prevención de esta enfermedad implica seguir un programa integral que tome en cuenta todos estos factores.

(*Nota*: si encuentra en este capítulo términos que no entiende o que jamás ha visto, favor de remitirse al glosario en la página 415).

Capítulo 3

Cómo prevenir la diabetes del tipo I

El solo hecho de pensar que un niño pueda llegar a desarrollar una enfermedad tan seria como la diabetes, y que esta sea una enfermedad que se puede prevenir, es algo que nos rompe el corazón. Un número creciente de pruebas científicas han dejado claro que la alimentación y los suplementos nutricionales adecuados pueden ser herramientas poderosas para la prevención y el tratamiento de muchas enfermedades, entre ellas la diabetes del tipo I. Tres metas alimenticias y algunos suplementos nutricionales clave pueden ayudar a prevenirla. Comencemos por las tres metas alimenticias clave:

1. Nutrición adecuada desde una edad temprana
2. Menor consumo de nitratos
3. Evitar las alergias alimentarias

Nutrición adecuada desde una edad temprana

Muchos estudios poblacionales han mostrado que la lactancia ofrece una protección considerable contra el desarrollo tanto de la diabetes del tipo I como el de muchas otras enfermedades. Este efecto protector contra la diabetes del tipo I probablemente está relacionado con dos factores: el papel importante que desempeña la leche materna en la formación de un sistema inmunitario intestinal saludable y la introducción retardada de leche de vaca o preparados lácteos para bebés que contienen proteínas de la leche de vaca.

Los beneficios inmunitarios de la lactancia son enormes para el bebé en desarrollo, razón por la cual prácticamente todas las instituciones médicas del mundo siguen trabajando diligentemente para que aumente el número de mujeres que amamantan. Por desgracia, debido a muchos factores, sólo el 29 por ciento de todas las madres y el 19 por ciento de las madres afroamericanas en los Estados Unidos amamantan hasta la edad recomendada de seis meses. La lactancia no sólo puede ayudar a prevenir el desarrollo de alergias alimentarias, sino que también es sumamente importante para proteger al bebé de infecciones por enterovirus y rotavirus, además de que promueve el desarrollo de la microflora intestinal apropiada.

Amamantar a los bebés es una idea increíblemente buena, ya que los bebés amamantados son más saludables, se enferman menos y tienen un coeficiente intelectual más elevado debido a que, al parecer, su cerebro se desarrolla más rápido. Las mamás también se benefician al amamantar, ya que pierden el peso que aumentaron durante el embarazo con más rapidez. La lactancia a largo plazo puede disminuir el riesgo de algunas mujeres de contraer cáncer de mama.

Idealmente, un bebé debe ser amamantado durante al menos seis meses. Nosotros recomendamos comprar un succionador de leche y almacenar la mayor cantidad posible de leche materna en bolsas de plástico en el congelador, para así alargar el período de lactancia. Cuando ya es tiempo de que un bebé empiece a comer alimentos sólidos, los padres

Resumen de la alimentación adecuada para bebés

- Leche materna hasta los seis meses de edad.
- Introducir sólo un alimento nuevo a la vez y no más de un alimento nuevo cada 2 días; seguir al pie de la letra las sugerencias que se dan en la Tabla 3.1 en las páginas 54 y 55.
- Dar cantidades muy pequeñas de cualquier alimento nuevo: una o dos cucharaditas.
- Al iniciar alimentos sólidos, hacerlos de consistencia poco espesa e irla aumentando a medida que el bebé aprenda a usar su lengua para empujar los alimentos hacia atrás.
- Nunca forzar a un bebé a que coma más de lo que esté dispuesto a comer.
- Revisar la temperatura de los alimentos para verificar que no estén demasiado calientes ni demasiado fríos.
- No tener miedo de volver a ofrecer alimentos por los que el bebé anteriormente haya mostrado desagrado.
- Tratar de variar la alimentación, no sólo para alentar al bebé a que pruebe diferentes sabores, sino también para disminuir la probabilidad de que desarrolle una alergia alimentaria.

deben introducir estos alimentos lentamente (no más de un alimento nuevo cada 2 días) para asegurar que el bebé pueda tolerarlos. Los padres pueden encontrar comida comercial para bebés que contenga casi cualquier cosa, o licuar cualquier otro alimento desde *pizza* hasta bistec (biftec) en una licuadora (batidora) o en un procesador de alimentos. Pero es importante alimentar al bebé con los alimentos nutritivos apropiados para su edad.

La lista de alimentos que aparece en la Tabla 3.1 en las dos páginas siguientes es de la Dra. Janice Joneja, directora de la Clínica de Nutrición para Alergias del Hospital General de Vancouver y el Centro de Ciencias de la Salud de la Universidad de la Columbia Británica. Estos alimentos son bien tolerados y del agrado de casi todos los bebés y niños

(continúa en la página 56)

Tabla 3.1. Secuencia para ir agregando alimentos sólidos a la alimentación de un bebé [1]

EDAD A LA QUE SE INTRODUCE	GRANOS Y CEREALES	VERDURAS	FRUTAS
6–9 meses	Arroz Millo	**Todos cocidos:** *Yam* Batata dulce *Squash* (todos tipos) Zanahoria Remolacha Brócoli Habichuelas verdes Papas Repollo	**Todos cocidos:** Peras Melocotones Plátano amarillo Albaricoques Nectarinas Arándanos

9–12 meses	Cebada
	Centeno
	Avena
		Espárrago
		Aguacate
		Coliflor
		Repollitos de
		  Bruselas
			Ciruelas
			Ciruelas secas
			Piña
			Uvas
			Manzanas
			  (cocidas)
			Arándano agrio
			Pasas

12–24 meses	Maíz
	Trigo
	Otros cereales
		Chícharos
		Espinacas
		Tomates
		Apio
		Pepinos
		Lechuga
		Cebollas
		Ajo
		Habas blancas
		Frijoles anchos
		Otras legumbres,
		  incluida la soya
		Cualquier verdura
		  cruda
			Frutas cítricas:
			Naranjas
			Toronjas
			Limones
			Limas
			Bayas:
			Fresas
			Frambuesas
			Otros:
			Melones
			Mangos
			Higos
			Dátiles
			Cerezas
			Cualquier fruta
			  cruda

Después de los 2 años	Todos	Todos	Todos

Tabla 3.1. Secuencia para ir agregando alimentos sólidos a la alimentación de un bebé [1] **(*continuación*)**

CARNES Y ALTERNATIVAS	LECHE Y PRODUCTOS LÁCTEOS	FRUCTOS SECOS, SEMILLAS, OTROS
Cordero Pavo	Leche materna Si es absolutamente necesario, preparados para biberón de hidrolisato de caseína (*casein hydrolate*) o preparados a base de suero de leche (*whey-based formulas*)	Ninguno
Pollo Ternera Puerco	Leche materna o preparados para biberón de hidrolisato de caseína o a base de suero de leche	Ninguno excepto aceites vegetales en el preparado
Puerco Pescado Huevo	Yogur (natural) Leche (entera) Queso blanco Requesón	**Aceites de semillas:** Alazar (cártamo) Girasol *canola*
Mariscos de concha	Todos los demás, incluido el helado	Cacahuate Frutos secos Chocolate

Un licuado supernutritivo

El Dr. Lyon, con la ayuda de la empresa Natural Factors, desarrolló un producto innovador y delicioso que ayuda a niños (y adultos) de todas las edades a tener una nutrición de alta calidad. La mezcla para licuado (batido) *Learning Factors Daily Nutrient Boost Smoothie* brinda una combinación de 35 nutrientes seleccionados a una concentración óptima. Estos nutrientes apoyan el funcionamiento del cerebro, el tracto gastrointestinal y el sistema inmunitario. Esta fórmula en polvo de bajo potencial alergénico sirve como base para preparar licuados deliciosos. *Learning Factors* sirve como un sustituto rápido y satisfaciente de una comida o merienda (refrigerio, tentempié). Así es como se prepara una merienda supernutritiva: mezcle dos cucharas medidoras de la mezcla en polvo con media taza de fruta congelada (como fresas, cerezas, arándanos, frambuesas y melocotones/duraznos) y media a una taza de agua, leche de arroz, leche de almendra o leche de soya. Si no tiene fruta congelada, mezcle dos cucharas medidoras de la mezcla en polvo con media taza de fruta fresca, media a una taza de agua y cuatro cubitos de hielo en una licuadora (batidora) y licúe hasta que los cubitos de hielo se deshagan por completo. Este alimento de bajo potencial alergénico se puede introducir a los 9 meses de edad si ya ha empezado el destete.

Para ofrecer una nutrición de calidad todavía más alta, agregue una cucharadita de *Learning Factors Liquid Essential Fatty Acids* y una cucharadita de *Natural Factors Enriching Greens* en polvo.

(*viene de la página 53*)
pequeños. Usted notará que la lista no incluye algunos de los verdaderos alimentos básicos de la alimentación estadounidense, como leche, soya, productos de trigo, papas, frutos secos, jugo de naranja (china) y huevo. Entre más tiempo se pueda uno esperar antes de introducir estos alimentos a un bebé, menor será la probabilidad de que el bebé desarrolle alergias a estos alimentos. También recomendamos introducir verduras antes que las frutas. La idea es tratar de condicionar las papilas gustati-

vas desde una edad temprana para que adquieran el gusto por las verduras. Otra buena regla general es no introducir pescado antes de los 12 meses de edad y ofrecer sólo cordero o pavo antes de los 9 meses.

A medida que vayan creciendo los niños, a menudo es difícil crearles buenos hábitos alimentarios. Los niños parecen ser muy sensibles a los anuncios comerciales de los fabricantes de comida rápida, dulces y refrescos (sodas). Las pautas básicas de alimentación para los niños son esencialmente los mismos que recomendamos para adultos. Aquí le damos algunas sugerencias que nosotros hemos encontrado útiles para ayudar a que los niños coman mejor:

- Aliéntelos a que coman meriendas (refrigerios, tentempiés) saludables de frutas y verduras (los palitos de zanahoria y apio son muy populares).
- Trate que coman al menos una pieza de fruta o verdura fresca en cada comida principal.
- Elija versiones más saludables de bebidas y meriendas de frutas; lea las etiquetas con cuidado.
- Lleve a sus hijos cuando vaya de compras a la tienda de productos naturales; es más probable que prueben alimentos nuevos que ellos mismos hayan escogido.

Menor consumo de nitratos

Los nitratos que se encuentran en muchas verduras —especialmente las verduras benéficas de hojas verdes como las espinacas, la col rizada y la lechuga— no forman nitrosaminas dañinas debido a su contenido de diversos antioxidantes protectores como vitamina C y flavonoides. Reducir su consumo de nitratos significa asegurar que su agua potable no contenga nitratos y evitar comer carnes ahumadas o curadas.

Las leyes estatales y federales establecen un nivel máximo permisible de nitrato-nitrógeno en el agua potable pública de 10 mg/L (10 ppm). Si usted bebe agua potable de la llave (grifo, pila), pídale a su departamento de agua local que le dé una copia de los resultados de la última prueba. Si toma agua de un pozo, pídale a la compañía de agua de su localidad que le haga una prueba. Se recomienda una prueba de nitratos para todos los pozos privados recién construidos y para los pozos a los que no se les haya hecho una prueba durante los últimos dos años. También se recomienda especialmente que se haga una prueba del agua de pozo en caso de que el agua vaya a ser bebida por una mujer embarazada y dicha prueba es esencial si esa agua se va a dar a beber a bebés de menos de seis meses de edad. Se debe hacer una prueba cada dos años al agua de pozos con niveles de nitrato-nitrógeno inferiores a 5 mg/L. Si los niveles están entre 5 y 10 mg/L, los propietarios deben considerar hacer dichas pruebas con más frecuencia para verificar que los niveles no se alteren a causa de cambios estacionales. También podría ser útil hacerle pruebas adicionales si existen fuentes conocidas de nitratos o si se detectan niveles elevados de nitratos en otros pozos cercanos.

Además de que está vinculado con la diabetes, el consumo de nitratos a partir del agua o de las carnes curadas o ahumadas también está relacionado con un riesgo significativamente mayor de contraer ciertos tipos de cáncer, especialmente los cánceres principales de la infancia (leucemias, linfomas y cánceres del cerebro).[2] He aquí algunas estadísticas que lo dejarán con el ojo cuadrado:

- Los niños que comen 12 perritos calientes al mes tienen un riesgo casi 10 veces mayor de desarrollar leucemia en comparación con niños que no los comen.
- Los niños que comen perritos calientes una vez a la semana presentan una probabilidad dos veces mayor de desarrollar tumores en el cerebro; si los comen dos veces por semana, su riesgo se triplica.
- Las mujeres embarazadas que comen dos raciones al día de cualquier carne curada presentan un riesgo más de dos veces mayor de dar a luz a niños que desarrollarán cáncer del cerebro.
- Los niños que comen la mayor cantidad de jamón, tocino y salchicha presentan un riesgo tres veces mayor de desarrollar un linfoma.
- Los niños que comen carne roja molida una vez a la semana presentan el doble de riesgo de contraer leucemia linfocítica aguda que aquellos que no comen carne; el riesgo se triplica si comen dos o más hamburguesas a la semana.

Por fortuna, ahora están ampliamente disponibles las alternativas vegetarianas a estos componentes estándares de la alimentación estadounidense y muchas tienen un sabor bastante bueno. Usted puede encontrar perritos calientes de soya, salchichas de soya, tocino de soya e incluso *pastrami* de soya en la tienda de productos naturales de su localidad, así como en muchos de los principales supermercados. Cuando nuestros hijos invitaron a sus amiguitos a la casa y les servimos "*Smart Dogs*" o "*Tofu Pups*", ni siquiera notaron la diferencia. Si usted simplemente no puede dejar de comer carne, entonces le recomendaríamos que comprara productos libres de nitritos y nitratos, como los de la marca *Applegate Farms*. Estos se venden en la mayoría de las tiendas de productos naturales a lo largo de los Estados Unidos.

Evitar las alergias alimentarias

Las alergias alimentarias son un factor subyacente a la alteración del funcionamiento inmunitario intestinal y pueden contribuir al desarrollo de anticuerpos que presentan reacciones cruzadas con las células beta. Si usted es alérgico a algún alimento, su cuerpo reacciona ante dicho alimento como si fuera un invasor peligroso. Grandes cantidades de glóbulos blancos emigran hacia las membranas mucosas y el revestimiento del tracto intestinal. Una vez que llegan ahí, liberan compuestos alérgicos e inflamatorios en un intento por destruir al falso invasor. Toda esta inflamación hace que el tracto intestinal se vuelva más permeable. La mayor permeabilidad intestinal puede permitir que se absorban moléculas grandes de alimentos hacia el torrente sanguíneo. El sistema inmunitario correctamente reconoce estas moléculas grandes como cuerpos extraños y produce anticuerpos para destruirlos. El resultado de esta respuesta inmunitaria puede ser asma, eczema, psoriasis e infecciones crónicas de oído; las alergias alimentarias incluso pueden desempeñar un papel en el desarrollo de afecciones inflamatorias severas como la artritis reumatoide (vea la Tabla 3.2 en la página 61).

Muchos médicos con orientación en nutrición hacen pruebas de sangre para diagnosticar las alergias alimentarias. Sin embargo, en la mayoría de los casos, estas pruebas realmente no son necesarias. En el caso de pacientes que tienen que pagarlas de su propio bolsillo, estas pruebas pueden ser muy caras. Nosotros a menudo les recomendamos que primero prueben una dieta de eliminación para ver si sus síntomas mejoran. Si sólo hay una mejoría parcial y seguimos sospechando que en efecto el paciente tiene una alergia alimentaria que lo está afectando de manera importante, entonces le indicamos pruebas en sangre para identificarla. Le recomendamos que empiece por eliminar los alergenos más comunes, especialmente los lácteos y el trigo:

- Leche y todos los lácteos
- Trigo
- Maíz (elote, choclo)
- Soya
- Frutas cítricas
- Cacahuates (maníes) y crema de cacahuate (mantequilla de maní)
- Huevo
- Alimentos procesados que contengan colorantes artificiales

Si sus síntomas (o los de su hijo) desaparecen o si nota una mejoría en su estado de ánimo o nivel de energía, entonces ya sabrá que va por buen camino. Al ir introduciendo lentamente los diversos alimentos a su alimentación (por ejemplo, probando un alimento "nuevo" cada tercer día), y prestando atención a cuáles son los que hacen que regresen sus síntomas, entonces usted puede identificar al verdadero culpable.

¿Podrá volver a comer esos alimentos alguna otra vez? Eso depende del tipo de alergia que tenga, ya sea cíclica o fija. Las alergias *cíclicas* se desarrollan lentamente y resultan de comer ciertos alimentos repetidamente, especialmente si su intestino es hiperpermeable. En el caso de las alergias alimentarias cíclicas, el alimento alergénico se puede volver a introducir en la alimentación después de que la persona haya evitado ingerirlo durante cierto período (típicamente de tres a cuatro meses). El alimento generalmente no producirá síntomas de nuevo a menos que lo ingiera con demasiada frecuencia o en cantidades abundantes. Las alergias cíclicas representan alrededor del 80 al 90 por ciento de todas las reacciones adversas a los alimentos. En el sentido más estricto, las alergias alimentarias cíclicas no son verdaderas alergias alimentarias (reacciones inmediatas que dan por resultado urticaria/ronchas, hinchazón de los labios u otros síntomas), identificadas con un asterisco (*) en la Tabla 3.2, pero sin dudas son nocivas para la salud y mucho más comunes que las alergias verdaderas o fijas. Las alergias *fijas* se presentan cada vez que se come el alimento que las causa, sin importar el tiempo que haya pasado desde la última vez que se ingirió. Si usted tiene una alergia fija, es probable que siga siendo alérgico a ese alimento durante

Tabla 3.2. ¿Cuáles son los síntomas que se han relacionado con las alergias alimentarias y las otras reacciones adversas a los alimentos?

La siguiente es una lista parcial de algunos de los síntomas o trastornos médicos más comunes que se han relacionado con las alergias alimentarias u otras reacciones adversas a los alimentos. Los síntomas que son considerados por la mayoría de los especialistas en alergias como síntomas potenciales de alergias alimentarias verdaderas o fijas (reacciones inmediatas de hipersensibilidad) se indican mediante un asterisco(*).

SISTEMA RESPIRATORIO	PIEL
Goteo nasal no estacional o congestión	Eczema*
Rinitis alérgica (fiebre del heno)	Urticaria (ronchas)*
Conjuntivitis alérgica (ojos	Hinchazón de la boca, párpados
rojos y con comezón)	y labios (angioedema)*
Otitis media serosa recurrente*	Comezón en la piel*
(inflamación y líquido en el oído medio)	Rubefacción de la cara o los oídos
Asma/resuello*	después de comer
Hinchazón de la garganta (en	
reacciones anafilácticas severas)*	
CEREBRO Y SISTEMA NERVIOSO	**SISTEMA DIGESTIVO**
Mareo	Diarrea*
Irritabilidad o agresión	Dolor de estómago/retortijones*
Hiperactividad, agitación o ansiedad	Estreñimiento*
Mala concentración	Náusea y/o vómito*
Agotamiento mental	Abotagamiento*
Insomnio	Eructos*
Migrañas	Flatulencia*
	Malestar estomacal o indigestión*
SISTEMA MUSCULOESQUELÉTICO	**MISCELÁNEOS**
Dolor muscular	Fatiga persistente o recurrente
Tensión muscular	Ojeras
Movimientos involuntarios de los músculos	Palidez
Debilidad muscular	Sudación excesiva o fiebre ligera
Dolor en las articulaciones	Ritmo cardíaco acelerado
Rigidez de las articulaciones	Orinar en la cama
	Orinar con frecuencia y sed excesiva

Nota: los síntomas pueden presentarse inmediatamente después de comer ciertos alimentos o pueden tardar hasta 24 horas o más en manifestarse. Los síntomas pueden presentarse ocasional o consistentemente, dependiendo de muchos factores, entre ellos los siguientes:

• Si la reacción adversa es inmediata (alergia verdadera) o retrasada (hipersensibilidad o intolerancia)
• La cantidad y frecuencia de alimentos ingeridos
• El estado nutricional del individuo
• La salud gastrointestinal del individuo
• Otros problemas de salud como infecciones crónicas, acumulación de toxinas ambientales, falta de ejercicio o estrés emocional

el resto de su vida. La excepción son ciertas alergias alimentarias fijas en bebés y niños pequeños. No es poco común que en ellos eventualmente desaparezcan estas alergias.

Suplementos nutricionales para prevenir la diabetes del tipo I

En esta era de alimentos procesados y estilos de vida acelerados y estresantes, creemos que es imposible nutrir completamente el cuerpo sólo a través de la alimentación. Esto es especialmente cierto en el caso de personas que se quieren dar la oportunidad de prevenir la diabetes y otras enfermedades crónicas. Estos son los cuatros suplementos clave que recomendamos para prevenir la diabetes del tipo I:

1. Una fórmula multivitamínica y de minerales de alta potencia
2. Suplementos de aceite de pescado
   a. Niños: aceite de hígado de bacalao (*cod liver oil*) empezando a los seis meses de edad
   b. Adultos: un suplemento de alta calidad como el aceite de salmón silvestre, concentrado de ácido docosahexaenoico (*DHA*) o de ácido eicosapentaenoico (EPA) o aceite de hígado de bacalao
3. Flavonoides; el extracto de semilla de uva (*grapeseed extract*) es uno de nuestros favoritos
4. Probióticos, las llamadas "bacterias buenas"

Una fórmula multivitamínica y de minerales de alta potencia

Su cuerpo necesita vitaminas y minerales esenciales —cada uno en la cantidad correcta— para que los tejidos cumplan con su función. Cada una de sus miles de millones de células tiene que tener los componentes correctos para funcionar correctamente. Una de las funciones más importantes de las vitaminas y los minerales es la que se refiere a la síntesis de enzimas, moléculas que activan y controlan las reacciones químicas. La mayoría de las enzimas del cuerpo tienen un componente vitamínico y otro mineral. Por eso le recomendamos tomar un producto de alta calidad, es decir, uno que le brinde los niveles adecuados de todas (o casi todas) las vitaminas y minerales esenciales. Nuestros lineamientos para seleccionar la fórmula multivitamínica y de minerales correcta aparecen en el Apéndice H.

Suplementos de aceite de pescado

Nosotros recomendamos que tanto niños como adultos tomen un producto de aceite de pescado de alta calidad. Para niños, recomendamos de 1 a 2 cucharaditas al día de aceite de hígado de bacalao (*cod liver oil*). Para adultos, recomendamos un producto de aceite de pescado de alta calidad que brinde un consumo diario de 600 a 1.200 mg de ácidos grasos omega-3 totales. Al seleccionar un suplemento de aceite de pescado, es esencial que elija una marca en la que usted confíe. El control de calidad es absolutamente indispensable para asegurar que el producto esté libre de metales pesados, especialmente mercurio, grasas desnaturalizadas (peróxidos lipídicos), policlorobifenilos (*PCB*), dioxinas y otros contaminantes. Algunas marcas que recomendamos son *Natural Factors*, *Carlson* y *Nordic Naturals*. Estas marcas están ampliamente disponibles en las tiendas de productos naturales de su localidad. Para niños, nos agrada especialmente el aceite de hígado de bacalao con sabor de la marca *Carlson*, o bien, el que fabrica *Nordic Naturals*.

Más adelante se discuten a detalle los beneficios adicionales de los aceites de pescado para la diabetes. Por ahora, nos concentraremos en el aceite de hígado de bacalao. En estudios que han demostrado el efecto protector de los suplementos de vitamina D, se utilizó una dosis mucho más elevada (de alrededor de 2.000 UI al día) que la Asignación Dietética Recomendada (*RDA* por sus siglas en inglés) de 200 UI al día. A continuación están las recomendaciones oficiales estadounidenses y canadienses de consumo diario de vitamina D:

Bebés de 0–12 meses de edad, 200 UI (5 mcg)
Niños/niñas y adultos de 1–50 años de edad, 200 UI (5 mcg)
Personas de 51–70 años de edad, 400 UI (10 mcg)
Personas de 71 años de edad en adelante, 600 UI (15 mcg)
Mujeres embarazadas, 200 UI (5 mcg)
Mujeres que estén amamantando, 200 UI (5 mcg)

Cuando se toman las dosis recomendadas, la vitamina D parece ser segura. Sin embargo, cuando se ingiere en cantidades considerablemente excesivas, la vitamina D se puede acumular en el cuerpo y causar síntomas tóxicos. La toxicidad de la vitamina D se caracteriza por una mayor concentración de calcio en la sangre (una situación potencialmente grave), la deposición de calcio en los órganos internos y cálculos renales. La dosis precisa a la cual se vuelve tóxico su consumo sigue siendo tema de debate, pero los límites superiores tolerables diarios de vitamina D se han establecido como sigue:

Bebés de 0–12 meses de edad, 1.000 UI (25 mcg)
Niños/niñas y adultos de 1 año en adelante, 2.000 UI (50 mcg)
Mujeres embarazadas y en lactancia, 2.000 UI (50 mcg)

La vitamina D se encuentra naturalmente en cantidades muy pequeñas en los alimentos que comemos (vea la Tabla 3.3 abajo; las mejores fuentes son los pescados de agua fría). En muchos países, se agrega vitamina D a la leche y los cereales de desayuno para asegurar que se estén cumpliendo con los requerimientos de este nutriente.

Flavonoides

Un grupo de pigmentos vegetales llamados flavonoides ejercen una acción antioxidante que generalmente es más potente y eficaz contra una gama más extensa de oxidantes que aquella que ejercen los nutrientes antioxidantes tradicionales como la vitamina C, la vitamina E, el betacaroteno, el selenio y el zinc. Los flavonoides a veces se consideran nutrientes "semi-esenciales", pero en nuestra opinión, son tan importantes para la

Tabla 3.3. Fuentes alimentarias selectas de vitamina D

ALIMENTO	UNIDADES INTERNACIONALES (UI)
Aceite de hígado de bacalao, una cucharadita	440 UI
Salmón, cocido, 3 ½ onzas (1,5 kg)	360 UI
Leche, una taza	100 UI
Cereal seco, fortificado con vitamina D	40 UI

nutrición humana como los llamados nutrientes esenciales. Aparte de darles su color a las frutas y las flores, los flavonoides son responsables de muchas de las propiedades medicinales de los alimentos, jugos, hierbas y polen de abeja. Se han caracterizado y clasificado más de 8.000 compuestos flavonoides según su estructura química. Debido a sus propiedades antiinflamatorias, antialérgicas, antivirales y anticancerígenas, los flavonoides a veces son llamados "los modificadores de respuestas biológicas de la naturaleza".[3]

Los suplementos de flavonoides más comúnmente usados son los extractos de bioflavonoides cítricos (incluyendo rutina y hesperidina), quercetina, semilla de uva y corteza de pino, así como los extractos de té verde. Para la prevención de la diabetes, nosotros invertiríamos el orden de esta lista. Los bioflavonoides cítricos son los de uso más común y los más económicos. Sin embargo, también son los menos activos. Uno de los grupos de flavonoides más benéficos son las proantocianidinas (también conocidas como procianidinas). Estas moléculas se encuentran en concentraciones elevadas (de hasta un 95 por ciento) en los extractos de semilla de uva y corteza de pino. Ejercen efectos antioxidantes significativos (incluso hasta 50 a 200 veces mayores que los de las vitaminas C y E) y son particularmente útiles para proteger contra el tipo de radicales libres (hidroxilos) que se han vinculado con los daños causados a las células beta productoras de insulina. Por otra parte, el té verde ofrece una protección incluso más potente.

Tanto el té verde como el té negro se derivan de la misma planta, la *Camellia sinensis*. De los casi 2,5 millones de toneladas de té seco que se producen cada año, sólo el 20 por ciento es té verde. En otras palabras, se produce y consume hasta cuatro veces más té negro que té verde. Pero el té verde es más saludable porque contiene compuestos llamados polifenoles que poseen altos niveles de actividad terapéutica, incluyendo actividad anticancerígena.

La diferencia entre el té verde y el té negro es el resultado de su proceso de fabricación. Para producir té negro, se permite que las hojas se oxiden. Durante la oxidación, las enzimas que están presentes en el té convierten los polifenoles en sustancias que tienen una menor actividad biológica. En contraste, el té verde es producido al aplicar un poco de vapor a las hojas recién cortadas. El vapor evita que las enzimas conviertan los polifenoles, impidiendo así que se dé el proceso de oxidación.

Los polifenoles principales que contiene el té verde son flavonoides, entre los cuales el más activo es el galato de epigalocatequina. Además de servir como antioxidantes directos, los polifenoles del té verde pueden aumentar la actividad de las enzimas antioxidantes que se encuentran en el intestino delgado, el hígado y los pulmones. Los experimentos realizados con animales han mostrado que los polifenoles del té verde inhiben el cáncer al bloquear la formación de compuestos cancerígenos como las nitrosaminas (que también es una acción importante para bloquear la diabetes del tipo I), suprimir la activación de cancerígenos y desintoxicar o atrapar los agentes cancerígenos. Los tipos de cáncer que parecen prevenirse mejor mediante la acción del té verde son los del tracto gastrointestinal, entre ellos el cáncer de páncreas, estómago, intestino delgado y colón, más el de pulmón, mama y próstata.[4]

El té verde se puede consumir en forma de bebida preparada con las hojas sueltas o en bolsas de té. Sin embargo, es importante que tenga presente que tres tazas de té verde le brindan más o menos la misma dosis de cafeína que una taza de café. Beber té verde o tomar un extracto de té verde que contenga cafeína puede sobreestimularlo, causando que aparezcan síntomas como nerviosismo, ansiedad, insomnio e irritabilidad. Por fortuna, ahora es fácil conseguir té verde y extracto de té verde descafeinados.

Dosis diaria recomendada de flavonoides

Niños menores de 6 años de edad
  Rutina (*rutin*), hesperidina (*hesperidin*) y bioflavonoides cítricos (*citric bioflavonoides*): 200 a 500 mg
  Quercetina (*quercetin*): 100 a 200 mg
  Extracto de semilla de uva (*grapeseed extract*) o de té verde (*green tea extract*): 50 a 100 mg
Niños de 6 a 12 años de edad
  Rutina, hesperidina y bioflavonoides cítricos: 500 a 1000 mg
  Quercetina: 200 a 300 mg
  Extracto de semilla de uva o té verde: 100 a 150 mg
Niños de 12 años de edad en adelante y adultos
  Rutina, hesperidina y bioflavonoides cítricos: 1.000 a 2.000 mg
  Quercetina: 200 a 400 mg
  Extracto de semilla de uva o té verde: 100 a 200 mg

Probióticos

El término *probiótico* literalmente significa "a favor de la vida". Los probióticos son microflora (bacterias y otros organismos) amigable que resultan esenciales para nuestra salud. En condiciones normales, al menos 400 especies diferentes de estos pequeños organismos colonizan el tracto gastrointestinal humano. Las bacterias saludables más importantes son

Los méritos de un antiguo remedio ayurvédico

La corteza del árbol kino malabar (*Pterocarpus marsupium*) tiene un largo historial de uso en la India como tratamiento para la diabetes. Parece que sí tiene su fundamento, ya que se ha demostrado que el flavonoide llamado epicatequina, que se extrae de la corteza, previene el daño a las células beta en ratas. Además, se ha demostrado que tanto la epicatequina como el extracto de alcohol crudo del *Pterocarpus marsupium* regeneran las células beta funcionales del páncreas en animales diabéticos.[5] En otras palabras, en experimentos con animales, este flavonoide ha revertido el modelo animal de la diabetes del tipo I.

Pero por varias razones creemos que el té verde —y específicamente el extracto polifenólico del té verde— es una mejor opción que el extracto de *Pterocarpus marsupium* para la prevención (y tratamiento) de la diabetes del tipo I. Primero que nada, un extracto de té verde de alta calidad contiene más epicatequina que la que se encuentra en los extractos de *Pterocarpus marsupium*. Segundo, el extracto de té verde produce una gama más amplia de efectos benéficos. Tercero, los polifenoles del té verde muestran una actividad antiviral importante contra los rotavirus y enterovirus, que son dos virus de los que se sospecha que podrían ser una de las causas de la diabetes del tipo I.[6] Por último, es difícil encontrar *Pterocarpus marsupium* en las tiendas de productos naturales de su localidad.

Rotavirus: una de las principales causas de infecciones gastrointestinales

Las infecciones por rotavirus son responsables de aproximadamente el 45 por ciento de todas las enfermedades diarréicas severas en bebés y niños pequeños, tanto en países desarrollados como en países en vías de desarrollo. En los Estados Unidos, los rotavirus causan aproximadamente 20 a 40 muertes, 55.000 hospitalizaciones y 500.000 consultas médicas que cuestan más de $1 mil millones de dólares al año. El resultado de la infección es más devastador en países en vías de desarrollo, donde se calcula que ocurren 600.000 muertes al año por esta causa, además de que los niños que sí sobreviven en ocasiones no se desarrollan bien. Los investigadores médicos están tratando de desarrollar una vacuna, pero por desgracia, la primera vacuna para rotavirus aprobada ya fue retirada del mercado debido a que se encontró una relación con la intususcepción (una obstrucción intestinal en la que un segmento de intestino envuelve a otro segmento). Hasta que se desarrolle una vacuna segura y eficaz, los padres de familia debe tratar de prevenir las infecciones por rotavirus asegurando que sus hijos consuman niveles altos de probióticos protectores, particularmente bífidobacterias.

el *Lactobacillus acidophilus* y la *Bifidobacterium bifidum*. Estas bacterias desempeñan un papel central en el funcionamiento inmunitario intestinal. Debido a que tienen un efecto tan importante y positivo en el sistema inmunitario intestinal, sospechamos que un bajo nivel de estas bacterias benéficas está relacionado con un mayor riesgo de desarrollar diabetes del tipo I.

Las bífidobacterias son especialmente importantes para proteger a las personas de las infecciones por enterovirus, coxsackievirus y rotavirus. Estas bacterias entran por vez primera al intestino estéril del bebé a través de la leche materna, después de lo cual se empiezan a observar en grandes cantidades en las heces. Algunos de los efectos protectores de la lactancia contra la diabetes del tipo I podrían ser el resultado de la prevención de infección virales gastrointestinales. Aunque los bebés amamantados presentan la misma incidencia de infecciones virales gastrointestinales, sus infecciones son considerablemente más leves que las que les dan a los bebés alimentados con biberón.

Es muy importante que los bebés alimentados con preparados lácteos reciban bífidobacterias, pero también recomendamos que se les den a los bebés amamantados. Un estudio de investigación se llevó al cabo específicamente para probar la capacidad de los suplementos probióticos de proteger a niños alimentados con preparados de las infecciones por rotavirus. Se usó la presencia de anticuerpos específicos a rotavirus como indicador de la infección por rotavirus.[7] Los resultados mostraron que mientras que el 30 por ciento del grupo control (niños que sólo recibieron preparados) presentó un aumento de al menos cuatro veces en sus niveles de anticuerpos, indicando una infección por rotavirus, ni un solo niño del grupo que recibió bífidobacterias presentó evidencia de haber tenido incluso un caso leve de infección por rotavirus. Estudios posteriores han demostrado que las bífidobacterias mejoran la capacidad del sistema inmunitario intestinal para combatir los rotavirus a través de varios mecanismos que mejoran la inmunidad.[8]

Los probióticos están disponibles en varias presentaciones: polvo, líquido, cápsula y tableta. La dosis se basa en el número de organismos vivos. La ingestión de 4 a 10 mil millones de células viables de lactobacilos y bífidobacterias al día es una dosis suficiente para la mayoría de las personas; los bebés y niños de hasta 6 años de edad generalmente sólo necesitan de 2 a 4 mil millones de células y los niños de 6 a 12 años de edad normalmente necesitan de 4 a 6 mil millones de células. Si se excede la dosis recomendada, se pueden presentar alteraciones gastrointestinales leves, mientras que las dosis inferiores pueden hacer que estos organismos sean incapaces de colonizar el tracto gastrointestinal. Es necesario que el producto esté adecuadamente fabricado, empacado y almacenado para asegurar su viabilidad, un nivel adecuado de humedad y la ausencia de contaminantes.

Los mejores productos para prevenir las infecciones virales gastrointestinales podrían ser los que contienen *Bifidobacteria longum* BB536. Esta cepa especial de bífidobacterias fue originalmente aislada del tracto intestinal de un bebé saludable y posteriormente fue desarrollada en Japón por la Morinaga Milk Industry Company. Estudios detallados han mostrado que coloniza el tracto gastrointestinal humano, mejora las respuestas inmunitarias y suprime el crecimiento de microorganismos patógenos. Otra cosa que también distingue a esta cepa es su increíble estabilidad. La mayoría de los suplementos de probióticos son extremadamente frágiles y pierden gran parte de su potencia con el tiempo, por el calor o en condiciones de poca o demasiada humedad. Por el contrario, la cepa BB536 es tan estable que incluso se agrega a diversos productos alimenticios alrededor del mundo. Las compañías que actualmente ofrecen esta cepa en los Estados Unidos son *Natural Factors* y *Jarrow*.

Un producto de probióticos relativamente nuevo llamado *Innersync* podría resultar ser aún más benéfico que otros probióticos en cuanto a su capacidad para incrementar los niveles de bífidobacterias. *Innersync* suministra la bacteria llamada *Propionibacterium freudenrichii,* que históricamente se ha empleado para producir el queso suizo *Emmenthal.* Se ha demostrado que esta bacteria aumenta dramáticamente el crecimiento de las bífidobacterias benéficas hasta en un 900 por ciento, además de que ejerce algunas acciones benéficas por cuenta propia, como mejorar el funcionamiento del sistema inmunitario y ofrecer protección contra el cáncer del colon.[9] La dosis de *Innersync* es de 1 a 2 cápsulas (5 a 10 mil millones de organismos) al día, que equivale a alrededor de 100 a 200 gramos (3,5 a 7 onzas) de queso suizo *Emmenthal,* pero sin la grasa ni las calorías del queso.

El mejor momento para tomar sus suplementos

- Lo mejor es tomar su suplemento multivitamínico y de minerales con las comidas, ya sea antes o después. Si toma más de un par de pastillas, quizá encuentre que es más cómodo tomarlas justo antes de comer, ya que tomar varias pastillas con el estómago lleno puede provocarle un poco de malestar estomacal.
- En el caso de los suplementos de aceite de pescado, es mejor tomarlos al principio o poco antes de una comida para evitar que se le quede un resabio de sabor a pescado.
- Los extractos de flavonoides se pueden tomar a cualquier hora.

- Para que obtenga su máximo beneficio, los probióticos que tienen una capa entérica se deben tomar junto con las comidas. Si el producto no tiene una capa entérica, entonces se debe tomar al menos 5 minutos antes o 1 hora después de una comida, o bien, antes de irse a dormir.

(*Nota*: si encuentra en este capítulo términos que no entiende o que jamás ha visto, favor de remitirse al glosario en la página 415).

Los factores de riesgo para la diabetes del tipo II

E l sobrepeso tiene un peso particular cuando se trata de la diabetes del tipo II: la obesidad —o, para ser más preciso, la grasa corporal excedente— es el principal factor de riesgo para sufrirla (vea la Tabla 4.1). De hecho, aproximadamente el 80 al 90 por ciento de las personas que padecen diabetes del tipo II son obesas (20 por ciento o más por encima de su peso recomendado). Si estas personas no fueran obesas, no hubieran desarrollado diabetes. Esa es la verdad. Por lo tanto, este capítulo se centrará tanto en los factores que se relacionan con el exceso de grasa corporal como en la diabetes del tipo II como tal.

¿De qué manera contribuye la grasa corporal excedente a la diabetes? Cuando las células adiposas, particularmente aquellas que están alrededor del abdomen, se llenan de grasa, secretan diversos productos

Tabla 4.1. Factores de riesgo para sufrir la diabetes del tipo II

- Antecedentes familiares de diabetes (padre, madre o hermano/a con diabetes del tipo II)
- Obesidad
- Mayor proporción de cintura/cadera
- Edad: a partir de los 45 años de edad, a mayor edad, mayor riesgo
- Raza/grupo étnico (por ejemplo, las razas de alto riesgo incluyen a los afroamericanos, la población hispana de los Estados Unidos, los indios norteamericanos/canadienses, los nativos australianos o neozelandeses, los asiáticos americanos y los habitantes de las Islas del Pacífico)
- Alteraciones previamente identificadas en el nivel de glucosa en ayunas (*IFG* por sus siglas en inglés) o en la tolerancia a la glucosa (*IGT* por sus siglas en inglés)
- Antecedentes de diabetes gestacional (diabetes durante el embarazo) o madres que han dado a luz a bebés que pesan más de 9 libras (4 kg)
- Hipertensión (presión arterial > 140/90)
- Nivel de triglicéridos > 250 mg/dL
- Nivel bajo de adiponectina, nivel elevado de insulina en ayunas
- Síndrome de ovarios poliquísticos (es posible en cualquier mujer adulta que tenga sobrepeso acompañado de acné e infertilidad)

biológicos (como resistina, leptina, factor de necrosis tumoral y ácidos grasos libres) que aminoran el efecto de la insulina, obstruyen la utilización de glucosa en el sistema musculoesquelético, promueven la producción de glucosa en el hígado y alteran la liberación de insulina por parte de las células beta del páncreas. Otro hecho importante es que el aumento en el número y tamaño de las células adiposas conduce a una menor secreción de compuestos que promueven la acción de la insulina, entre ellos una proteína recién descubierta que producen las células adiposas y que se conoce como *adiponectina*. La adiponectina no sólo se vincula con una mejor sensibilidad a la insulina, sino que también presenta actividad antiinflamatoria, disminuye el nivel de triglicéridos y bloquea el desarrollo de arterosclerosis (endurecimiento de las arterias). El efecto neto de todas estas acciones que realizan las células adiposas es que los mecanismos de control de la glucosa se agobian muchísimo, lo que conduce a una de las principales complicaciones de la diabetes: la arteroesclerosis. Debido a que todas estas hormonas recién descubiertas son secretadas por las células adiposas, muchos expertos ahora consideran que el tejido adiposo (las células que almacenan la grasa en el cuerpo) pertenecen al sistema endocrino,

La grasa corporal comparada con el peso corporal

Cuando se sube a una pesa (báscula), usted está midiendo su peso total y no su relación de grasa a músculo o composición corporal. Si bien es cierto que el sobrepeso es un factor de riesgo para la diabetes del tipo II, no es un factor crítico. En realidad, el aumento de *grasa* corporal está relacionada con la diabetes del tipo II, no el aumento de *peso* corporal. Aunque sí existe una fuerte correlación entre el peso corporal y el contenido de grasa corporal, las personas con un peso corporal normal pueden desarrollar diabetes del tipo II si tienen un porcentaje elevado de grasa corporal, especialmente si la grasa excedente se está acumulando alrededor de la cintura o del vientre. Esta acumulación de grasa tipo "llantita" o "salvavidas" puede conducir a lo que se denomina *obesidad metabólica*.

Para determinar la composición corporal con más precisión, recomendamos el uso de una pesa que emplea una cantidad baja y segura de electricidad, conocida como impedancia bioeléctrica, para determinar el porcentaje de grasa corporal. Dado que la grasa no conduce mucha bioelectricidad, un mayor grado de impedancia significa que hay un mayor porcentaje de grasa corporal. Las pesas de este tipo más populares son las fabricadas por la empresa Tanita (vea www.tanita.com) y cuestan de $55 a $200 dólares dependiendo de las características de cada modelo. Idealmente, las mujeres deben procurar mantener su porcentaje de grasa corporal por debajo del 25 por ciento y los hombres deben procurar llegar al nivel del 20 por ciento (vea la Tabla 4.2 en la página 76).

al igual que la glándula pituitaria, las glándulas suprarrenales, la glándula tiroides y demás.[1, 2] La medición de los niveles en sangre de adiponectina u otras hormonas secretadas por las células adiposas podría resultar ser la mejor manera de predecir la probabilidad de que una persona llegue a desarrollar diabetes del tipo II.[3, 4]

Cuando apenas empieza a aumentar el agobio metabólico producido

por las diversas secreciones de las células adiposas y la falta de adiponectina, los niveles de glucosa permanecen normales pese a la presencia
de resistencia insulínica, debido a que las células beta pancreáticas compensan este efecto aumentando la liberación de insulina. Conforme va
aumentando el agobio metabólico y que la resistencia insulínica se
vuelve más importante, eventualmente el páncreas ya no es capaz de
compensar y se empiezan a presentar elevaciones en los niveles de glucosa.
A medida que la enfermedad evolucione para pasar de una resistencia
insulínica a un cuadro completo de diabetes, el páncreas se empieza a
"agotar" y produce menos insulina. En última instancia, puede suceder
que el páncreas deje de producir insulina por completo.

Por fortuna, en tanto el páncreas siga produciendo cantidades adecuadas de insulina, sigue habiendo esperanza de que pueda revertirse
todo el agobio metabólico que sufren los mecanismos de control de la
glucosa. ¿Cómo ocurre esta reversión? Al eliminar el agobio metabólico
al lograr bajar a un peso corporal normal o, mejor aún, llegar a tener un
nivel de grasa corporal ideal. La pérdida de peso hace que se restauren
los niveles normales de los compuestos reguladores derivados de las
células adiposas, como la adiponectina y la resistina, lo que conduce a
una mayor sensibilidad a la insulina.

Las causas genéticas

Cuando tratamos el papel que desempeña la genética en la diabetes del
tipo I, describimos la manera en que se emplean estudios de investigación con gemelos para evaluar la influencia que tienen los factores
genéticos en el riesgo de desarrollar una enfermedad en particular. En el
caso de las enfermedades que se deben principalmente a defectos genéticos, ambos gemelos idénticos desarrollarán la enfermedad en la mayoría
de los casos. Si un gemelo idéntico desarrolla la enfermedad, pero en la
mayoría de los casos el segundo no la desarrolla, entonces los responsables generalmente son los factores ambientales y alimentarios. En
estudios de gemelos idénticos, la tasa de concordancia fue de un 70 a un
90 por ciento para la diabetes del tipo II. Esta alta tasa de concordancia
indica que existe una relación genética muy importante. Otros datos que
respaldan esta aseveración son los que se han obtenido de estudios familiares; un niño cuyo padre o madre padecen diabetes del tipo II presenta

Tabla 4.2. Tabla para calcular la grasa corporal mediante el uso de una pesa que mide la grasa corporal

Hombres

EDAD	RIESGOSO	EXCELENTE	BUENO	REGULAR	MALO
19–24	< 6%	10,8%	14,9%	19,0%	23,3%
25–29	< 6%	12,8%	16,5%	20,3%	24,4%
30–34	< 6%	14,5%	18,0%	21,5%	25,2%
35–39	< 6%	16,1%	19,4%	22,6%	26,1%
40–44	< 6%	17,5%	20,5%	23,6%	26,9%
45–49	< 6%	18,6%	21,5%	24,5%	27,6%
50–54	< 6%	19,8%	22,7%	25,6%	28,7%
55–59	< 6%	20,2%	23,2%	26,2%	29,3%
60+	< 6%	20,3%	23,5%	26,7%	29,8%

Mujeres

EDAD	RIESGOSO	EXCELENTE	BUENO	REGULAR	MALO
19–24	< 9%	18,9%	22,1%	25,0%	29,6%
25–29	< 9%	18,9%	22,0%	25,4%	29,8%
30–34	< 9%	19,7%	22,7%	26,4%	30,5%
35–39	< 9%	21,0%	24,0%	27,7%	31,5%
40–44	< 9%	22,6%	25,6%	29,3%	32,8%
45–49	< 9%	24,3%	27,3%	30,9%	34,1%
50–54	< 9%	26,6%	29,7%	33,1%	36,2%
55–59	< 9%	27,4%	30,7%	34,0%	37,3%
60+	< 9%	27,6%	31,0%	34,4%	38,0%

un mayor riesgo de desarrollar esta enfermedad en algún momento de su vida; si ambos padres padecen esta enfermedad, entonces la probabilidad de que sus hijos la desarrollen es casi del 40 por ciento.[5]

¿Entonces estamos diciendo que la diabetes del tipo II es una enfermedad genética? No exactamente, pero la genética si es uno de los principales factores, y los antecedentes familiares son un factor de suma importancia. Muchos de los vínculos genéticos y familiares a su vez están relacionados con el hecho de que también existe una relación muy cercana entre los genes y la obesidad.

Tabla 4.2. Tabla para calcular la grasa corporal mediante el uso de una pesa que mide la grasa corporal (*continuación*)

Usted necesitará realizar otra medición distinta para evaluar su riesgo de obesidad metabólica, es decir, una medición de su cintura y caderas para calcular su *proporción de cintura/cadera*. Una mayor proporción de cintura/cadera conlleva una connotación metabólica más seria. Además de su relación con la diabetes, este patrón de distribución de grasa se relaciona con un riesgo significativamente mayor de desarrollar enfermedades cardíacas. ¿Cuál es la razón de esto? Las células adiposas que están en el abdomen presentan una mayor actividad de secreción de compuestos reguladores que mejoran o deterioran la sensibilidad a la insulina.

Es fácil calcular su proporción de cintura/cadera. Para hacerlo, mida la circunferencia de su cintura más o menos a ½ pulgada (1,25 cm) por encima del ombligo y mida la circunferencia de sus caderas a la altura del punto más prominente de su trasero. Divida la circunferencia de la cintura entre la circunferencia de la cadera. Una proporción de cintura/cadera por encima de 1,0 para los hombres y por encima de 0,8 para las mujeres hace que aumente su riesgo de desarrollar diabetes del tipo II, presión arterial alta, enfermedades de las arterias coronarias, derrames cerebrales y gota.

El caso de los indios pima

Los indios pima de Arizona tienen la tasa de incidencia de diabetes del tipo II y obesidad más alta del mundo. Los estudios han demostrado que tienen una fuerte predisposición genética, pero incluso a pesar de esta fuerte tendencia, es muy evidente que la alta tasa de incidencia de diabetes del tipo II en este grupo está claramente relacionada con su alimentación y estilo de vida. En primer lugar, lo único que tenemos que hacer es comparar la tasa de diabetes y obesidad de los indios pima

Una nota personal del Dr. Lyon

A mediados de los años 80, tuve la oportunidad de adquirir experiencia directa atendiendo a indios norteamericanos mientras trabajé como médico residente en uno de los hospitales más grandes para indios norteamericanos del sistema de salud pública de los Estados Unidos, en Oklahoma. Durante los tres años de mi residencia, pasé muchos meses e incontables semanas en las que trabajaba más de 100 horas a la semana atendiendo a las maravillosas personas que viven en las comunidades de indios norteamericanos circunvecinas. Como era residente y no ganaba mucho dinero, no podía cubrir el gasto de conducir 35 millas (56,3 km) cada día para ir al trabajo, entonces me iba y regresaba en bicicleta, pasando por las calientes y montañosas calles del este de Oklahoma. Durante los muchos meses que duraron mis travesías de 70 millas (112,6 km) en bicicleta, comía cuanto podía y aun así, bajé de peso y me sentía de maravilla. Esto resultó ser una ventaja fabulosa para alguien que de niño había sufrido de sobrepeso con antecedentes familiares fuertes de diabetes. En esa época de mi vida, los genes que me hacían propenso a la obesidad y a la diabetes estaban en completa armonía con mi estilo de vida atlético. Yo lucía y me sentía mejor que nunca, ¡incluso a pesar de que consumía 5.000 calorías o más al día (aunque sólo alimentos nutritivos) sólo para tener suficiente combustible para mi gran trayecto diario! Sigo haciendo ejercicio casi todos los días, pero debido a que ya no tengo el tiempo ni la inclinación por andar en bicicleta 70 millas al día, tengo que ser muy cuidadoso con lo que como, ya que de lo contrario, mis "genes frugales" se hacen cargo de la situación y yo empiezo a subir de peso en lo que canta un gallo.

En la mayoría de los pacientes que llegaron a ese hospital (¡más de 500 consultas de pacientes nuevos al día que eran atendidos por un total de 15 a 20 doctores!), yo observé que ellos llevaban un estilo de vida muy contrastante al que yo llevaba en aquel entonces. Pronto me quedó claro que independientemente del departamento en el que me tocara trabajar, la obesidad y la diabetes siempre eran el principal problema que presentaban estas personas. El estilo de vida sedentario y la comida rápida resultaron ser una gran maldición para estas espléndidas personas. En pediatría, pasábamos mucho tiempo asesorando a los padres para enseñarles a ayudar a sus hijos con sobrepeso para que se mantuvieran activos y dejaran de comer comida chatarra. En obstetricia, la diabetes gestacional era la regla y eran muy común atender a mujeres con complicaciones serias durante el embarazo y el parto. En medicina interna, la rutina incluía el manejo de casos de diabetes mal controlados y personas con enfermedades cardíacas prematuras, ceguera y enfermedades renales terminales. Tristemente, en cirugía, me volví bastante hábil para hacer amputaciones a los diabéticos que perdieron dedos de los pies, pies o piernas a causa de la gangrena. En general, esta fue una experiencia conmovedora y me motivó a tomar muy en serio lo necesario que es asesorar a todos mis pacientes con sobrepeso acerca de cómo mejorar su estilo de vida, la detección temprana de la diabetes y el manejo agresivo de la diabetes. Estoy casi seguro que yo (que ya estoy a mediados de la cuarentena) sería diabético si hubiera dejado que mis genes "malos" dictaran mi destino, pero lo he evitado prestando mucha atención a mi forma de vida y a lo que me llevo a la boca. Debido a que mis experiencias como residente se me quedaron vívidamente grabadas en la memoria, he tenido la motivación de capacitar, exhortar y alentar a cientos de personas a que cambien el curso de su vida y echen a perder los oscuros planes que la diabetes tiene para ellos. Ahora sé a ciencia cierta que cuando se trata de diabetes, no sólo se trata de la herencia.

que viven en Arizona con aquella de los que viven en México que aún cultivan maíz (elote, choclo), frijoles (habichuelas) y papas como componentes básicos de su alimentación, además de cantidades limitadas de verduras y frutas estacionales como *zucchini*, tomates (jitomates), ajo, pimientos (ajíes, pimientos morrones) verdes, melocotones (duraznos) y manzanas. Los indios pima de México también incorporan grandes cantidades de plantas silvestres y medicinales a su alimentación. Además, trabajan arduamente, no tienen electricidad ni agua potable en sus casas y caminan grandes distancias para acarrear agua para beber o para lavar su ropa. Tampoco usan aparatos electrodomésticos modernos; como consecuencia, las mujeres necesitan hacer un esfuerzo adicional para preparar los alimentos y hacer los quehaceres de la casa. Por contraste, los indios pima de Arizona en gran medida son sedentarios y siguen las prácticas alimentarias típicas de los estadounidenses. Los resultados son pasmosos. Mientras que alrededor del 22 por ciento de los indios pima de Arizona padecen diabetes del tipo II y el 70 por ciento son obesos, la diabetes del tipo II es una ocurrencia poco común entre los indios pima de México y sólo alrededor del 10 por ciento podrían considerarse obesos. ¡La diferencia promedio en el peso corporal de hombres y mujeres pima de Arizona y de México fue de más de 60 libras (26,88 kg)![6]

De los estudios de intervención realizados con los indios pima se sacaron pruebas adicionales que demuestran que la alimentación y el estilo de vida parecen ser capaces de superar hasta la predisposición genética más fuerte. Cuando estos indios empezaron a seguir una alimentación más tradicional y comenzaron a hacer ejercicio físico, sus niveles de glucosa mejoraron drásticamente y bajaron de peso. La estrategia principal de diversas organizaciones médicas, como los Institutos Nacionales de Salud, para lidiar con la epidemia de diabetes y obesidad en los indios pima es educar a los niños para que sepan lo importante que es hacer ejercicio y comer sanamente para disminuir su riesgo de desarrollar diabetes.

Otros factores genéticos y raciales

Aparte de los indios pima, hay otros grupos raciales y étnicos que tienen una mayor tendencia a desarrollar diabetes del tipo II, por ejemplo, los indios norteamericanos, los afroamericanos, la población hispana de los Estados Unidos, los asiáticos americanos, los aborígenes australianos y la población de las Islas del Pacífico. Para todos estos grupos de más alto riesgo, nuevamente cabe mencionar que cuando siguen las prácticas alimentarias y de estilo de vida de su cultura original, presentan una tasa de incidencia de diabetes extremadamente baja. Al parecer, estos grupos simplemente son muy sensibles a la alimentación y al estilo de vida occidentales.

La alimentación occidental y la diabetes

Uno de los libros más famosos que detalla la relación que existe entre la alimentación y las afecciones crónicas como la diabetes y las enfermedades cardíacas es *Western Diseases: Their Emergence and Prevention* por el Dr. Denis Burkitt y el Dr. Hugh Trowell. Este libro se basó en extensos estudios de investigación en los que se examinó la tasa de incidencia de enfermedades en diversas poblaciones (datos epidemiológicos), así como en las propias observaciones realizadas por Burkitt y Trowell de culturas primitivas. Estos pioneros plantearon la siguiente secuencia de eventos:

Primera etapa: en las culturas que tienen una alimentación tradicional que consiste en alimentos integrales y no procesados, la tasa de incidencia de afecciones crónicas como enfermedades cardíacas, diabetes y cáncer, es bastante baja.

Segunda etapa: en cuanto se empieza a tener una alimentación más occidental, se observa una elevación pronunciada en el número de personas que sufren de obesidad y diabetes.

Tercera etapa: conforme más y más personas abandonan su alimentación tradicional, las afecciones que alguna vez fueron raras ahora se vuelven sumamente comunes, entre ellas estreñimiento, hemorroides (almorranas), venas varicosas y apendicitis.

Cuarta etapa: por último, cuando la alimentación se vuelve completamente occidental, otras afecciones crónicas degenerativas o potencialmente letales como las enfermedades cardíacas, el cáncer, la osteoartritis, la artritis reumatoide y la gota, se vuelven sumamente comunes.

Desde que se publicó esta investigación pionera de los doctores Burkitt y Trowell, una avalancha de datos ha seguido confirmando el papel que desempeña la alimentación occidental en prácticamente todas las enfermedades crónicas, pero especialmente en la obesidad y en la diabetes.

Factores de riesgo para ser obeso

El aumento de peso es el resultado de una simple ecuación: se consumen más calorías de las que se queman. Si bien es fácil entender esa ecuación, es bastante más complejo tratar de comprender por qué la obesidad es un problema tan generalizado en los países desarrollados, incluso pese a que ahora existe un mayor nivel de consciencia acerca de las consecuencias que puede tener en la salud de las personas. Actualmente, alrededor del 79 por ciento de todos los estadounidenses tienen sobrepeso (vea la Tabla 4.3 abajo). Como se mencionó anteriormente, incluso tan sólo unas cuantas libras de sobrepeso (especialmente si representan un aumento de grasa corporal) conllevan un riesgo significativamente mayor de desarrollar diabetes del tipo II, pero entre mayor sea

Tabla 4.3. El aumento drástico en el porcentaje de adultos estadounidenses con sobrepeso

ANO	% DE ESTADOUNIDENSES QUE TENÍAN SOBREPESO	% DE ESTADOUNIDENSES QUE ERAN OBESOS (SOBREPESO DE 20% O MÁS)
1983	58	15
1984	56	N/A
1985	62	15
1986	59	N/A
1987	59	15
1988	64	18
1989	61	17
1990	64	16
1991	63	15
1992	66	N/A
1994	69	N/A
1995	71	22
1996	74	24
1997	72	27
1998	76	28
1999	74	27
2000	79	32

La dieta, el ejercicio, el estilo de vida y el riesgo de desarrollar diabetes

Los hallazgos derivados de la Tercera Encuesta de Salud y Nutrición realizada por el gobierno de los Estados Unidos han dejado claro que la diabetes es una enfermedad causada por la alimentación y el estilo de vida. Del total de personas con diabetes del tipo II, el 69 por ciento no hacía ejercicio en lo absoluto o no lo hacía con regularidad; el 62 por ciento comía menos de cinco raciones de frutas y verduras al día; el 65 por ciento tenía una alimentación en la que el 30 por ciento del total de calorías diarias provenía de la grasa y más del 10 por ciento del total de calorías provenía de las grasas saturadas; y el 82 por ciento tenía sobrepeso o eran obesos.[7]

la acumulación de grasa, mayor será la probabilidad de que la persona desarrolle diabetes del tipo II.

En 1983, sólo el 15 por ciento de los adultos se podían calificar como obesos. Para 1990, esta cifra aún no había cambiado significativamente, pero ya para 1995, alcanzaba un 22 por ciento y en 2000, llegó hasta un 32 por ciento, más del doble que la proporción de adultos obesos 17 años antes. En otras palabras, en la actualidad hay aproximadamente 65 millones de personas obesas en los Estados Unidos, es decir, más que la población total de la Gran Bretaña, Francia o Italia. El porcentaje de niños obesos también está creciendo a una velocidad alarmante e indudablemente contribuirá a una elevación muy importante en la tasa de incidencia de diabetes en el futuro.

¿Cuáles son los factores que están contribuyendo a esta epidemia de obesidad? Son los mismos que los que están contribuyendo a otras epidemias de nuestra generación, entre ellas las enfermedades cardíacas, el cáncer y, por supuesto, la diabetes. Los factores a los que nos estamos refiriendo son la alimentación y el estilo de vida modernos de occidente. Esta no es una revelación sorprendente, ya que el riesgo de diabetes en personas que tienen una alimentación occidental es bastante claro. Para ilustrar este vínculo, revisemos los resultados del famoso Estudio de la Salud de Médicos realizado por investigadores de la Universidad Harvard en una población de más de 42.000 médicos hombres. Estos doctores se dividieron en dos patrones alimenticios principales: el primero, llamado "prudente", que se caracterizaba por un mayor consumo de verduras, frutas, pescado, carne de ave y cereales integrales, y el segundo, llamado "occidental", que incluía un mayor consumo de carne de res, carne procesada, papas a la francesa, lácteos altos en grasa, cereales refinados, dulces y postres. La alimentación occidental por sí sola implicó un riesgo 50 por ciento mayor de desarrollar diabetes del tipo II. Cuando el patrón alimenticio occidental se combinaba con una actividad física baja, el riesgo de desarrollar diabetes del tipo II casi se duplicó. Y si había presencia de obesidad, el riesgo se incrementaba en un 1.100 por ciento (lo que equivale a una probabilidad 11 veces mayor de desarrollar la enfermedad).[8]

Nuestro programa exitoso

En este libro, ofrecemos un plan exitoso para que usted alcance y se mantenga en su peso corporal ideal a largo plazo a través de un programa integral que ha sido diseñado para atender las principales razones por las cuales las personas comen en exceso, desde un punto de vista tanto psicológico como fisiológico. Nuestro programa para ayudarle a alcanzar o mantener su peso corporal ideal está alineado con los fundamentos básicos de la buena salud: una actitud mental positiva, un estilo de vida saludable (un programa regular de ejercicio es especialmente importante para combatir la obesidad y la diabetes del tipo II), una alimentación que promueva la buena salud y otras medidas complementarias. Todos estos componentes están interrelacionados, creando una situación en la que ninguno es más importante que el otro. La mejoría en una sola faceta puede ser suficiente para lograr algunos cambios positivos, pero si se mejoran todos los componentes, obtendrá los mejores resultados. Nuestro programa funciona porque incorpora estrategias que disminuyen el apetito al incrementar la sensación de saciedad, mejoran el metabolismo y aumentan la sensibilidad de las células a la insulina.

Cabe destacar algunos de los más importantes factores de riesgo alimentarios tanto para la obesidad como para la diabetes del tipo II. Estos

El estilo de vida de los amish y la diabetes

Si analizamos un poco el estilo de vida de los amish podemos descubrir varias cosas acerca del papel independiente que desempeñan el estilo de vida moderno, la alimentación y la obesidad en el desarrollo de la diabetes del tipo II. Este grupo de personas, que suman alrededor de 30.000 y viven principalmente en los estados de Pensilvania y Ohio, tienen creencias religiosas y culturales que les prohiben usar las conveniencias de la vida moderna, como aparatos electrodomésticos, teléfonos y automóviles, además de que llevan un estilo de vida físicamente activo. En comparación, los 200 millones de estadounidenses que viven cerca de ellos fueron adoptando voluntariamente los avances de la tecnología a lo largo de los últimos 250 años para así llevar una vida físicamente menos demandante.

Mientras que la alimentación típica y la tasa de obesidad de los amish no difiere de aquellas de los estadounidenses comunes, la tasa de incidencia de diabetes sí es considerablemente menor, hasta en un 50 por ciento. Mientras que el porcentaje de amish con una alteración en la tolerancia a la glucosa (prediabetes) es más o menos la misma que para otras personas blancas que viven en los Estados Unidos, aparentemente es menor el número de amish que desarrollan un cuadro completo de diabetes. Este dato sugiere que la actividad física brinda un efecto protector contra la diabetes del tipo II que es independiente de la obesidad o del porcentaje de grasa corporal.[9, 10]

Los resultados de otros estudios corroboran esta hipótesis. Según los resultados del Programa para la Prevención de la Diabetes —un ensayo intervencionista con más de 1.000 sujetos— los cambios en el estilo de vida por sí solos se relacionan con una reducción del 58 por ciento en el riesgo de desarrollar diabetes en los que corren un alto riesgo debido a la presencia de una alteración en la tolerancia a la glucosa. Las dos metas principales del programa fueron: una pérdida de peso de un 7 por ciento como mínimo/mantenimiento de peso y un mínimo de 150 minutos a la semana de actividad física de intensidad similar a la de una caminata rápida.[11]

factores de riesgo serán eliminados mediante las recomendaciones alimentarias descritas en el Capítulo 5. Para no complicar demasiado las cosas, vamos a centrarnos aquí en los cuatro factores alimentarios clave que promueven la obesidad y la diabetes del tipo II:

1. Consumir más calorías (en cualquier forma) de las que usa el cuerpo.
2. Consumir carbohidratos refinados en vez de alimentos altos en fibra.
3. Consumir el tipo equivocado de grasas.
4. Consumir una cantidad insuficiente de nutrientes antioxidantes.

En las personas que tienen una alimentación occidental, típicamente intervienen los cuatro factores. Por lo tanto, no es una sorpresa que para las personas que parecen no poder perder peso, una de las principales razones por las cuales fallan en sus intentos por ponerse a dieta sea que no prestan la debida atención a estos cuatro factores clave.

Consumir carbohidratos refinados en vez de alimentos altos en fibra

Los carbohidratos desempeñan un papel central en la causa, prevención y tratamiento de la diabetes del tipo II. Necesitamos carbohidratos para tener la energía que requiere el cuerpo para llevar al cabo sus funciones. Hay dos grupos de carbohidratos: simples y complejos. Los carbohidratos o azúcares simples se absorben rápidamente en el cuerpo para actuar como una fuente inmediata de energía. Muchos piensan que la variedad de azúcares simples naturales que contienen las frutas y verduras tienen una ventaja por encima de la sucrosa (azúcar blanco) y otros azúcares refinados porque están equilibrados por la fibra y una amplia gama de nutrientes que ayudan al cuerpo a usar dichos azúcares. Los problemas con los carbohidratos empiezan cuando se refinan, ya que quedan desprovistos de estos nutrientes. El azúcar blanco, los panes y postres elaborados con harina blanca y muchos cereales para desayunar prácticamente no contienen fibra, sustancias fitoquímicas, vitaminas ni minerales esenciales.

Como se mencionó anteriormente, cuando una persona sólo come alimentos bajos en fibra, altos en almidón o altos en azúcar, los niveles de glucosa sanguínea se elevan rápidamente, agobiando bastante a los mecanismos de control de esta sustancia. Comer alimentos altos en azúcares simples puede ser dañino para el control de la glucosa sanguínea, especialmente en personas resistentes a la insulina o que padecen hipoglucemia reactiva o diabetes. Lea cuidadosamente las etiquetas para darse una idea del contenido de azúcar de los alimentos. Ojo con los siguientes ingredientes, los cuales se encuentran en las etiquetas de muchos productos: *sucrose* (sucrosa); *glucose* (glucosa); *maltose* (maltosa); *lactose* (lactosa); *fructose* (fructosa); *corn syrup* (sirope de maíz); y *white grape juice concentrate* (jugo concentrado de uva blanca). Si ve alguno o todos estos en un producto alimentario dado, eso significa que al producto se le ha agregado azúcar. Actualmente, más de la mitad de los carbohidratos que consumimos en realidad son azúcares agregados a los alimentos como edulcorantes.

Los carbohidratos complejos o almidones están compuestos de muchos azúcares simples unidos entre sí por ligaduras químicas. Siempre y cuando estén presentes en alimentos altos en fibra, el cuerpo descompone más gradualmente los carbohidratos complejos en azúcares simples, lo cual conduce a un mejor control del nivel de glucosa. Un número creciente de estudios de investigación están indicando que los carbohidratos complejos altos en fibra deberían ser un componente principal de la alimentación. Las verduras, las legumbres y los cereales integrales son fuentes excelentes de carbohidratos complejos altos en fibra.

UN REPASO RÁPIDO DE LOS AZÚCARES | Los azúcares simples pueden ser monosacáridos (compuestos de una sola molécula de azúcar) o disacáridos (compuestos de dos moléculas de azúcar). Los principales monosacáridos que se encuentran en los alimentos son la glucosa y la fructosa. Los principales disacáridos son la sucrosa (azúcar blanca), que está compuesta de una molécula de glucosa y una molécula de fructosa; la maltosa (glucosa y glucosa) y la lactosa (glucosa y galactosa).

La glucosa no tiene un sabor particularmente dulce en comparación con la fructosa y la sucrosa. Se encuentra en cantidades abundantes en las frutas, la miel, el maíz (elote, choclo) dulce y la mayoría de las verduras de raíz comestible. La glucosa también es el azúcar unitario más común en la mayoría de los carbohidratos complejos (almidones).

La fructosa o azúcar de la fruta es el carbohidrato principal que contienen muchas frutas, la miel de maple y la miel de abeja. La fructosa es muy dulce y alrededor de 1½ veces más dulce que la sucrosa (azúcar blanco). Aunque la fructosa tiene la misma fórmula química condensada que la glucosa ($C_6H_{12}O_6$), su estructura (forma) es bastante diferente (vea la Figura 4.1 abajo). Para que pueda ser utilizada por el cuerpo, el hígado la tiene que convertir en glucosa.

Muchos médicos han recomendado que las personas con diabetes o hipoglucemia eviten comer frutas y fructosa. Sin embargo, los estudios de investigación recientes han puesto esta recomendación en tela de juicio. La fructosa no causa una elevación rápida en los niveles de glucosa sanguínea y se ha demostrado que ayuda a mejorar la acción de la insulina.[12] Debido a que la fructosa se debe convertir en glucosa en el hígado para que pueda ser usada por el cuerpo, el resultado es que los niveles de glucosa sanguínea no se elevan con tanta rapidez después de consumir fructosa en comparación con otros azúcares simples como la sucrosa, la maltosa (jarabe de arroz y malta), la glucosa (dextrosa) y la miel. De hecho, la fructosa produce un efecto más suave en el nivel de glucosa sanguínea de un diabético que aquel que producen los productos de harina blanca bajos en fibra, como la pasta de trigo.

EL ÍNDICE GLUCÉMICO | Más que si un azúcar es un carbohidrato simple o complejo, lo que realmente importa es su valor en el *índice glucémico* (IG). El IG es una escala que expresa la elevación del nivel de glucosa sanguínea después de comer ciertos alimentos. El valor estándar de 100 se basa en la elevación que ocurre tras la ingestión de una bebida de glucosa. Los valores de los alimentos en el IG oscilan entre 20 (en los casos de la fructosa de la fructosa y de la cebada integral) hasta alrededor de 98 (en el caso de una papa al horno). La respuesta insulínica a los

Figura 4.1. Estructura química de la fructosa y la glucosa

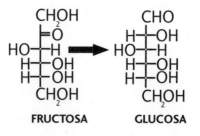

Cómo se determina el valor de un alimento en el IG

Para determinar el valor de un alimento en el índice glucémico (IG), a un mínimo de diez personas saludables se les dan porciones medidas de alimentos de modo que contengan 50 gramos de carbohidratos, después de que han ayunado durante toda la noche. Por ejemplo, para probar espaguetis hervidos, los científicos les dan a los sujetos 200 gramos de espaguetis —que, según las tablas estándares de composición de los alimentos—, brindan 50 gramos de carbohidratos disponibles. Luego se toman muestras de sangre para medir el nivel de glucosa a intervalos de 15 a 30 minutos a lo largo de las 2 horas siguientes. En vez de medir un sólo punto, las muestras de sangre se emplean para graficar una curva de respuesta en el nivel de glucosa para el período de 2 horas. Luego se calcula el área bajo la curva (ABC) y el resultado refleja la elevación total en el nivel de glucosa sanguínea después de comer el alimento de prueba. Los científicos comparan esta respuesta con la respuesta del voluntario a los alimentos de referencia, que pueden ser una bebida de glucosa o pan blanco. El valor de los alimentos de prueba en el IG se calcula dividiendo el ABC para los alimentos de prueba entre el ABC para los alimentos de referencia (pan blanco o glucosa) y multiplicando el resultado obtenido por 100. El promedio de los valores en el IG obtenidos de los 10 sujetos se publica como el valor de ese alimento en el IG. Inicialmente descrito por el Dr. David Jenkins de la Universidad de Toronto, el índice glucémico actualmente es un concepto aceptado e investigado en universidades alrededor del mundo. Hasta la fecha, el programa más detallado para determinar el valor de los alimentos en el IG ha sido el que ha llevado al cabo un equipo de investigadores de la Universidad de Sidney en Australia.

alimentos que contienen carbohidratos es similar a la elevación en el nivel de glucosa sanguínea.

El índice glucémico se usa frecuentemente para dar recomendaciones alimentarias a las personas diabéticas o hipoglucémicas. Además, el consumo de alimentos con un valor menor en el IG se relaciona con un riesgo reducido de desarrollar obesidad y diabetes.[13, 14] En esencia, nosotros recomendamos evitar alimentos con valores altos y escoger en vez alimentos que contengan carbohidratos pero que tengan valores bajos. Por lo general, como se ilustra en la Figura 4.2 abajo, entre más procesado esté un alimento, mayor será su valor en el IG.

Debido a los efectos dañinos que producen los carbohidratos en el control de la glucosa sanguínea, algunas dietas populares han hecho que las personas crean que lo mejor es evitar el consumo de los carbohidratos casi por completo. Nosotros no estamos de acuerdo con esto. Lo mejor es centrarse en fuentes de carbohidratos que tengan valores de bajo a moderado en el IG y evitar comer aquellos con valores más altos. De hecho, con base en los resultados que se obtuvieron de ensayos clínicos breves, así como de estudios poblacionales grandes, las dietas que incluyen un mayor consumo de carbohidratos con valores bajos en el IG se han relacionado consistentemente con un menor riesgo de desarrollar diabetes.[15] En los pacientes diabéticos, las pruebas obtenidas de estudios clínicos también muestran que el control de la glucosa sanguínea mejora al reemplazar los carbohidratos con valores altos en el IG

Figura 4.2. Respuesta en el nivel de glucosa/valor en el índice glucémico de un alimento (trigo) en sus diversas formas

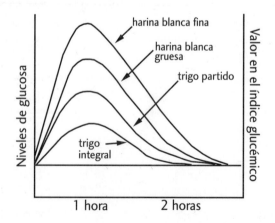

por carbohidratos con valores bajos. Lo mismo aplica en el caso de personas que presentan una alteración en la tolerancia a la glucosa (prediabetes), incluso si tienen una alimentación alta en carbohidratos.[16] El simple hecho de reemplazar productos hechos con papas y harina blanca por productos hechos de cereales integrales y mínimamente refinados puede tener un impacto dramático en los niveles de glucosa sanguínea. De hecho, se relaciona con un riesgo menor de desarrollar diabetes y enfermedades cardiovasculares. Una de las razones principales de esto podría ser que los alimentos hechos con cereales integrales son ricos en magnesio, mientras que la harina refinada está desprovista de este nutriente esencial. En un análisis, el efecto protector brindado por el consumo de cereales integrales se perdió cuando el riesgo relativo se ajustó para excluir el consumo de magnesio.[17]

Para darle algunas pautas generales, la Tabla 4.4 lista diversos alimentos clasificados según su valor en el IG. Para consultar los valores específicos de estos alimentos, vea el Apéndice I en la página 375.

LA CARGA GLUCÉMICA | Una de las desventajas del IG es que sólo nos habla acerca de la *calidad* de los carbohidratos, pero no de la *cantidad*. La cantidad también importa, pero en la medición de los valores de los alimentos en el IG no se toma en cuenta el tamaño de la porción. Aquí es donde entra en juego la *carga glucémica* (CG). La CG es una manera relativamente nueva de evaluar el impacto que produce el consumo de carbohidratos tomando en cuenta su valor en el IG, pero brindando información mucho más precisa que el IG por sí solo. El valor de un alimento dado en el IG sólo le indica la rapidez con la que una fuente de carbohidratos en particular se convierte en glucosa sanguínea. No le indica cuánto de ese carbohidrato se encuentra en una ración de un alimento particular. Usted necesita saber ambas cosas para comprender el efecto de los alimentos en el nivel de glucosa sanguínea. Por ejemplo, la sandía tiene un valor de 72 en el IG en comparación con la glucosa en forma de bebida, pero la cantidad de carbohidratos en ½ taza es de tan sólo 6 gramos. La CG se calcula al multiplicar la cantidad de carbohidratos en una ración del alimento por el valor en el IG de ese mismo alimento (comparado con una bebida de glucosa) y dividiendo el resultado entre 100. Por lo tanto, para calcular la CG para una ración de ½ taza de sandía, tendríamos que multiplicar 6 por 72 para obtener una CG igual a 4,3. Compare esta CG con la de ½ taza de cereal de la

Tabla 4.4. Clasificación de los alimentos según su valor en el IG

Frutas y verduras			
MUY ALTO	**ALTO**	**MEDIANO**	**BAJO**
Ninguna	Pasas	Cantaloup	Albaricoque
	Plátano amarillo	Jugo de naranja	Apio
	Remolacha	Melocotón	Brócoli
		Naranja	Cebolla
		Piña	Cereza
		Sandía	Ciruela
		Uva	Coliflor
			Espárrago
			Fresa
			Habichuela verde
			Hongos
			Lechuga
			Manzana
			Pepino
			Pimiento verde
			Repollitos de
			Bruselas
			Tomate
			Toronja
			Zucchini
Cereales, frutos secos y legumbres			
MUY ALTO	**ALTO**	**MEDIANO**	**BAJO**
Azúcar refinado	Arroz	Avena	Frutos secos
La mayoría de los	*Bagel*	Chícharos	Lentejas
cereales fríos	Barra de *granola*	Frijoles pintos	Semillas
(entre ellos	Frijoles colorados	Pan árabe	
las marcas	Maíz	Pan de centeno	
Grape-Nuts,	*Muffin* de	Panes de cereales	
Corn Flakes,	salvado	integrales	
Raisin Bran,	Pan (de harina	Pasta	
etc.)	blanca)	*Yam*	
Tortitas de arroz	Papas		
Granola	*Pretzels*		
	Tortillas		
	Zanahoria		

marca *GrapeNuts,* que tiene un valor de 71 en el IG pero le brinda 47 gramos de carbohidratos, lo que da por resultado una enorme CG de 33. Ahora bien, una taza de arroz blanco también tiene un valor de 72 en el IG, pero le suministra 36 gramos de carbohidratos, por lo que su

CG es de 26. Por lo tanto, si bien es importante el valor de un alimento en el IG, no es tan crítico como su CG. Una CG de 20 o más se considera alta, de 11 a 19 se considera mediana y de CG de 10 o menos se considera baja. Entre más alta sea la CG, mayor será el esfuerzo que tendrá que realizar la insulina (vea la Tabla 4.5). En el Apéndice I, le damos el valor en el IG más la CG de muchos alimentos comunes.

En otro método empleado para medir la CG, se usa la cantidad de carbohidratos que contiene una ración típica del alimento junto con su valor en el IG. [Carga glucémica = valor en el IG dividido entre 100 × el contenido disponible de carbohidratos (carbohidratos menos fibra) en gramos de una ración típica identificada del alimento]. En este caso, siempre y cuando se coman raciones modestas de alimentos con una CG baja, su impacto en el nivel de glucosa sanguínea deberá seguir siendo aceptable incluso si el alimento tiene un valor alto en el IG.

En los estudios de investigación apenas se está empezando a usar la CG como un indicador más sensible para determinar el papel que desempeña la alimentación en afecciones crónicas como la diabetes y las enfermedades cardíacas. Los resultados preliminares están demostrando un vínculo aún más fuerte en la predicción de la diabetes que el observado para el IG por sí solo.[18] Los investigadores también están demostrando que una alimentación de mayor CG se relaciona con un riesgo

Tabla 4.5. Valor en el IG, CG y valores de estrés insulínico de alimentos seleccionados

ALIMENTO	VALOR EN EL IG	CG	ESFUERZO INSULÍNICO
Zanahorias cocidas, ½ taza	49	1,5	Bajo
Melocotón fresco, 1 pieza grande	42	3	Bajo
Sandía, ½ taza	72	4	Bajo
Pan integral, 1 rebanada	69	9,6	Bajo
Papa al horno, mediana	93	14	Mediano
Arroz integral cocido, una taza	50	16	Mediano
Plátano amarillo crudo, 1 mediano	55	17,6	Mediano
Espaguetis blancos, cocidos, 1 taza	41	23	Alto
Arroz blanco cocido, 1 taza	72	26	Alto
Cereal de la marca *Grape-Nuts*, ½ taza	71	33	Muy alto
Refrescos, 375 mL	68	34,7	Muy alto

La fibra, los valores del IG y la CG

Los estudios poblacionales, así como los datos clínicos y experimentales, muestran que la diabetes es una de las enfermedades que presenta la relación más clara con el consumo inadecuado de fibra alimentaria. El término *fibra alimentaria* se refiere a los componentes de la pared celular de los vegetales, así como a los residuos no digeribles de los alimentos de origen vegetal. Diferentes tipos de fibra producen diferentes acciones. El tipo de fibra que produce los efectos más benéficos en el control de la glucosa es la fibra hidrosoluble. Esta clase incluye a las hemicelulosas, los mucílagos, las gomas y las pectinas. Los alimentos que contienen estos tipos de fibras o que se combinan con suplementos que los contienen, típicamente tienen un valor menor en el índice glucémico (IG). Esto se debe a que estos tipos de fibra son capaces de hacer que la digestión y la absorción de carbohidratos sean más lentas, impidiendo así que el nivel de glucosa sanguínea se eleve rápidamente. Estos tipos de fibra también se relacionan con un aumento en la sensibilidad de los tejidos a la insulina y una mejor captación de glucosa por parte de los músculos, el hígado y otros tejidos, impidiendo así una elevación sostenida en el nivel de glucosa sanguínea.[19, 20]

Algunas fuentes particularmente buenas de fibra hidrosoluble son las legumbres (frijoles/habichuelas), el salvado de avena, los frutos secos, las semillas, la cáscara de semillas de *psyllium*, las peras, las manzanas y la mayoría de las verduras. Lo importante es consumir una gran cantidad de alimentos de origen vegetal para obtener cantidades adecuadas de fibra alimentaria. Aunque la simple sustitución de productos hechos con harina blanca por sus versiones integrales se relaciona con un menor riesgo de desarrollar diabetes del tipo II,[21, 22] nuestra recomendación es que consuma al menos 35 gramos de fibra al día a partir de diversas fuentes alimenticias, especialmente verduras. Para ayudarle a lograr esta meta, en el Apéndice I hemos incluido una lista de alimentos, indicando su contenido de fibra, su valor en el IG y su carga glucémica. Lleve un diario de lo que come durante unos días para calcular su consumo diario de fibra. Aunque nosotros alentamos a todas las personas a que tengan una dieta rica en fibra, usted puede tomar suplementos para lograr efectos aún más importantes en lo que se refiere a disminuir el valor en el IG. PGX™, una marca de una mezcla de fibras de polisacáridos altamente solubles que se elaboró con base en una investigación realizada en la Universidad de Toronto, es la manera más eficaz de bajar el valor de los alimentos en el IG. Si se toma antes de las comidas, PGX™ disminuye el apetito y retrasa la absorción de azúcares.

Si usted no está acostumbrado a tener una dieta rica en fibra, es necesario advertirle lo siguiente. Aunque la fibra sea muy buena, sí es posible excederse. El mayor consumo de fibra puede dar por resultado mayor flatulencia, evacuaciones más frecuentes o incluso diarrea temporal. No se preocupe; estos efectos secundarios irán desapareciendo y no serán un problema una vez que su cuerpo haya tenido la oportunidad de adaptarse. Le sugerimos que aumente su consumo de fibra alimentaria gradualmente. Empiece con cantidades pequeñas y vaya incrementándolas hasta llegar al nivel recomendado a lo largo de unas cuantas semanas. Usted sabrá que se ha excedido si empieza a tener flatulencia u otros síntomas abdominales. Reduzca un poco su consumo hasta que los síntomas se resuelvan y luego siga incrementando su consumo, aunque más lentamente, hasta que llegue a un nivel que pueda tolerar.

más elevado de desarrollar enfermedades cardíacas. Por ejemplo, cuando unos investigadores del Estudio de la Salud de las Enfermeras usaron medidas de CG para evaluar el impacto del consumo de carbohidratos en las mujeres, encontraron que las alimentaciones con una CG alta (y, por añadidura, alimentos con valores altos en el IG y un mayor consumo total de carbohidratos), presentaban una correlación aún más significativa con un mayor riesgo de desarrollar enfermedades cardíacas que las alimentaciones a base de comidas con valores altos en el IG. Esto se debió a sus menores niveles de colesterol protector conformado por lipoproteínas de alta densidad (LAD) y mayores niveles de triglicéridos.[23] El riesgo de desarrollar diabetes y enfermedades cardíacas se empezaba a elevar a partir de una CG diaria de 161 en promedio. Por lo tanto, le recomendamos que use la información que aparece en el Apéndice I para tratar de mantener su CG total diaria por debajo de 150 cuando mucho. Tenga presente que la CG se basa en el tamaño de porción indicado; entre más grande sea la ración, mayor será la CG.

El tipo equivocado de grasas

La grasa alimentaria también desempeña un papel protagónico en la probabilidad de desarrollar diabetes del tipo II. En ensayos a gran escala controlados, se ha demostrado que reducir el consumo de grasa como parte de un estilo de vida saludable, combinado con la pérdida de peso y el ejercicio, disminuye el riesgo de desarrollar diabetes del tipo II. Sin embargo, más que la cantidad de grasa que contenga la alimentación, lo importante es el *tipo* de grasa que se consume.[24] Para disminuir el riesgo de desarrollar tanto diabetes del tipo II como enfermedades cardíacas y cáncer, la meta es *disminuir* el consumo total de grasa (especialmente el consumo de grasas saturadas y margarina) y al mismo tiempo *incrementar* el consumo de ácidos grasos omega-3 y ácidos grasos monoinsaturados (omega-9). Algunos de estos términos pueden causar confusión. Para ayudarle a entenderlos, aquí le damos una breve lección de química.

Las moléculas de grasa están hechas de átomos de carbono, hidrógeno y oxígeno. Cada átomo se liga a otros sólo de ciertas maneras preestablecidas. La columna vertebral de una grasa es una cadena de átomos de carbono (C):

$$\begin{array}{cccc} | & | & | & | \\ -C & - C & - C & - C - \\ | & | & | & | \end{array}$$

Los átomos de hidrógeno (H) y oxígeno (O) entonces se pueden ligar a los átomos de carbono. Una *grasa saturada* es una molécula de grasa en la que todas las ligaduras disponibles están ocupadas por otro átomo.

En otras palabras, los átomos de carbono están *saturados* con todos los átomos a los que se pueden ligar:

$$
\begin{array}{cccc}
H & H & H & H \\
| & | & | & | \\
H - C - C - C - C - O \\
| & | & | & | \\
H & H & H & H
\end{array}
$$

Una *grasa insaturada* tiene una o más ligaduras sin ocupar; los dos átomos de carbono vecinos compensan esto formando una doble ligadura:

$$
\begin{array}{cccc}
H & & H \\
| & & | \\
H - C - C = C - C - O \\
| & | & | & | \\
H & H & H & H
\end{array}
$$

Una molécula de grasa con una doble ligadura se llama grasa monoinsaturada. Las moléculas que tienen más de una doble ligadura se llaman grasas poliinsaturadas. *Mono-* significa "una"; *poli-* significa "muchas". Cuando una grasa insaturada tiene la primera doble ligadura en el tercer carbono, se conoce como un ácido graso omega-3. Si la primera doble ligadura está en el sexto carbono, entonces es un ácido graso omega-6; si la primera doble ligadura ocurre en el noveno carbono, se le llama ácido graso omega-9.

La mayoría de los estadounidenses consumen demasiada grasa saturada, la cual se encuentra en las carnes, y ácidos grasos omega-6, que se encuentran en la mayoría de los aceites vegetales. Debido a esto, padecen una deficiencia relativa de las grasas monoinsaturadas que se encuentran en el aceite de oliva y los frutos secos y aún más de las grasas omega-3 que se encuentran en el pescado y el aceite de semilla de lino (linaza). Esta situación se relaciona con un mayor riesgo de desarrollar diabetes y alrededor de 60 afecciones más, entre ellas enfermedades cardíacas, derrames cerebrales, presión arterial alta, enfermedades de la piel y cáncer. Las grasas que son particularmente importantes para la buena salud son los ácidos grasos omega-3 de cadena más larga, como el ácido eicosapentaenoico y el ácido docosahexaenoico que se encuentran en el pescado, especialmente los pescados de agua fría como el salmón, la caballa (escombro), el arenque y el halibut (hipogloso). Aunque el cuerpo puede convertir el ácido alfa-linolénico que se obtiene de la semilla de lino y otras fuentes vegetales, es mucho más eficiente obtener estos ácidos grasos a partir de la alimentación.

¿QUÉ PODEMOS DECIR DE LA MARGARINA? | La margarina y la manteca se fabrican mediante la *hidrogenación* de aceites vegetales. Esto significa que se le agrega una molécula de hidrógeno a las moléculas naturales de ácidos grasos insaturados del aceite vegetal para saturarlos. La hidrogenación, es decir, la adición de moléculas de hidrógeno, da por resultado cambios a la estructura del ácido graso natural para convertirse en ácidos grasos "artificiales"; se cambia su configuración *cis* a la configuración *trans* (vea la Figura 4.3 en la página siguiente). El resultado es que el aceite vegetal se hace sólido o semisólido, pero este cambio estructural conlleva riesgos importantes de salud.

¿QUÉ HACE QUE LAS GRASAS SATURADAS Y LA MAYORÍA DE LAS MARGARINAS SEAN "MALAS" Y QUE LAS GRASAS MONOINSATU-RADAS Y LOS ÁCIDOS GRASOS OMEGA-3 SEAN "BUENOS"? | La respuesta tiene que ver con la función que cumplen las grasas en la membrana celular. Las membranas están principalmente conformadas de ácidos grasos. Lo que determina el tipo de ácido graso que está presente en la membrana celular es el tipo de grasa que uno consume. Entonces una alimentación compuesta principalmente de grasa saturada, ácidos grasos de origen animal y ácidos transgrasos (de la margarina, la manteca y otras fuentes de aceites vegetales hidrogenados) y alta en colesterol, da por resultado membranas que son mucho menos fluidas que las membranas de una persona que consume un nivel óptimo de ácidos grasos insaturados.

Según la patología moderna o el estudio de los procesos de enfermedad, la alteración del funcionamiento de la membrana celular es un factor clave en el desarrollo de casi todas las enfermedades. En lo que

Figura 4.3. La configuración *cis* comparada con la *trans*

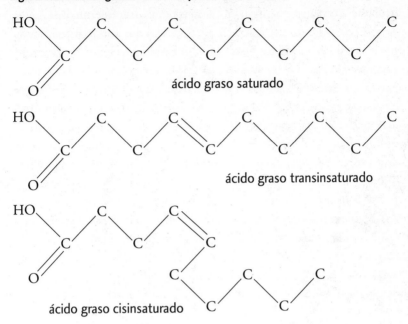

ácido graso saturado

ácido graso transinsaturado

ácido graso cisinsaturado

concierne a la diabetes, la estructura anormal de la membrana celular debida a la ingestión del tipo equivocado de grasas conduce a alteraciones en la acción de la insulina.

Si no tienen una membrana saludable, las células pierden la capacidad de retener agua, nutrientes esenciales y electrolitos. También pierden la capacidad de comunicarse con otras células y de ser controladas por las hormonas reguladoras, incluida la insulina. Si la membrana de una célula no está compuesta del tipo correcto de grasas, la célula simplemente no funciona adecuadamente. Hay una cantidad considerable de pruebas que indican que la disfunción de la membrana celular es un factor crucial en el desarrollo de diabetes.

El perfil de grasas alimentarias que se vincula con la diabetes del tipo II es una abundancia de grasa saturada y ácidos transgrasos (aceites vegetales hidrogenados), junto con una insuficiencia relativa de ácidos grasos monoinsaturados y ácidos grasos omega-3. Una de las principales razones de esto parece ser el hecho de que, debido a que la grasa alimentaria determina la composición de la membrana celular, este patrón alimenticio conduce a una disminución en la fluidez de la membrana, lo que a su vez provoca que una menor cantidad de insulina se una a los receptores insulínicos que se encuentran en las membranas celulares y/o una menor acción por parte de la insulina. Los alimentos que son particularmente nocivos para el funcionamiento de la membrana celular son la margarina, la manteca vegetal y otros alimentos que contienen ácidos transgrasos y aceites parcialmente hidrogenados. Estas formas "artificiales" de ácidos grasos interfieren con la capacidad que tiene el cuerpo para usar ácidos grasos esenciales. En un estudio de investigación se calculó que al sustituir la margarina (que contiene aceites vegetales hidrogenados) por aceites vegetales poliinsaturados, la probabilidad de desarrollar diabetes del tipo II disminuiría drásticamente en un 40 por ciento.[25]

Por contraste a la disminución en la sensibilidad a la insulina causada por la margarina y las grasas saturadas, los estudios clínicos han mostrado que las grasas monoinsaturadas y los aceites omega-3 mejoran la acción de la insulina.[26] Otro hecho que respalda esta teoría es que los estudios poblacionales también han indicado que el consumo frecuente de grasas monoinsaturadas como el aceite de oliva, los frutos secos y sus aceites y los ácidos grasos omega-3 del pescado, brindan protección contra el desarrollo de diabetes del tipo II. Todas estas pruebas indican claramente que la composición alterada y la fluidez de la membrana celular desempeñan un papel crítico en el desarrollo de la diabetes del tipo II.

Consumo bajo de nutrientes antioxidantes

Tener el tipo correcto de ácidos grasos en nuestras membranas celulares es tan sólo uno de los factores que son necesarios para tener membranas celulares saludables. Es igualmente importante tener niveles adecuados de antioxidantes. Las membranas celulares del cuerpo humano están siendo constantemente atacadas por los radicales libres y sustancias prooxidantes. En términos estrictos, un radical libre es una molécula que contiene un electrón no ligado y altamente reactivo, mientras que un *prooxidante* es una molécula que puede promover daños por oxidación. Esta moléculas altamente reactivas se pueden ligar a las membranas y otros componentes celulares y destruirlos. Al igual que el hierro se oxida o una manzana cortada a la mitad se pone color café en poco tiempo, las

El consumo de frutos secos disminuye el riesgo de desarrollar diabetes del tipo II

Muchas personas evitan comer frutos secos por su alto contenido de calorías. Sin embargo, los estudios han demostrado que las personas que consumen frutos secos con frecuencia en realidad tienen menos problemas de obesidad que las personas que no los comen. Un estudio de investigación reciente en mujeres también ha demostrado que el consumo de frutos secos presenta una relación inversa con el riesgo de desarrollar diabetes del tipo II, independiente de los factores de riesgo conocidos para la diabetes del tipo II, incluyendo edad, obesidad, antecedentes familiares de diabetes, actividad física, tabaquismo y otros factores alimentarios. *Relación inversa* significa que a mayor consumo de frutos secos, menor era la probabilidad de que una mujer desarrollara diabetes del tipo II. Lo que fue realmente sorprendente fue que esta relación se observó incluso en mujeres que eran obesas.[27]

Aparte de suministrarle las grasas benéficas monoinsaturadas y poliinsaturadas que mejoran la sensibilidad a la insulina, los frutos secos también son ricos en fibra y magnesio y tienen un valor bajo en el índice glucémico (IG). Según diversos estudios poblacionales, el mayor consumo de fibra y magnesio y de alimentos con valores bajos en el IG se han relacionado con un menor riesgo de desarrollar diabetes del tipo II.

Debido a que los frutos secos son muy altos en calorías (la mayoría tienen alrededor de 1.000 calorías por taza), seguimos siendo partidarios de la moderación (raciones pequeñas y frecuentes) cuando se trata de frutos secos, con el fin de promover un peso corporal óptimo. También somos partidarios del consumo de semillas y frutos secos principalmente crudos o ligeramente tostados en vez de consumir las versiones comerciales de ambos, los cuales vienen tostados y demasiado salados.

células de nuestro cuerpo también sufren daños por oxidación o por la acción de los radicales libres.

Los radicales libres nos atacan desde todos los puntos habidos y por haber. Algunos provienen del medio ambiente en la forma de contaminantes químicos o del humo del cigarro. En otros casos provienen de nuestra alimentación en la forma de grasas dañadas por el calor o en la forma de nitratos que se encuentran en las carnes ahumadas o curadas. Pero la mayor parte de los radicales libres resultan de procesos metabólicos normales como la producción de energía, las reacciones de desintoxicación y los mecanismos inmunitarios de defensa.

Los radicales libres causan daños severos a las membranas celulares, haciéndoles hoyos inmensos y poniendo en peligro la vida de la célula. Un radical libre también puede dañar otros compuestos celulares, incluido el ADN.

El daño acumulado por radicales libres conduce al envejecimiento celular y es uno de los principales factores que contribuyen a la diabetes del tipo II, así como a muchas otras enfermedades crónicas degenerativas como las enfermedades cardíacas, el cáncer, la artritis, la degeneración macular y las cataratas. Por suerte, la naturaleza tiene su propia manera de neutralizar la mayoría de los radicales libres que se forman y la oxidación que causan en el cuerpo mediante otras moléculas llamadas *antioxidantes*. Estas moléculas neutralizan al electrón no ligado del radical libre al donarle uno de sus propios electrones, "tranquilizando" así al radical libre. Gracias a que arrasan con los radicales libres, los antioxidantes son armas poderosas en la lucha contra la diabetes y otras enfermedades degenerativas. Debido a que protegen la integridad de la célula, los antioxidantes retardan el proceso de envejecimiento, mejoran el funcionamiento del sistema inmunitario, disminuyen la inflamación y combaten las alergias.

Dado que las frutas y las verduras son una de las principales fuentes de antioxidantes alimentarios, sería de esperarse que las personas que consumen mayores cantidades de estos alimentos tuvieran un menor riesgo de desarrollar diabetes. ¿Han confirmado esta suposición los estudios de investigación? Sin lugar a dudas lo han hecho: diversos estudios poblacionales a gran escala han demostrado que a mayor consumo de frutas y verduras, mejor se controlan los niveles de glucosa sanguínea y menor es el riesgo de desarrollar diabetes del tipo II.[28] Hay otros factores que pueden explicar esta correlación inversa; por ejemplo, el consumo de frutas y verduras puede estar relacionado con un menor agobio de los mecanismos de control de la glucosa debido a su contenido de fibra o nutrientes. También se piensa que otro de los factores principales es el mayor nivel de antioxidantes. Incluso algo tan sencillo como comer ensaladas con regularidad se relaciona con un menor riesgo de desarrollar diabetes del tipo II.[29]

Los estudios de investigación acerca de los niveles de cada uno de los antioxidantes han demostrado correlaciones inversas similares, por ejemplo, a mayor nivel de vitamina C, de vitamina E o de carotenos, menor es el riesgo de desarrollar diabetes del tipo II.[30, 31, 32] Asimismo, un bajo nivel de antioxidantes y alto niveles de grasas dañadas por radicales libres (peróxidos lipídicos) elevan el riesgo de desarrollar diabetes del tipo II.[33] En un estudio de investigación, se dio seguimiento durante 4 años a 944 hombres de 42 a 60 años de edad. Ninguno de estos sujetos padecían diabetes al inicio del estudio de investigación. Al cabo de 4 años, 45 habían desarrollado la enfermedad. Los investigadores encontraron que la baja concentración de vitamina E en los sujetos que participaron en este estudio se vinculaba con un aumento del 390 por ciento en el riesgo de incidencia de diabetes del tipo II.[34]

¿DE QUÉ MANERA CONTRIBUYE EL DAÑO POR RADICALES LIBRES A LA DIABETES? | Uno de los rasgos distintivos de la diabetes del tipo II es la presencia de mayores niveles de los radicales libres y los prooxidantes[35] que ya hemos comentado. En particular se destaca la presencia de una mayor producción de especies reactivas de oxígeno (ERO) y especies reactivas de nitrógeno (ERN).[36] Estos compuestos agobian enormemente a los mecanismos antioxidantes, ya que oxidan y dañan directamente a los componentes celulares como el ADN, las proteínas y los ácidos grasos de la membrana celular. Aparte de su capacidad para infringir daños directos a estas estructuras, las ERO y ERN indirectamente inducen daños a los tejidos. Hacen esto al activar diversos compuestos inflamatorios, entre ellos el factor nuclear kappa B, que en última instancia actúan para conducir tanto a la resistencia insulínica como a alteraciones en la secreción de insulina. Estos mismos compuestos también son activados por niveles elevados de glucosa en sangre y grasas saturadas.

Por último: comparación de los factores de estilo de vida y los fármacos en la prevención de la diabetes del tipo II

Diversos ensayos bien diseñados y a gran escala han demostrado que las modificaciones en el estilo de vida y la alimentación (como las que estaremos presentando con mayor detalle en el Capítulo 5) sirven para prevenir eficazmente la diabetes del tipo II. Este hecho no ha disuadido a las compañías farmacéuticas de patrocinar estudios en los que tratan de demostrar que la diabetes se puede prevenir con sus fármacos. Sin embargo, el grado de prevención que ofrecen los fármacos palidece en comparación con la eficacia que brindan la alimentación y el estilo de vida. Por ejemplo, en uno de los estudios más celebrados, 3.234 sujetos con una alteración de la tolerancia a la glucosa (prediabetes) se asignaron aleatoriamente a (1) un grupo que recibió un placebo, (2) un grupo que recibió el fármaco llamado metformina, que sirve para bajar el nivel de glucosa (850 mg dos veces al día) o (3) un programa para modificar el estilo de vida con metas que incluían una pérdida de peso de cuando menos un 7 por ciento y al menos 150 minutos de actividad física a la semana. El seguimiento promedio tuvo una duración de 2,8 años. La incidencia de diabetes fue de 11,0, 7,8 y 4,8 casos por cada 100 años de persona en los grupos de placebo, metformina y estilo de vida, respectivamente. En comparación con el placebo, la intervención que consistió en cambios en el estilo de vida redujo la incidencia de diabetes en un 58 por ciento y la metformina la disminuyó en un 31 por ciento. Está claro que los cambios en el estilo de vida fueron significativamente más eficaces que la metformina, la cual, aparte de otras consideraciones, es un medicamento que en ocasiones produce efectos secundarios graves.[37]

(*Nota*: si encuentra en este capítulo términos que no entiende o que jamás ha visto, favor de remitirse al glosario en la página 415).

Capítulo 5

Cómo prevenir la diabetes del tipo II

La prevención de la diabetes del tipo II es, en realidad, bastante sencillo. Consiste en disminuir los factores de riesgo descritos en el capítulo anterior mediante un método que abarca tres metas distintas:

1. Alcanzar y mantener el peso corporal ideal
2. Maximizar la sensibilidad de las células a la insulina
3. Prevenir el agobio metabólico y la oxidación

Para alcanzar estas tres metas con éxito, es necesario concentrarse en tres áreas distintas: el estilo de vida, la alimentación y el consumo de los suplementos nutricionales adecuados. El cuarto requisito indispensable para la buena salud es una actitud mental positiva; este factor se discute a profundidad en el Capítulo 10.

Ya hemos estado describiendo la creciente epidemia de diabetes del tipo II alrededor de mundo y el fuerte vínculo que presenta con la alimentación occidental y un estilo de vida sedentario. También hemos destacado que aunque la genética sí es un factor que interviene, la diabetes del tipo II claramente es una enfermedad que se puede prevenir en la gran mayoría de los casos. Debido a la enormidad del problema, podría parecer ingenuo ofrecer lo que en la superficie podrían parecer soluciones simples. Pero la verdad es que, con base en nuestra experiencia y los resultados obtenidos de muchos estudios a gran escala, las soluciones son sencillas.

Pero si las soluciones son tan sencillas, ¿entonces por qué hay tantos estadounidenses que sufren de obesidad y diabetes del tipo II? La respuesta es que, si bien las soluciones en efecto son simples, a menudo es difícil hacer los cambios requeridos en la alimentación y el estilo de vida. Queda claro que la mayoría de las personas prefieren irse por la vía fácil y depender de una pastilla, sea natural o sintética, que comprometerse a hacer cambios en su estilo de vida y su alimentación que promuevan la salud. No sea una de estas personas; elija la salud y comprométase a llevar un estilo de vida y a tener una alimentación que reduzcan su riesgo de desarrollar no sólo diabetes, sino también enfermedades cardíacas, derrames cerebrales, cáncer, cataratas y otras enfermedades crónicas degenerativas.

Un estilo de vida que promueve la salud

Ya hemos mencionado que un estilo de vida más saludable ayuda a disminuir el riesgo de desarrollar diabetes del tipo II en un 58 por ciento en aquellas personas que ya están presentando señales de alteración en la tolerancia a la glucosa. Los componentes clave relativos a un estilo de vida saludable son: no fumar ni beber cantidades excesivas de alcohol; dormir lo suficiente cada noche y realizar alguna actividad física y ejercicios de relajación con regularidad.

El ejercicio y la prevención de la diabetes del tipo II

Hacer ejercicio físico con regularidad es, obviamente, una de las principales claves para lograr una buena salud. Su capacidad para prevenir enfermedades cardiovasculares es bien conocida, ¿pero puede prevenir la diabetes? ¡Sí! Como se mencionó anteriormente, existe una cantidad considerable de pruebas que indican que una mayor actividad física, ya sea mediante un programa estructurado de ejercicio o trabajo físico, ofrece protección contra el desarrollo de diabetes del tipo II.[1] Los beneficios de hacer ejercicio con regularidad en la batalla contra la diabetes se pueden atribuir a su capacidad de mejorar la sensibilidad a la insulina así como de promover una masa corporal más magra (es decir, para quemar grasa). El ejercicio es un componente crítico de cualquier programa para mantenerse o bajar de peso:

- Cuando una persona baja de peso poniéndose a dieta pero sin hacer ejercicio, una parte sustancial de la pérdida de peso total proviene del tejido magro, principalmente en la forma de pérdida de agua.
- Cuando un programa para bajar de peso incluye ejercicio, la composición del cuerpo generalmente mejora debido a un aumento en el peso corporal magro, gracias al aumento de masa muscular y una disminución de grasa corporal.
- El ejercicio ayuda a contrarrestar la disminución en el ritmo metabólico basal que generalmente acompaña a los programas que sólo incluyen la restricción de calorías.
- El ejercicio aumenta el ritmo metabólico basal durante un período prolongado después de una sesión de ejercicio. Por lo tanto, se siguen quemando calorías adicionales muchas horas después de cada sesión de ejercicio.
- El ejercicio moderado a intenso puede ayudar a suprimir el apetito.
- Las personas que hacen ejercicio durante y después de bajar de peso pueden mantenerse en su nuevo peso con más facilidad que aquellas que no hacen ejercicio.
- El ejercicio ayuda a disminuir la ansiedad y la depresión, que son dos de los principales factores que hacen que las personas acudan a su refrigerador cuando buscan consuelo.

Si bien es cierto que el efecto inmediato del ejercicio agota al cuerpo, cuando una persona sigue haciendo ejercicio con regularidad, su cuerpo se adapta; se vuelve más fuerte, funciona de manera más eficiente y tiene una mayor resistencia. Todo el cuerpo se beneficia del ejercicio (vea la Tabla 5.1 en la página siguiente), en gran medida como resultado de un mejor funcionamiento cardiovascular y respiratorio. El ejercicio mejora también el transporte de oxígeno y nutrientes al interior de las células. Al mismo tiempo, el ejercicio mejora el transporte de dióxido de carbono y productos residuales desde los tejidos del cuerpo hacia el torrente sanguíneo y, por último, a los órganos que cumplen funciones de eliminación. Como resultado, hacer ejercicio con regularidad aumenta la vitalidad, la resistencia y el nivel de energía.

DISEÑE SU PROPIA RUTINA DE EJERCICIO | Aunque todas las personas están de acuerdo con que el ejercicio es esencial para la buena salud, menos del 20 por ciento de los estadounidenses hacen ejercicio con regularidad. Es absolutamente indispensable que usted se motive a superar cualquier excusa que tenga para no hacer ejercicio. Hágase el tiempo y genere la energía y la motivación que necesite para lograr que el ejercicio se convierta en una parte de su rutina diaria. Si usted siguiera comiendo como lo hace ahora y simplemente se ejercitara durante 25 a 30 minutos al día a una intensidad moderada, al cabo de un año usted perdería de 20 a 25 libras (9 a 11,2 kg). Al combinar el ejercicio con los lineamientos relativos a la alimentación y al estilo de vida que se dan en este capítulo, así como en los Capítulos 7 y 10, ¡logrará bajar de peso!

El ejercicio es claramente una de las medicinas más potentes que tenemos a nuestra disposición. El tiempo que pase ejercitándose será una inversión valiosa en su salud.

APAGUE EL TELEVISOR PARA ADELGAZAR | Se ha demostrado que ver la televisión produce un efecto en el peso corporal que depende de la cantidad de tiempo que pase uno frente al televisor, especialmente los niños: entre más tiempo pase uno mirando la televisión, mayor es el riesgo de obesidad. Diversos efectos fisiológicos que tienen lugar al mirar la televisión promueven la obesidad, por ejemplo, una menor actividad física y una disminución real en el ritmo metabólico basal o de reposo a niveles similares a los experimentados en estados de trance.

Tabla 5.1. Los beneficios de hacer ejercicio con regularidad

Sistema musculoesquelético
  Aumenta la fuerza y la masa musculares
  Aumenta la flexibilidad de los músculos y el rango de movimiento de las
    articulaciones
  Fortalece los huesos, ligamentos y tendones
  Disminuye la probabilidad de lesiones
  Mejora la postura y la apariencia física
  Previene la osteoporosis

Corazón y vasos sanguíneos
  Disiminuye el ritmo cardíaco de reposo
  Fortalece el funcionamiento del corazón
  Baja la presión arterial
  Mejora el transporte de oxígeno a todo el cuerpo
  Aumenta el suministro de sangre a los músculos
  Ensancha las arterias que llevan sangre al músculo cardíaco
  Disminuye el riesgo de desarrollar enfermedades de las arterias coronarias
  Ayuda a bajar los niveles de colesterol y triglicéridos en sangre
  Eleva el nivel de colesterol "bueno" conformado por lipoproteínas de alta
    densidad (colesterol LAD)

Procesos corporales
  Mejora el funcionamiento del sistema inmunitario
  Ayuda a la digestión y eliminación de residuos
  Aumenta la resistencia y el nivel de energía
  Promueve la masa corporal magra; quema grasa

Procesos mentales
  Ofrece una forma natural de liberar emociones reprimidas
  Ayuda a disminuir la tensión y la ansiedad
  Mejora la actitud mental y la autoestima
  Ayuda a aliviar la depresión moderada
  Mejora la capacidad de manejar el estrés
  Estimula un mejor funcionamiento mental
  Induce la relajación y mejora el sueño
  Aumenta la autoestima
  Mejora el funcionamiento sexual tanto en hombres como mujeres

La comida también es el producto más anunciado durante los programas infantiles de televisión y la gran mayoría de estos comerciales anuncian restaurantes de comida rápida o productos muy endulzados. Estudios controlados acerca de los alimentos que eligen los niños han demostrado de manera consistente que los niños que están expuestos a la publicidad eligen los productos alimenticios anunciados a tasas significativamente mayores que aquellos que no están expuestos a la misma.

Pasar mucho tiempo mirando la televisión se ha relacionado con una mayor ingesta de calorías, grasas, meriendas (refrigerios, tentempiés) dulces y saladas y refrescos (sodas), así como un consumo menor de frutas y verduras. ¿Es necesario que nos preguntemos por qué muchos estudios a gran escala han documentado una relación entre el número de horas que se ve la televisión y la tasa de obesidad?[2]

Para bajar de peso, le recomendamos que apague su televisor y sintonice su propia vida en vez. Si tiene hijos, usted puede reducir el riesgo de obesidad y diabetes del tipo II de su hijo limitando la cantidad de tiempo que ocupan mirando la televisión.

La importancia del buen dormir

Nadie discutiría que el sueño es absolutamente indispensable para la salud humana; después de todo, cuando dormimos, el cuerpo y la mente se recargan. Pero ¿tiene algo que ver la *calidad* del sueño con la probabilidad de desarrollar diabetes del tipo II? Bueno, según ciertos estudios científicos recientes, la respuesta es un enfático sí. Ahora parece que además de causar somnolencia durante el día, enfermedades cardiovasculares, alteraciones en el humor y la memoria, impotencia y accidentes automovilísticos, los trastornos del sueño también promueven la resistencia a la insulina.[3]

El sueño desempeña un papel prominente en la regulación hormonal, la cual abarca las hormonas que regulan los niveles de glucosa. Se ha demostrado que la privación de sueño conduce a alteraciones en la acción de la insulina, así como a múltiples trastornos metabólicos que son consistentes con la diabetes del tipo II. Según encuestas, más del 60 por ciento de los adultos que viven en los Estados Unidos reportan tener problemas para dormir unas cuantas noches a la semana o más. Además, más del 40 por ciento de los adultos sufren de somnolencia diurna lo suficientemente severa como para que interfiera con sus actividades cotidianas, al menos unos cuantos días al mes y el 20 por ciento reporta problemas de somnolencia unos cuantos días a la semana o más. Al menos 40 millones de estadounidenses sufren de trastornos del sueño y pese a esto, más del 60 por ciento de los adultos nunca han sido interrogados por un médico acerca de la calidad de su sueño y menos del 20 por ciento han iniciado una discusión de este tema.

Los trastornos del sueño que son especialmente agobiantes para los mecanismos de control del azúcar en sangre son los que se relacionan con los trastornos respiratorios durante el sueño, pero incluso roncar está vinculado con una mala regulación de la glucosa. Según un estudio en el que se dio seguimiento a 70.000 enfermeras durante 10 años, roncar ocasionalmente y con regularidad se relacionó con aumentos del 41 por ciento y del 100 por ciento, respectivamente, en la frecuencia de diabetes del tipo II. Este mayor riesgo se presentó sin importar el peso corporal, lo que indica que roncar es un factor de riesgo independiente para la diabetes del tipo II.[4]

Un trastorno del sueño que es incluso más problemático que roncar es la *apnea del sueño,* que es el ejemplo más común de trastornos en la respiración durante el sueño. Esta afección, que fue descrita por vez primera en 1965, es un trastorno de la respiración que se caracteriza por interrupciones breves en la respiración durante el sueño. Le debe su nombre a la palabra griega *apnea,* que significa "deseo de aliento". Estas pausas en la respiración casi siempre van acompañadas de ronquidos entre cada episodio apneico, aunque cabe aclarar que no todas las personas que roncan padecen esta afección. La apnea del sueño también se puede caracterizar por una sensación de que se está ahogando la persona. Las interrupciones frecuentes durante los períodos de sueño profundo y restaurador a menudo conducen a una soñolencia diurna excesiva y pueden estar relacionados con dolores de cabeza a horas tempranas del día. Se cree que aproximadamente 18 millones de estadounidenses sufren de apnea del sueño.

La detección y el tratamiento tempranos de la apnea del sueño son importantes porque esta afección se vincula no sólo con un mayor riesgo de desarrollar diabetes del tipo II, sino también con una marcada fatiga diurna, latidos irregulares del corazón, presión arterial alta, ataques al corazón, derrames cerebrales y pérdida de la memoria y otras capacidades intelectuales. En el caso de muchas personas con apnea del sueño, sus compañeros de cama o familiares son los primeros en sospechar que algo anda mal, generalmente porque roncan muy fuerte y parecen tener dificultades para respirar. Sus compañeros de trabajo o amigos pueden notar que se quedan dormidos durante el día en situaciones donde no es apropiado dormir (por ejemplo, mientras están conduciendo, trabajando o conversando). La persona generalmente no sabe que tiene un problema y puede no creerlo cuando se le dice. Es importante que una

Tiras nasales y aerosoles para garganta que disminuyen los ronquidos

Si alguna vez a visto un partido de fútbol americano profesional de mediados de la década de los años 1990 a la fecha, probablemente haya notado que muchos jugadores usan tiras nasales. Estas tiras adhesivas abren mecánicamente las fosas nasales. La marca más popular es *Breathe Right*. Estas tiras nasales fueron inventadas por Bruce Johnson en 1991. Bruce siempre tuvo problemas para respirar por la nariz, especialmente durante la noche. Además de que sufría toda una gama de alergias, Bruce tiene el tabique desviado, una anormalidad estructural de la nariz que restringe el paso de aire a través de una fosa nasal. Esta combinación hacía que su nariz estuviera crónicamente congestionada y hacía que tuviera dificultades para dormir una noche entera de corrido. Una noche que estaba acostado en su cama en 1988, él se preguntó, "¿Por qué no probar abrir las fosas nasales mecánicamente desde afuera?" Su respuesta, al cabo de tres años de desarrollo, tomó la forma de una tira adhesiva con resortes que se colocó sobre el puente de la nariz para abrirla. Este dispositivo alivió su congestión y mejoró la calidad de su sueño dramáticamente. Pronto después recibió la patente de su invención y la lanzó al mercado en 1992.

Desde esa época, diversos estudios clínicos han validado lo que Bruce experimentó en carne propia: la dilatación de las fosas nasales puede mejorar dramáticamente la calidad del sueño y aliviar los ronquidos.[5-8] Sin embargo, estas tiras no son "curalotodos". Diversos factores pueden contribuir a los ronquidos: peso, consumo de bebidas alcohólicas, tabaquismo, dormir boca arriba, edad, clima y alergias; pero las causas más comunes tienen que ver con la interrupción del flujo de aire a través de la nariz, la garganta o ambas.

En estudios clínicos, alrededor de la mitad de los sujetos que participaron reportaron beneficios significativos mientras que la otra mitad no reportó beneficio alguno. Estos resultados llevaron al desarrollo de un aerosol para garganta llamado *Snore Relief Throat*

Spray. Este producto está diseñado para ayudar a las personas que roncan no como resultado de obstrucciones en el flujo de aire a través de las fosas nasales, sino a causa de la presencia de tejido holgado en la garganta. Este producto natural contiene una mezcla de aceites de gaulteria (*wintergreen*), menta (hierbabuena, *peppermint*), anís (*anise*) y clavo de olor (*clove*) que estiran el tejido de la garganta y disminuyen la irritación, lo que parece ayudar a muchas personas que roncan a dormir mejor. Algunas personas obtienen los mejores resultados cuando usan ambos productos.

Para mayor información acerca de estos productos, visite la página de *internet* www.breatheright.com.

persona consulte a un doctor si ronca fuerte o si alguna persona que duerma con él o ella nota períodos de respiración interrumpida mientras duerme. También se deben hacer pruebas para descartar apnea del sueño en cualquier persona que presente somnolencia diurna pesada o cambios en su funcionamiento intelectual. La apnea del sueño puede ser diagnosticada sólo mediante los servicios de un especialista en trastornos del sueño y generalmente en un laboratorio que se dedique a hacer pruebas de sueño. El especialista en trastornos de sueño también le puede proporcionar equipos para hacer las pruebas en casa. La Academia de Medicina del Sueño de los Estados Unidos (www.aasmnet.org) certifica a los laboratorios y especialistas en trastornos del sueño; su médico de cabecera lo puede mandar a uno de estos centros.

La causa más común de la apnea es una acumulación excesiva de tejido adiposo en las vías respiratorias que hace estas se estrechen. Cuando las vías respiratorias se hacen más estrechas, la persona sigue haciendo un esfuerzo por respirar, pero el aire no puede fluir fácilmente por la nariz o boca. Esto da por resultado que la persona ronque muy fuerte, pase períodos sin respirar y se despierte frecuentemente (causando transiciones abruptas del sueño profundo al sueño ligero). El consumo de alcohol y pastillas para dormir aumenta la frecuencia y duración de las pausas respiratorias en las personas con apnea del sueño. En algunos casos, se puede presentar apnea del sueño aunque no estén

Desde los expedientes de nuestros pacientes

Tom antes se enorgullecía de su agudeza mental y su facilidad para recordar detalles de cosas que otras personas olvidaban. Tom era un empresario inteligente y sus ideas innovadoras le habían permitido lograr un gran éxito financiero y ganarse el respeto de los miembros de su pequeña comunidad. Sin embargo, las largas jornadas de trabajo y el gran estrés que le requería su pequeño negocio lo había llevado a desatender su salud y ahora estaba en mi consultorio pidiendo ayuda. "Me siento agotado todo el tiempo y ya no puedo recordar las cosas como solía hacerlo —me comentó—. Ayer casi me salí de la carretera porque me quedé dormido mientras conducía. Y eran las 3 P.M.; eso simplemente no está bien".

Tom tenía un sobrepeso severo, fumaba y su presión arterial estaba en 150/100. Tom parecía reunir todas y cada una de las características necesarias para ser una víctima más de la diabetes, o mejor dicho, de un total y absoluto desastre. Su matrimonio también estaba en dificultades. "Mi esposa y yo hemos estado durmiendo en habitaciones separadas durante dos años porque ronco tan fuerte que ella no puede dormir. Evidentemente, eso ha afectado nuestra vida sexual y la tensión ha aumentando muchísimo en casa".

Tom estaba mostrando señales tanto de una alteración en la tolerancia a la glucosa (prediabetes) como de apnea del sueño, entonces fue a hacerse un examen del sueño. Como se sospechó, él sufría de apnea del sueño. Tom empezó a usar presión positiva continua en las vías respiratorias (*CPAP* por sus siglas en inglés) y se hizo el propósito de dejar de fumar y bajar de peso a través de la alimentación y el ejercicio. Él se embarcó en su nuevo estilo de vida con la misma pasión que lo llevó a ser un hombre de negocios exitoso y seis meses más tarde, era un hombre nuevo. Había bajado 25 libras (11,2 kg), su nivel de energía había regresado al que tenía hacía décadas, recobró su memoria y su agudeza mental y empezó nuevamente a compartir el mismo dormitorio (recámara) con su esposa. Su matrimonio empezó a funcionar de nuevo y su negocio creció a pesar de que trabajaba menos horas a la semana que antes. Tom había vuelto a equilibrar su vida y la energía, el entusiasmo y la creatividad renovados que ahora poseía compensaron por mucho la menor cantidad de horas que le dedicaba al trabajo. Debido a que ya no se estaba asfixiando treinta o cuarenta veces cada noche, gracias a la CPAP, y a que bajó de peso, su cerebro, su corazón y sus niveles de glucosa estaban mucho más saludables. Cuando volví a hacerle análisis, ya no mostraba señal alguna de alteración en la tolerancia a la glucosa. Tom había parado en seco a la diabetes. Fue alentador saber que había enviado a Tom por un nuevo camino en su vida cuando antes había estado dirigiéndose en línea recta hacia el borde de un acantilado.

obstruidas las vías respiratorias o la persona no ronque. Este tipo de apnea del sueño, llamada *apnea central del sueño,* es causada por la pérdida del control perfecto del cerebro sobre la respiración. Tanto en la apnea del sueño obstructiva como central, la obesidad es el principal factor de riesgo y la pérdida de peso es el elemento más importante para su manejo a largo plazo. Las personas con apnea del sueño experimentan períodos de anoxia (privación de oxígeno en el cerebro) durante cada episodio, lo que termina por despertar a la persona para que vuelva a respirar. La persona afectada rara vez se despierta lo suficiente como para darse cuenta del problema. Sin embargo, la combinación de períodos frecuentes de privación de oxígeno (de veinte a varios cientos de veces por noche) y las interrupciones frecuentes mientras duerme pueden deteriorar enormemente la calidad de vida y llevar a problemas que pueden ser muy serios, como la diabetes. La apnea del sueño es una afección que necesita ser considerada como grave y siempre requiere tratamiento.

El tratamiento más común de la apnea del sueño es el uso de presión positiva continua en las vías respiratorias (*CPAP* por sus siglas en inglés). En este procedimiento, el paciente usa una mascarilla sobre su nariz mientras duerme y la presión que ejerce un soplador obliga al aire a entrar por la nariz. La presión del aire se ajusta de modo que sea justo la necesaria para evitar que la garganta se colapse durante el sueño. La presión es constante y continua. La CPAP nasal evita que las vías respiratorias se cierren mientras se usa, pero los episodios de apnea se vuelven a presentar cuando se suspende o se usa incorrectamente la CPAP. Los equipos de CPAP son fáciles de conseguir y se pueden adquirir con receta médica. Las personas tardan algo de tiempo en acostumbrarse a la CPAP, pero generalmente funciona bien y lo recomendamos ampliamente por encima de los tratamientos quirúrgicos. La pérdida de peso también es un factor crucial para el éxito en el manejo de la apnea del sueño. La cirugía para disminuir el tejido blando en la garganta/paladar blando se debe usar sólo como último recurso, ya que a menudo no funciona o incluso empeora las cosas. La uvulopalatoplastia con láser es una opción quirúrgica que recomiendan ampliamente los médicos. Para este procedimiento, los doctores usan un rayo láser para eliminar quirúrgicamente el tejido blando excedente de la garganta y el paladar (la parte superior de la boca que separa la boca de la cavidad nasal). Este procedimiento funciona bien inicialmente en alrededor del 90 por ciento de las personas que sufren de apnea del sueño, pero al cabo de un año, estas personas regresan a su estado inicial o incluso empeoran por el tejido cicatrizal que invariablemente se forma.

Mejorar la calidad del sueño es una meta importante para la mayoría de las personas. La Tabla 5.2 le da algunas sugerencias para dormir mejor.

Principios alimentarios clave para prevenir la diabetes del tipo II

Ya en el capítulo anterior se destacó la importancia de la alimentación en el desarrollo de diabetes del tipo II. En esta sección, definiremos claramente los principios alimentarios clave que le ayudarán a disminuir su riesgo de desarrollar esta enfermedad. Sin duda alguna, una buena alimentación es esencial para la buena salud. Un creciente número de pruebas científicas han dejado claro que los malos hábitos alimenticios causan o contribuyen a la aparición de muchas enfermedades, incluida la diabetes. En este mismo sentido, una alimentación nutritiva puede minimizar el riesgo de desarrollar diabetes del tipo II. Al seguir unos lineamientos importantes, usted le dará a su cuerpo la mejor oportunidad de evitar no sólo la diabetes, sino también toda una gama de enfermedades crónicas.

Tabla 5.2. Sugerencias para el buen dormir

1. Evite los inhibidores del sueño, incluyendo la cafeína y las bebidas alcohólicas.

2. Si acostumbra comer meriendas antes de irse a acostar, coma poco y elija cereales o panes integrales con valores bajos en el índice glucémico que le ayuden a mantener un nivel estable de azúcar en sangre a lo largo de la noche y que le ayuden también a aumentar los niveles de serotonina en el cerebro.

3. Haga ejercicio con regularidad, pero evite hacer ejercicio (que no sean estiramientos) 2 horas o menos antes de irse a la cama.

4. Use un antifaz para dormir para bloquear la luz excesiva y emplee tapones de oídos de esponja o un generador de ruido blanco para bloquear el sonido excesivo.

5. No use su cama para otra cosa que no sea dormir y tener relaciones sexuales.

6. Aprenda técnicas para lidiar con el estrés (vea el Capítulo 10, página 237).

7. Considere aplicar estrategias nutricionales y de suplementos para mejorar el sueño:
   - La melatonina es una hormona que regula los ciclos del sueño y de la vigilia. Pruebe tomar un suplemento de melatonina ($\frac{1}{2}$ a 3 mg a la hora de acostarse). Si eso no le funciona, pruebe el 5-hidroxitriptofano (*5-HTP* por sus siglas en inglés) en una dosis de 50 a 100 mg a la hora de acostarse.
   - Algunas personas muestran mejoría al tomar productos de origen vegetal que promueven el sueño, como pasionaria en una dosis de 300 a 450 mg del extracto seco en polvo, o bien, valeriana en una dosis de 150 a 300 mg del extracto seco en polvo, 45 minutos antes de irse a la cama.
   - Si sufre de calambres musculares o "piernas inquietas" que le interrumpen el sueño, pruebe tomar magnesio (250 mg en la noche) y vitamina E (400 a 800 UI al día).

8. Para dejar de roncar, use tiras nasales *Breathe Right Nasal Strips* y/o el aerosol para garganta *Snore Relief Throat Spray* (para más información, visite el sitio *web* www.breatheright.com). Si ronca o si su compañero(a) de cama ha notado que deja de respirar periódicamente cuando duerme, asegúrese de pedirle a su médico que lo mande a algún profesional que pueda hacerle un examen de sueño para descartar la posibilidad de que sufra de apnea del sueño.

Un análisis crítico de las pirámides alimentarias

En un intento por crear un nuevo modelo para la educación en nutrición, el Departamento de Agricultura de los Estados Unidos primero publicó la Pirámide Alimentaria en 1992 (vea la Figura 5.1). Desde

Figura 5.1. Pirámide de guía alimentaria del Departamento
de Agricultura de los Estados Unidos (USDA)

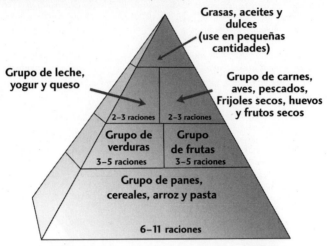

Grasas, aceites y
dulces
(use en pequeñas
cantidades)

Grupo de leche,
yogur y queso

Grupo de carnes,
aves, pescados,
Frijoles secos, huevos
y frutos secos

2–3 raciones   2–3 raciones

Grupo de
verduras
3–5 raciones

Grupo
de frutas
3–5 raciones

Grupo de panes,
cereales, arroz y pasta

6–11 raciones

Pirámide de guía alimentaria de la USDA

entonces, esta pirámide ha sido fuertemente criticada por muchas expertos y otras organizaciones. Una de las grandes preguntas que quizá se deberían hacer los consumidores es, "¿Es apropiado que el Departamento de Agricultura de los Estados Unidos esté haciendo estas recomendaciones?" Después de todo, el Departamento de Agricultura de los Estados Unidos cumple con dos funciones que relativamente podrían entrar en conflicto: (1) representa a la industria de los alimentos y (2) se encarga de educar a los consumidores acerca de la nutrición. Muchas personas creen que en la pirámide se le dio demasiado peso a los lácteos, a la carne de res y a los panes debido a la influencia de las industrias de lácteos, carne de res y cultivo y procesamiento de cereales. En otras palabras, la pirámide no fue diseñada para mejorar la salud de los estadounidenses, sino para promover la agenda del Departamento de Agricultura de los Estados Unidos, la cual consiste en apoyar a los gigantes multinacionales de la industria alimentaria.

Una de las principales críticas de la Pirámide Alimentaria es que no hace suficiente énfasis en la importancia de escoger alimentos de calidad. Por ejemplo, la sección inferior de la pirámide representa los alimentos que el Departamento de Agricultura de los Estados Unidos considera que deberían formar la mayor parte de la alimentación: el grupo de panes, cereales, arroz y pastas. Si uno come de seis a once raciones diarias de los alimentos de ese grupo, supuestamente va por buen camino en lo que se refiere a la salud. Lo que la pirámide no le dice es que usted podría estar generando las condiciones necesarias para desarrollar resistencia a

Carga glucémica: una manera más inteligente de medir

Como se describió en la página 91, la carga glicémica (CG) es una manera relativamente nueva de evaluar el impacto que produce el consumo de carbohidratos, tomando en cuenta el índice glucémico (IG) pero dando una idea más general que este por sí solo, porque también incorpora la cantidad de carbohidratos ingeridos. Los carbohidratos que contiene la raíz de remolacha (betabel), por ejemplo, tienen un valor alto en el IG. Pero la remolacha en sí no tiene muchos carbohidratos, de modo que una ración típica de raíz de remolacha cocida tiene una carga glucémica relativamente baja (alrededor de 5). (Una CG de 20 o más se considera alta, una CG de 11 a 19 se considera mediana y una CG de 10 o menos se considera baja). Por lo tanto, siempre y cuando un diabético coma una ración razonable de alimentos de baja carga glucémica, el impacto que producen en su nivel de glucosa sigue siendo aceptable, aunque dichos alimentos tengan un valor alto en el IG. Por ejemplo, si usted es diabético, puede disfrutar un poco de sandía (con un valor de 72 en el IG), siempre y cuando se sirva una porción razonable (120 g de sandía tienen una carga glucémica de tan sólo 4), ¡en vez de participar en un concurso para ver quién puede comer la mayor cantidad de sandía de una sola sentada!

En esencia, los alimentos que están compuestos principalmente de agua (como la manzana o la sandía), fibra (como la raíz de remolacha o la zanahoria), o aire (como las palomitas/rositas de maíz) no provocarán una elevación pronunciada en su nivel de glucosa, incluso aunque tengan un valor alto en el IG, siempre y cuando modere el tamaño de sus porciones.

la insulina, obesidad y diabetes de adultos si consistentemente elige las opciones equivocadas dentro de esta importante categoría.

La Pirámide Alimentaria no toma en cuenta los valores de los alimentos en el índice glucémico (IG). El IG, tratado en el Capítulo 4, se refiere a la rapidez con la que se elevan los niveles de glucosa sanguínea después de comer ciertos alimentos. Hay dos versiones del IG. Uno emplea una bebida de glucosa, a la que se la asigna un valor de 100, mientras que otro emplea el pan blanco; luego se hacen análisis a los alimentos y los resultados se comparan contra el estándar seleccionado. Los alimentos con valores bajos en el IG generarán una elevación más lenta en el nivel de glucosa sanguínea, mientras que los alimentos con un valor mayor provocarán un aumento más rápido en dicho nivel.

Si le echamos un vistazo rápido a los valores en el IG de algunos de los alimentos que la pirámide recomienda en mayores cantidades para los estadounidenses, es fácil notar dónde está el problema. Prácticamente todos los cereales fríos, incluso los que se perciben como nutritivos, típicamente tienen un valor de 100 o mayor en el IG. Por ejemplo, las tortitas de arroz tienen un valor de 116; un *bagel* o *muffin* de salvado tiene un valor de 105; y un par de raciones de pan tienen un valor de 90 a 100. Los mecanismos de control de glucosa sanguínea resultarían agobiados en la mayoría de las personas que escogieran estos alimentos.

Nuestra versión de la pirámide alimentaria

La mayoría de los expertos en nutrición humana concuerdan en que la Pirámide Alimentaria del Departamento de Agricultura de los Estados Unidos tiene errores. De hecho, algunos creen que ha resultado ser una guía alimentaria peligrosa y engañosa que ha contribuido enormemente a los crecientes problemas de obesidad y diabetes del tipo II. Como a nosotros nos agrada el concepto de ilustrar gráficamente lo que constituye una alimentación saludable, aquí ofrecemos nuestra propia versión de la pirámide alimentaria: la Pirámide Alimentaria para la Salud Óptima (vea la Figura 5.2 en la página siguiente).

Si usted compara nuestra versión con aquella del Departamento de Agricultura de los Estados Unidos, podrá observar algunas diferencias claras. Nuestra versión incorpora lo mejor de los dos tipos de dietas más saludables que jamás se han estudiado: la dieta mediterránea tradicional

Figura 5.2. La Pirámide Alimentaria para la Salud Óptima

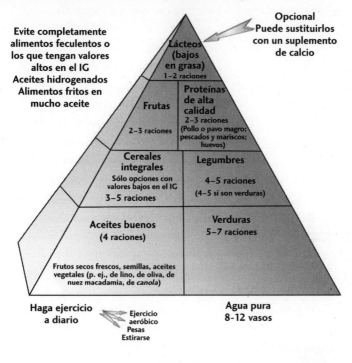

Opcional
Puede sustituirlos
con un suplemento
de calcio

Evite completamente
alimentos feculentos o
los que tengan valores
altos en el IG
Aceites hidrogenados
Alimentos fritos en
mucho aceite

Lácteos
(bajos
en grasa)
1–2 raciones

Frutas

2–3 raciones

Proteínas
de alta
calidad
2–3 raciones
(Pollo o pavo magro;
pescados y mariscos;
huevos)

Cereales
integrales
Sólo opciones con
valores bajos en el IG
3–5 raciones

Legumbres

4–5 raciones
(4–5 si son verduras)

Aceites buenos
(4 raciones)

Verduras
5–7 raciones

Frutos secos frescos, semillas, aceites
vegetales (p. ej., de lino, de oliva, de
nuez macadamia, de *canola*)

Haga ejercicio
a diario

Ejercicio
aeróbico
Pesas
Estirarse

Agua pura
8-12 vasos

¡Recuerde!
El programa básico de suplementos incluye un suplemento multivitamínico y de
minerales de alta potencia; bebidas verdes; aceites de pescado

y la dieta asiática tradicional. También se ha demostrado que estas dietas brindan protección contra las enfermedades cardíacas y el cáncer. Nuestra pirámide también es bastante parecida a la nueva Pirámide de la Alimentación Saludable desarrollada por la Facultad de Salud Pública de la Universidad Harvard. La diferencia está en que nosotros definimos con mayor precisión cuáles son los aceites vegetales que se deben incluir en la alimentación, además de que opinamos que cualquier alimentación sana debe incluir el consumo de pescado con regularidad. Los cuatro principios básicos de nuestro programa alimentario son: evitar los alimentos altos en calorías y bajos en nutrientes, como la comida chatarra, los dulces y los refrescos (soda); comer un "arcoiris" de frutas y verduras; disminuir el consumo de carne y productos de origen animal y consumir los tipos correctos de grasa.

Evite los alimentos altos en calorías y bajos en nutrientes

Probablemente no es necesario que digamos lo siguiente, pero lo vamos a decir de cualquier modo: no coma "comida chatarra". Las dietas que incluyen grandes cantidades de comida chatarra alta en azúcar definitivamente conducen a una mala regulación de la glucosa, obesidad y, en última instancia, diabetes del tipo II. Según la tercera Encuesta Nacional de Salud y Nutrición, en la que se estudiaron los hábitos alimentarios de 15.000 adultos estadounidenses, una tercera parte de la alimentación común de este país está conformada de alimentos poco nutritivos, entre ellos papitas fritas, galletas saladas, meriendas (refrigerios, tentempiés) saladas, dulces, chicles, comida rápida frita y refrescos. Estos alimentos ofrecen muy pocas proteínas, vitaminas y minerales. Lo que sí tienen, y en grandes cantidades, son "calorías vacías" en la forma de azúcar y grasa. Estas calorías vacías son exactamente lo que está provocando la actual epidemia de obesidad y diabetes.

He aquí algunas directrices para ayudarle a elegir alimentos más saludables:

- Lea cuidadosamente las etiquetas. Si uno de los tres primeros ingredientes de la lista es "*sugar*" (azúcar), "*fat*" (grasa) o "*salt*" (sal), entonces el alimento probablemente no sea una buena opción.
- Tenga cuidado con los productos cuyas etiquetas incluyan los siguientes ingredientes: "*sucrose*" (sucrosa), "*glucose*" (glucose), "*maltosa*" (maltosa), "*lactosa*" (lactosa), "*fructosa*" (fructose), "*corn syrup*" (sirope de maíz) y "*white grape juice concentrate*" (jugo concentrado de uva blanca); la presencia de estos ingredientes significa que el fabricante le ha agregado azúcar al alimento o bebida.
- Fíjese tanto en el porcentaje de calorías provenientes de la grasa como en el número de gramos de grasa. Por cada 5 gramos de grasa que contenga una ración, usted está ingiriendo el equivalente a una cucharadita de grasa.
- Evite los productos que contengan "*saturated fat*" (grasa saturada), "*hydrogenated oils*" (aceites hidrogenados) o "*partially hydrogenated oils*" (aceites parcialmente hidrogenados).

- Si una merienda no le brinda al menos 2 gramos de fibra, entonces no es una buena opción.

Coma un "arco iris" de frutas y verduras

Una alimentación rica en frutas y verduras es la mejor manera de cumplir con el consumo diario requerido de fibra alimentaria, así como de obtener el máximo nivel de protección que le brindan los antioxidantes. Cuando decimos "arco iris", nos estamos refiriendo a que debe seleccionar alimentos de muchos colores —rojo, naranja, amarillo, verde, azul y morado— ya que así le estará dando a su cuerpo el espectro completo de compuestos antioxidantes, además de los nutrientes que necesita para funcionar de manera óptima y protegerse de las enfermedades.

Con base en nuestra anatomía y en la manera en que los seres humanos hemos evolucionado, opinamos que las frutas y verduras deberían ser la parte principal de la alimentación humana. Somos omnívoros, lo que significa que podemos digerir alimentos de origen tanto vegetal como animal. En la era prehistórica, nuestra supervivencia como especie dependía de nuestra capacidad de conseguir alimentos, ya sea cazando animales o recolectando frutas y verduras.

No obstante, los antropólogos nos dicen que nuestro cuerpo está principalmente diseñado para procesar alimentos de origen vegetal. Esta conclusión se basa en la forma y disposición de nuestra dentadura, la manera en que se mueve nuestra quijada, la longitud de nuestro tracto digestivo (nuestros intestinos miden más de 20 pies/6,6 metros de longitud, mientras que la mayoría de los animales carnívoros tienen intestinos que miden sólo unos cuantos pies de longitud). Lo importante de todo esto es que el cuerpo humano está diseñado para funcionar de manera eficiente obteniendo la mayor parte de su energía y nutrición a partir de fuentes vegetales.

De hecho, algunos expertos han dicho —y nosotros creemos— que las enfermedades como la diabetes y el cáncer son el resultado de una "mala adaptación" al menor consumo de frutas y verduras que se ha dado con el tiempo. Los primeros seres humanos sí podían comer alimentos de origen animal, pero estos alimentos, más que cruciales para su supervivencia, eran un lujo. Pero a lo largo de miles y miles de años, la balanza en la alimentación humana se inclinó para incluir más alimentos de origen animal y menos frutas y verduras. El sistema digestivo hace lo que puede con lo que le damos, pero si no satisfacemos sus necesidades de las vitaminas y minerales importantes que están disponibles en los alimentos de origen vegetal, aumenta la probabilidad de que se presenten daños celulares. Y eso eleva el riesgo de desarrollar enfermedades degenerativas como la diabetes.

Es bien sabido que un gran número de sustancias que se encuentran en las frutas y las verduras promueven la salud. Dichas sustancias incluyen nutrientes antioxidantes como la vitamina C y el ácido fólico, así como un grupo de compuestos distintos llamados *compuestos fitoquímicos.* Los compuestos fitoquímicos incluyen pigmentos como los carotenos, la clorofila y los flavonoides; la fibra alimentaria; las enzimas; los compuestos similares a las vitaminas y otros componentes menores. Aunque los compuestos fitoquímicos funcionan en armonía con antioxidantes como la vitamina C, la vitamina E y el selenio, estos compuestos brindan una protección considerablemente mayor contra los daños causados por los radicales libres en comparación con estos nutrientes sencillos.

UN ANÁLISIS MÁS DETALLADO DE LOS PIGMENTOS VEGETALES |
Uno de los grupos más importantes de compuestos fitoquímicos es el grupo de los pigmentos. Como ya habrá podido adivinar, los pigmentos son los compuestos que les dan color a los alimentos. El color contribuye al "atractivo visual" de los alimentos. Algo que es igualmente importante para nuestra supervivencia es que el color nos ayuda a detectar cuando un alimento se ha echado a perder. Pero los pigmentos cumplen con otras funciones además de hacer que los alimentos se vean atractivos o podridos. Son sustancias químicas poderosas que contribuyen a la actividad metabólica de su cuerpo.

Los carotenos son los pigmentos mejor conocidos y los que se encuentran en mayor abundancia en los alimentos. Estos son los pigmentos rojos y amarillos que se encuentran en las verduras como la zanahoria, los pimientos (ajíes, pimientos morrones), la batata dulce (camote) y el tomate (jitomate), así como en las frutas como el albaricoque (chabacano, damasco), la sandía y la cereza. Los carotenos también se encuentran en las verduras de hojas verdes, como las espinacas, y en las legumbres, los cereales y las semillas. En la naturaleza existen más de 600 carotenos, entre ellos aproximadamente unos 50 que el cuerpo humano puede transformar en vitamina A. El betacaroteno a menudo se considera como el más activo de los carotenos porque una proporción mayor de este se convierte en vitamina A, pero hay otros carotenos como la luteína y el licopeno que ejercen efectos antioxidantes y anticancerígenos más potentes. Ciertas pruebas han mostrado que una amplia gama de carotenos ofrecen protección contra la diabetes. Las principales fuentes de carotenos son las verduras de hojas color verde oscuro, como la col rizada, la berza (bretón, posarno) y las espinacas. Entre más oscuro sea el color verde de un alimento, mayor es su concentración de carotenos. Comer zanahorias y/o calabaza (calabaza de Castilla) con regularidad es lo que parece ofrecer el mayor grado de protección contra la diabetes.[9] Si usted sigue la "Dieta de la Zona", esta es una buena noticia, ya que las zanahorias se consideran como alimentos que están "fuera de la Zona" por su valor en el índice glucémico. Sin embargo, debido a que las zanahorias tienen una carga glucémica muy baja, son perfectamente aceptables para los diabéticos; y debido a que son una fuente tan rica de caroteno, todos los diabéticos deben consumirlas con regularidad.

Otro grupo de pigmentos vegetales que quizá es incluso más importante que los carotenos para los diabéticos es el grupo de los flavonoides. A veces se les llama "los modificadores de respuestas biológicas de la naturaleza" por sus propiedades antiinflamatorias, antialergénicas antivirales y anticancerígenas. También parecen ofrecer cierta protección contra el desarrollo de la diabetes.[10] Entre las principales fuentes alimenticias de flavonoides están las frutas cítricas, las bayas, la cebolla, el perejil, las legumbres, el té verde y el vino tinto. Los flavonoides son sumamente importantes en la prevención de afecciones crónicas como el cáncer y las enfermedades cardíacas. También son muy importantes en la prevención de ciertas complicaciones de la diabetes.

CÓMO COMER UN ARCO IRIS DE FRUTAS Y VERDURAS | Para cumplir con su cuota diaria de verduras (3 a 4 raciones) y frutas (2 a 3 raciones), primero necesita saber qué constituye una ración. Una ración equivale a una taza de verduras de hojas verdes crudas (como lechuga o espinacas); ½ taza de verduras sin hojas crudas o cocidas; ½ taza de habichuelas verdes (ejotes) o chícharos (guisantes, arvejas) cocidos; 1

Tabla 5.3. El arco iris de frutas y verduras

ROJO	VERDE OSCURO	AMARILLO Y VERDE CLARO	NARANJA	MORADO
Arándanos agrios	Alcachofa	Aguacate	Albaricoque	Arándanos
Cerezas	Berza	Apio	Batata dulce	Berenjena
Ciruela (roja)	Brócoli	*Bok choy*	Calabaza	Cebolla roja
Frambuesas	Chícharos	Cebollas	Cantaloup	Cerezas
Fresas	Col rizada	Coliflor	Mango	Ciruelas
Manzana (roja)	Endibia	Hinojo	Naranjas	(moradas)
Pimiento (rojo)	Espárragos	Kiwi	Papaya	Pasas de Corinto
Sandía	Espinaca	Lechuga	Pimiento	Rábano
Rábano	Habichuelas verdes	Limas	Peras rojas	(color naranja)
Tomate	Hojas de mostaza	Limones	*Squash* tipo	Remolacha
Toronja	Hojas de nabo	Manzana (verde o amarilla)	*butternut*	Repollo morado
Uvas (rojas)	Lechuga moradas (de color verde oscuro)	Peras (verdes o amarillas)	*Yams*	Uvas
	Melón tipo *honeydew*	Pimiento (amarillo)	Zanahorias	
	Pepino	Piña	Zarzamoras	
	Pimientos (verdes)	Plátano amarillo		
	Puerro	Repollo		
	Repollitos de Bruselas	*Squash* (amarillo)		
	Uvas (verdes)	*Zucchini* (amarillo)		

pieza de fruta mediana o ½ taza de fruta pequeña o picada; ½ taza de jugo 100 por ciento natural; o ¼ taza de fruta seca. Luego, cada día elija al menos un alimento de cada uno de los cinco grupos principales de colores: rojo, verde oscuro, amarillo y verde claro, naranja y morado (vea la Tabla 5.3).

CRUDO O COCIDO: ¿CUÁL ES MEJOR? | A cierto nivel, la respuesta a esta pregunta es: ¡no importa! Lo que importa es que se asegure de comer suficientes frutas y verduras, en cualquier forma. En la Tabla 5.4, le damos algunas sugerencias útiles para lograr su meta de "cinco al día".

Como regla general, le recomendamos comer al menos dos raciones de fruta o verduras en su estado crudo y fresco. Sin embargo, cabe hacer notar que algunos carotenos (como el licopeno y la luteína) se absorben

¿Será cierto que la toronja no es tan maravillosa como dicen?

Las frutas cítricas son una parte importante de cualquier alimentación centrada en combatir el cáncer porque suministran vitamina C, otros nutrientes esenciales e importantes compuestos fitoquímicos. Pero la toronja (pomelo) contiene altos niveles de un flavonoide (compuesto de origen vegetal) llamado naringina que puede causar problemas en personas que están tomando ciertos medicamentos. La naringina disminuye la actividad de la enzima CYP3A enzimas, que forman parte de la familia de enzimas P450. El cuerpo usa estas enzimas para descomponer ciertos fármacos, como los bloqueadores de los canales de calcio (usados en el tratamiento de personas con presión arterial alta), las estatinas (que sirven para bajar los niveles de colesterol), algunos sedantes (por ejemplo, el midazolam) y las ciclosporinas (inmunosupresores que se dan a las personas que han recibido un transplante de órgano). Si los fármacos no se metabolizan, permanecen en mayores concentraciones en el cuerpo. Esto aumenta el riesgo de que dichas personas presenten efectos tóxicos indeseables.

Si usted está tomando medicamentos recetados por su doctor, pregúntele a su médico si debería evitar comer toronja (pomelo) o beber jugo de toronja. Algunos fármacos, como el *Neoral* (ciclosporina oral), ya llevan impresa una advertencia. Para consultar la lista completa de los fármacos cuyo metabolismo puede ser afectado por la toronja, visite el sitio *web* www.Drug-Interactions.com.

Para la suerte de los amantes de los cítricos, hay muchas otras alternativas. La naranja (china), la mandarina y el tangelo no contienen cantidades significativas de naringina pero sí cantidades abundantes de otros nutrientes y flavonoides importantes.

Tabla 5.4. Sugerencias para lograr la meta de cinco al día

- Compre muchos tipos de frutas y verduras cuando vaya al supermercado, para que siempre tenga muchas opciones en casa.
- Tenga el congelador lleno de verduras congeladas fáciles de cocinar para que siempre sirva un plato de verduras con la cena.
- Use primero las frutas y verduras que se echan a perder con facilidad (melocotones/duraznos, espárragos). Guarde las variedades más resistentes (manzanas, *acorn squash*) o las frutas y verduras congeladas para después.
- Ponga las frutas y verduras en un lugar donde pueda verlas. Entre más las vea, más probable será que se las coma.
- Guarde un tazón (recipiente) de verduras picadas en la repisa superior de su refrigerador.
- Siempre tenga un frutero en el mostrador de su cocina, mesa o escritorio.
- Empaque una pieza de fruta o verduras picadas en su portafolios (maletín) o mochila; lleve toallitas húmedas para limpiarse fácilmente.
- Agregue frutas y verduras a su almuerzo, comiéndolas en sopas, ensaladas o crudas y picadas.
- En la cena, sirva verduras cocidas en horno de microondas o al vapor.
- Aumente el tamaño de las porciones cuando sirva verduras.
- Elija fruta fresca de postre. Si quiere un postre especial, pruebe un *parfait* de frutas con yogur bajo en grasa o nieve de agua y muchas bayas.
- Agregue otras variedades de verduras cuando prepare sopas, salsas y guisados (por ejemplo, agregue zanahoria y *zucchini* rallados a la salsa de espaguetis).
- Aproveche las barras de ensaladas, las cuales ofrecen verduras y frutas crudas listas para comer y ensaladas preparadas con frutas y verduras.
- Use salsas hechas a base de verduras como la salsa *marinara* y jugos como el jugo de la marca *V8* bajo en sodio y jugo de tomate (jitomate).

mejor si provienen de alimentos cocidos. Además, puede que no sea una buena idea consumir más de cuatro raciones a la semana de verduras de la familia del repollo (col), incluyendo brócoli, coliflor y col rizada, en su forma cruda, porque estos alimentos, cuando están crudos, contienen compuestos que puede interferir con la producción de la hormona tiroidea. Cuando cueza las verduras, le recomendamos cocerlas ligeramente al vapor o sofreírlas en aceite de oliva.

Disminuya su consumo de carne y otros alimentos de origen animal

Estudio tras estudio ha confirmado una verdad elemental: a mayor consumo de carne y otros productos de origen animal, mayor el riesgo de desarrollar cada una de las principales afecciones crónicas degenerativas, entre ellas diabetes, cáncer y enfermedades cardíacas. Son muchas las razones por las cuales existe esta relación. La carne carece de antioxidantes y compuestos fitoquímicos que nos protegen del cáncer. Al mismo tiempo, contiene mucha grasa saturada y otros compuestos potencialmente nocivos, incluyendo residuos de pesticidas, aminas heterocíclicas e hidrocarburos aromáticos policíclicos, que se forman cuando la carne se asa a la parrilla, se fríe o se hierve. Entre más cocida esté la carne, mayor es la cantidad de aminas que contiene.

Algunos partidarios de una alimentación rica en carnes argumentan que deberíamos comer como lo hacían nuestros antepasados cavernícolas. Ese argumento realmente no tiene fundamento. Lo primero que debemos considerar es que los antropólogos nos dicen que los hombres primitivos que se alimentaban principalmente de carne tenían una expectativa de vida de 30 y 40 años, y esa no es exactamente una meta a la que quisiéramos aspirar. Además, la carne de animales salvajes que consumían los primeros humanos era muy diferente a la carne de producción industrial y empacada al vacío que encontramos hoy día en el supermercado. La demanda de carne suave ha conducido a la cría de ganado cuya carne contiene de un 25 a un 30 por ciento de grasa, o aun más. Por contraste, la carne de animales que no viven en corrales y de animales salvajes tiene un contenido de grasa de menos del 4 por ciento.

No sólo se trata de la mayor cantidad de grasa que contiene; su composición también es distinta. La carne de res de animales domesticados contiene principalmente grasa saturada y prácticamente nada de ácidos grasos omega-3 (que se discuten más adelante) benéficos, mientras que la grasa de los animales salvajes contiene más de cinco veces más grasas poliinsaturadas por gramo y cantidades sustanciales (alrededor de 4 por ciento) de ácidos grasos omega-3.

Los animales que pastan libremente también contienen hasta diez veces más ácido linoleico conjugado (ALC) que los animales alimentados con cereales. El ALC es una forma ligeramente alterada del ácido graso esencial llamado ácido linoleico. Se encuentra naturalmente en la carne y los lácteos. El ALC fue descubierto en 1978 cuando unos investigadores de la Universidad de Wisconsin estaban buscando compuestos cancerígenos que se forman como resultado del cocimiento. En vez, encontraron ALC, el cual parece ser un compuesto anticancerígeno. Estudios preliminares en animales y tubos de ensayo han mostrado que

Tabla 5.5. Alternativas alimentarias más saludables

PARA DISMINUIR SU CONSUMO DE:	SUSTITUYA POR:
Carne de res	Pescado y carne blanca o carne de ave
Hamburguesas y perritos calientes	Alternativas vegetarianas o hechas a base de soya
Sustituto de huevo de la marca	*Egg Beaters* y productos similares reducidos en colesterol, *tofu*
Lácteos altos en grasa	Lácteos bajos en grasa o sin grasa
Mantequilla, manteca de cerdo, otras grasas saturadas	Aceite de oliva, aceite de nuez de macadamia, aceite de coco
Helado, tartas, tortas, pasteles, galletitas, etc.	Frutas
Alimentos fritos, meriendas grasosas	Verduras, ensaladas frescas
Sal y alimentos salados	Alimentos bajos en sodio, sal *light*
Café, refrescos	Infusiones herbarias, té verde, jugos de fruta y verduras frescas
Margarina, manteca y otros	Aceite de oliva, aceite de nuez de macadamia, aceite de coco, aceite de *canola*
Fuentes de ácidos transgrasos o aceites parcialmente hidrogenados	Aceite de *canola*, pastas untables de verduras que no contienen ácidos transgrasos (disponibles en la mayoría de las tiendas de productos naturales)

el ALC podría reducir el riesgo de desarrollar diversos tipos de cáncer, por ejemplo, de mama, próstata, colon, recto, pulmón, piel y estómago. Además de sus efectos anticancerígenos, el ALC también está mostrando ser un compuesto prometedor para la prevención de la diabetes y las enfermedades cardíacas. En estudios en animales y estudios preliminares en humanos, se ha observado que el ALC normaliza la alteración de la tolerancia a la glucosa en diabéticos no insulinodependientes. También se ha demostrado que el ALC ayuda a las personas que han bajado de peso a mantenerse en su nuevo peso.[11]

Si usted elige comer carne de res, siga los lineamientos que aparecen a continuación:

- Idealmente, limite su consumo de carne roja a dos veces al mes.
- Limite su consumo a no más de 3 ó 4 onzas (84 a 112 gramos) al día, lo que equivale en tamaño a un juego de barajas, y elija los

cortes más magros que estén disponibles (cabe hacer notar que el Departamento de Agricultura de los Estados Unidos permite que las industrias de la carne y de los lácteos indiquen el contenido de grasa por peso en lugar de indicarlo como porcentaje del total de calorías en la etiqueta de sus productos).

- Evite comer carnes bien cocidas, chamuscadas o repletas de grasa.
- No coma carnes curadas (tocino, salchichas y demás), especialmente si está embarazada; esto también aplica a niños menores de 12 años de edad.
- Considere comprar carne de animales que pastan libremente o de animales salvajes.

MANTÉNGASE ALEJADO DE LAS CARNES AHUMADAS Y CURADAS | Al igual que en el caso de la diabetes del tipo I y el cáncer, las carnes más problemáticas son las carnes curadas o ahumadas como el jamón, las salchichas, el tocino y la carne deshidratada (*jerky*), que contienen nitratos de sodio y/o nitritos de sodio, los cuales son compuestos que evitan que los alimentos se echen a perder pero que aumentan drásticamente el riesgo de cáncer y que también se han vinculado con un mayor riesgo de desarrollar diabetes del tipo II.[12] Por fortuna, ahora están ampliamente disponibles muchas alternativas vegetarianas a estos elementos estándares de la alimentación estadounidense y muchas de ellas realmente tienen un buen sabor. Los consumidores ahora pueden encontrar perritos calientes de soya, salchichas de soya, tocino de soya e incluso *pastrami* de soya tanto en las tiendas de productos naturales de su localidad, así como en muchos de los principales supermercados. La Tabla 5.5 incluye ejemplos adicionales para hacer sustituciones saludables.

Consuma los tipos correctos de grasa

En el Capítulo 4, hicimos hincapié en la importancia de incluir los tipos correctos de grasa para lograr un buen funcionamiento insulínico. La meta clave en lo que se refiere a la grasa alimentaria es disminuir su consumo total de grasa (especialmente de grasas saturada) y al mismo tiempo aumentar su consumo de ácidos grasos omega-3 y ácidos grasos monoinsaturados. Hablemos primero de la importancia de las grasas monoinsaturadas. Las mejores fuentes de estos compuestos son el aceite

Aceite de nuez de macadamia

Los mejores aceites para hornear, sofreír y saltear son los aceites monoinsaturados y el aceite de coco. Si bien el aceite de oliva y el aceite de *canola* son, por mucho, las fuentes más populares de grasas monoinsaturadas, el aceite de nuez de macadamia es aún mejor para cocinar por su menor nivel de grasas poliinsaturadas (3 por ciento en comparación con 8 por ciento para el aceite de oliva y 23 por ciento para el aceite de *canola*). Esto significa que el aceite de oliva y el aceite de *canola* pueden formar peróxidos lipídicos (derivados rancios creados por la oxidación) a temperaturas de cocimiento relativamente bajas, mientras que el aceite de nuez de macadamia es estable a temperaturas mucho más elevadas (dos veces más estable que el aceite de oliva y cuatro veces más estable que el aceite de *canola*). El aceite de nuez de macadamia, al igual que el aceite de oliva, también contiene cantidades abundantes de antioxidantes naturales. De hecho, contiene más de 4,5 veces la cantidad de vitamina E que la que contiene el aceite de oliva. Para mayor información acerca del aceite de nuez de macadamia, consulte la página de internet www.macnutoil.com.

de oliva, los frutos secos, los aceites de frutos secos y el aceite de *canola*. Aunque las grasas monoinsaturadas no están tan insaturadas como las poliinsaturadas, sí contribuyen a la salud de las membranas celulares porque son más fluidas que las grasas saturadas. Y debido a que sólo tienen una ligadura insaturada, son más estables y brindan una mayor protección a las membranas celulares contra los daños por oxidación que los aceites poliinsaturados.

El aceite de oliva contiene no sólo el ácido graso monoinsaturado llamado ácido oleico sino también varios agentes antioxidantes que podrían ser los responsables de algunos de los beneficios que este aceite brinda a la salud. El aceite de oliva es la principal fuente de grasa en la tradicional *dieta mediterránea*. Este término tiene un significado específico; refleja los patrones alimentarios típicos de algunas regiones del Mediterráneo a principios de los años 1960, como Creta, partes del resto de Grecia y el sur de Italia. La dieta tradicional mediterránea ha mostrado ser sumamente benéfica para combatir las enfermedades cardíacas y el cáncer, así como la diabetes. Sus características son las siguientes:

- El aceite de oliva es la principal fuente de grasa.
- Se centra en una abundancia de alimentos de origen vegetal (frutas, verduras, panes, pasta, papas, frijoles/habichuelas, frutos secos y semillas).
- Los alimentos casi no están procesados y se usan principalmente alimentos frescos de la estación y cultivados en la misma localidad.
- La fruta fresca es lo que típicamente comen de postre y sólo comen unas cuantas veces a la semana, cuando mucho, dulces que contienen azúcares concentrados o miel.
- Los lácteos (principalmente queso y yogur) se consumen diariamente en cantidades bajas a moderadas.
- Se come pescado regularmente.
- La carne de ave y los huevos se consumen en cantidades moderadas (de una a cuatro veces por semana) o no se consumen en lo absoluto.
- La carne de res se consume en cantidades pequeñas.
- El vino se consume en cantidades bajas a moderadas, normalmente junto con las comidas.

El aceite de oliva es particularmente valorado por la protección que ofrece contra las enfermedades cardíacas. Provoca una disminución en el nivel de colesterol dañino conformado por lipoproteínas de baja densidad, así como un aumento en el nivel del colesterol protector conformado por lipoproteínas de alta densidad. También brinda protección contra los daños causados por los radicales libres y se ha demostrado que contribuye a mejorar el control de los niveles elevados de triglicéridos en sangre que son tan comunes en la diabetes.[13] Algunos de estos efectos podrían estar relacionados con la capacidad del aceite de oliva monoinsaturado para mejorar la sensibilidad a la insulina. Este efecto se ha observado no sólo en los diabéticos, sino también en voluntarios sin diabetes, entre ellos adolescentes y adultos de ambos sexos.[14,15]

El aceite de oliva es extremadamente versátil. Mejora el sabor del pescado, la pasta y las verduras; a menudo se usa como base de aliños (aderezos) para ensalada y como *dip* para darle un gran sabor al pan. Una alternativa al aceite de oliva es el aceite de nuez de macadamia (vea el recuadro anterior). Le recomendamos que evite los aceites vegetales con ácidos grasos omega-6 como los de girasol, semilla de uva, soya, maíz y alazor (cártamo).

Las grasas que son aún más estables para cocinar que las grasas monoinsaturadas son las grasas saturadas del aceite de coco. Estas grasas saturadas son distintas de las que se encuentran en los productos de origen animal, ya que son de cadena más corta. El aceite de coco contiene lo que se conoce como triglicéridos de cadena corta y mediana, mientras que las grasas saturadas de los productos de origen animal son triglicéridos de cadena larga. Al ser más cortos, los triglicéridos de cadena corta y mediana son metabolizados por el cuerpo de manera distinta. De hecho, se ha demostrado que estas grasas promueven la pérdida de peso al incrementar la quema de calorías (termogénesis) y que también disminuyen el nivel de colesterol.[16]

Otro elemento importante para consumir los tipos correctos de grasas es comer pescado rico en ácidos grasos omega-3, como salmón, caballa (escombro), arenque y halibut (hipogloso), o bien, tomar suplementos de aceite de pescado de calidad farmacéutica (estos se discuten en la página 137). Los ácidos grasos omega-3 del pescado brindan una protección significativa no sólo contra la diabetes, sino también contra las enfermedades cardíacas y los principales tipos de cáncer, como los de pulmón, colon, mama y próstata.[17,18] Si bien lo alentamos a que coma más pescado, es necesario que le demos algunas directrices. Casi todo el pescado contiene cantidades ínfimas de mercurio metílico. En la mayoría de los casos, esto no es razón para preocuparse debido a que se encuentra en niveles muy bajos. Los pescados que tienen la mayor probabilidad de contener los niveles más bajos de mercurio metílico son el salmón (niveles generalmente no detectables), el bacalao (abadejo), la caballa (escombro), el atún de agua fría, el pez gato criado y el arenque. Pero ciertos pescados, particularmente el pez espada, el tiburón y otros grandes peces depredadores, pueden contener niveles elevados de mercurio metílico. Los peces absorben el mercurio metílico del agua y las plantas acuáticas. Los grandes peces depredadores también lo absorben de sus presas. El mercurio metílico se liga fuertemente a las proteínas que se encuentran en los tejidos de los peces, incluyendo sus músculos; el cocimiento no disminuye significativamente el contenido de mercurio. También es importante hacer notar que, alrededor del mundo, han ido aumentado drásticamente los niveles de mercurio metílico en el pescado de agua dulce. Como regla general, debemos suponer que el pescado de agua dulce está repleto de mercurio, a menos que específicamente se haya comprobado lo contrario.

Le sugerimos limitar su consumo de pescado a no más de alrededor de 2 libras (0,9 kg) a la semana. Eso equivale a cuatro raciones de 8 onzas (224 g) cada una a la semana como máximo. Limite su consumo de pez espada, tiburón y atún de agua caliente, comiendo estos tipos de pescado sólo ocasionalmente, y restrinja su consumo de cualquier tipo de pescado de agua dulce a no más de una vez por semana (las mujeres en edad fértil que pudieran quedar embarazadas y los niños deben evitar todos estos tipos de pescado por completo), y prepárelo al horno o al vapor, evitando comer pescado frito, asado a la parrilla o tipo barbacoa.

Suplementos clave para prevenir la diabetes del tipo II

En esta era de alimentos procesados y estilos de vida acelerados y estresantes, puede ser difícil —y quizás hasta imposible— nutrir su cuerpo sólo a través de la alimentación. Esto es particularmente cierto si usted se quiere dar la mejor oportunidad de prevenir la diabetes y otras enfermedades crónicas. Si usted es como la mayoría de las personas, es probable que necesite un poco de ayuda en la forma de suplementos nutricionales. Le recomendamos tres suplementos nutricionales clave que le ayudarán a promover la buena salud y prevenir las enfermedades:

1. Un suplemento multivitamínico y de minerales
2. Una bebida verde
3. Un suplemento de aceite de pescado de calidad farmacéutica

Suplementos multivitamínicos y de minerales

Una fórmula multivitamínica y de minerales de alta potencia, especialmente una que le brinde niveles suficientes de nutrientes antioxidantes, le permite asegurarse de que le está dando a su cuerpo todas las

Advertencia acerca del té verde

El té verde, las bebidas verdes, las verduras de hojas verdes y otras fuentes naturales de vitamina K pueden interferir con la acción de un medicamento anticoagulante llamado *Coumadin* (warfarina). Este fármaco bloquea la coagulación sanguínea y esto lo logra, en parte, interfiriendo con las acciones de la vitamina K. Sin embargo, el *Coumadin* se puede usar con eficacia aunque consuma alimentos que contengan vitamina K, siempre y cuando las cantidades que consuma de estos alimentos sean constantes día tras día. Las pruebas de sangre estándares que se hacen a las personas que toman *Coumadin* le permiten a los médicos ajustar la dosis de este medicamento para compensar cualquier aumento en el consumo de vitamina K.

vitaminas y minerales esenciales que necesita. La deficiencia de cualquiera de varios nutrientes clave requeridos para la síntesis y funcionamiento correctos de la insulina puede conducir a alteraciones en el metabolismo del azúcar. Los nutrientes que son de particular importancia son las vitaminas del complejo B y los minerales magnesio, cromo, zinc y manganeso. El uso de suplementos multivitamínicos y de minerales se relaciona con una reducción de cuando menos un 30 por ciento en el riesgo de desarrollar diabetes en los hombres y del 16 por ciento en las mujeres; sin embargo, en nuestra opinión, los suplementos que se usaron en estos estudios distan mucho de ser ideales.[19] En el Apéndice H que aparece en las páginas 371–374, incluimos nuestras recomendaciones para seleccionar una fórmula de alta calidad, mientras que en el Capítulo 7 abordamos con mayor profundidad el papel individual de cada uno de los nutrientes que ayudan a combatir la diabetes.

Lo mejor es tomar suplementos multivitamínicos y de minerales junto con las comidas. Puede tomarlos justo antes o justo después de la comida, dependiendo de cual sea su preferencia. Si está tomando más de un par de pastillas, quizá le sea más cómodo tomarlas al iniciar la comida. Tomar un puñado de pastillas con el estómago lleno puede causarle un poco de malestar estomacal.

Bebidas verdes

El término *bebida verde* se refiere al té verde y a diversos productos comercialmente disponibles que contienen cebada silvestre deshidratada (*barley grass*), pasto de trigo *wheat grass*) o algas como la clorela o la espirulina. Estas fórmulas se rehidratan mezclándolas con agua o jugo. Algunas de las marcas más populares son *Enriching Greens*, *Green Magma*, *Kyo-Green*, *Greens +*, *Barlean's Greens* y *ProGreens*. Estos productos, los cuales están repletos de compuestos fitoquímicos, especialmente carotenos y clorofila, son más prácticos que tratar de germinar y cultivar sus propias plantas. Otra de sus ventajas es que tienden a tener un mejor sabor que, por ejemplo, el jugo de pasto de trigo sin diluir.

Los alimentos verdes como la cebada silvestre joven, el pasto de trigo, la espirulina y la clorela son excepcionalmente ricos en valor nutricional. El uso de cualquiera de las marcas populares antes listadas es una manera más práctica y concentrada de ingerir compuestos fitoquímicos en comparación con tener que comer de dos a cuatro tazas de una buena ensalada. Le recomendamos beber de una a dos raciones al día, además de seguir una alimentación rica en compuestos fitoquímicos. Trate de consumir estas bebidas 20 minutos antes o 2 horas después de una comida. (*Nota*: estas bebidas se consiguen en las tiendas de productos naturales).

Suplementos de aceite de pescado de calidad farmacéutica

Agregar un suplemento de aceite de pescado a su rutina diaria le permite asegurar que su cuerpo esté recibiendo cantidades suficientes de estos aceites importantes. Usar un suplemento de aceite de pescado de alta calidad es la solución perfecta para quienes desean obtener los beneficios del aceite de pescado, pero sin el mercurio, los policlorobifenilos, las dioxinas y otros contaminantes que a menudo se encuentran en el pescado.

Nosotros preferimos los aceites de pescado por encima del aceite de semilla de lino, porque aunque el cuerpo puede convertir el ácido alfa-linolénico de este aceite en moléculas más potentes de ácido eicosapentaenoico (AEP o *EPA*). Nosotros usamos el término de calidad *farmacéutica* para referirnos a un producto de aceite de pescado de alta potencia que también esté libre de metales pesados, contaminantes ambientales, peróxidos lipídicos y otros compuestos dañinos. El producto específico que recomendamos es *RxOmega-3 Factors* de Natural Factors porque conocemos directamente el control de calidad que lleva esta empresa para asegurar que sus productos estén libres de contaminantes. Cada cápsula le suministra 600 mg de ácidos grasos omega-3 de cadena larga (400 mg de AEP y 200 mg de ADH). Le recomendamos que tome una cápsula al día para la salud en general; si necesita un mayor apoyo, entonces aumente la dosis a dos o tres cápsulas al día.

Es mejor tomar suplementos de aceite de pescado al inicio o poco antes de una comida para evitar quedarse con un resabio sabor a pescado; algunas personas eructan un poco el aceite si lo toman al final de una comida con el estómago lleno.

Comentarios finales

La diabetes del tipo II es una enfermedad progresiva, pero se puede detener e incluso revertir. Eso debe quedarle claro. Aproveche la oportunidad de tener una buena salud mientras aún pueda. La diabetes, al igual que la mayoría de las enfermedades, es más fácil de revertir cuando aún está en sus etapas tempranas. Y como en el caso de muchas otras enfermedades, es más fácil prevenirla que tratarla. El cuerpo humano es una de las creaciones más increíbles del mundo. Es el contenedor de su alma, entonces cuídelo y nútralo para que le sirva bien.

Segunda Parte

Cómo tratar la diabetes con la medicina natural

Capítulo 6

Cómo monitorear la diabetes

Los aliados más importantes de los diabéticos son los conocimientos y la atención constante. El diabético que realmente se esfuerza por conocer todo lo relacionado con su afección y que asume la responsabilidad principal de llevar a cabo un programa cuidadosamente supervisado de vigilancia disfrutará una probabilidad mucho mayor de tener una vida larga y saludable. Por el contrario, las personas que no saben en qué consiste su enfermedad y que se niegan a someterse a análisis regulares o bien a llevar a cabo un programa de autovigilancia enfrentarán una probabilidad mucho mayor de pasar por años de sufrimientos innecesarios y padecerán, la mayoría de las veces, problemas catastróficos de salud.

A menos que se maneje y se supervise adecuadamente, la diabetes representa un estado de anarquía bioquímica que daña los órganos y da por resultado un proceso de envejecimiento acelerado. Afecta muchos de los sistemas complejos de control que con exactitud dirigen los procesos físicos y protegen al cuerpo. A fin de recobrar este control, los diabéticos tienen que aprender a vigilar de cerca su nivel de glucosa sanguínea, los factores de riesgo que producen la arterosclerosis (endurecimiento de las arterias), la presión arterial, su índice de masa corporal, su condición física y otros elementos que determinan el riesgo de desarrollar complicaciones diabéticas y de experimentar un deterioro en su calidad de vida.

Por fortuna, los diabéticos que atienden estos factores de riesgo de manera constante y precisa por medio de análisis regulares —así como un programa cuidadosamente supervisado de autovigilancia— se beneficiarán mucho más de las modificaciones que realicen a su estilo de vida, su alimentación, a sus suplementos alimentarios y, cuando se requiera, a sus medicamentos. Ajustar cualquiera de estos factores sin un programa de vigilancia constante y cuidadosa sería como pretender repintar la casa en la oscuridad. Al no contar con una forma exacta y regular de medir los avances, es poco probable que los esfuerzos por mejorar la salud tengan éxito.

Las recomendaciones con respecto a la alimentación, los suplementos y el estilo de vida que se hacen en este libro producirán una clara mejoría en el control sobre el nivel de glucosa, según se podrá observar a través de los resultados obtenidos por medio de las diversas herramientas de vigilancia, sobre todo en cuanto a los niveles de glucosa sanguínea que mida el mismo diabético. Hemos observado que el apego de los pacientes a nuestro programa aumenta cuando empiezan a lograr buenos resultados por medio del mismo. Utilice las pruebas de monitoreo comúnmente disponibles para asegurarse de que va por buen camino.

El monitoreo de la glucosa por la orina

Hasta mediados de los años 70, la única opción con la que los diabéticos contaban para vigilar su nivel de glucosa sanguínea era el monitoreo indirecto por medio de pruebas de glucosa en la orina. Normalmente los riñones son capaces de retener toda la glucosa sanguínea que filtran constantemente. No obstante, si el nivel de glucosa en la sangre aumenta demasiado, los riñones ya no logran retener toda la glucosa sanguínea que filtran y esta empieza a aparecer en la orina. En vista de que los riñones del diabético común son capaces de retener hasta un nivel de más o menos 180 mg/dL (10 mmol/L) de glucosa sanguínea, un resultado negativo de glucosa en orina indica que desde la vez anterior de orinar el nivel de glucosa en la sangre se ha mantenido por debajo de 180 mg/dL (10 mmol/L). Desafortunadamente las pruebas de glucosa en orina no detectan un nivel de glucosa sanguínea por debajo de 180 mg/dL (10 mmol/L). Por lo tanto, se trata de un método poco preciso para controlar el nivel de glucosa en la sangre y resulta totalmente inútil para descubrir un nivel peligrosamente bajo de glucosa sanguínea (el cual se llama hipoglucemia).[1] Además, no detecta un nivel extremadamente alto de glucosa en la sangre. Por lo tanto, el monitoreo de la glucosa por la orina tiene muy poca utilidad para determinar el éxito de un programa para controlar la glucosa sanguínea y no proporciona información suficiente cuando se trata de ajustar el estilo de vida, la alimentación y otros tratamientos. En la actualidad la mayoría de los diabéticos pueden olvidarse de medir la glucosa en su orina siempre y cuando estén dispuestos a seguir (y capaces de hacerlo) un programa adecuado de vigilancia de su nivel de glucosa en la sangre.

La prueba de cetonas en orina

La glucosa es un combustible celular que se consume de manera limpia, pues sólo genera dióxido de carbono (el cual se desecha a través de la respiración) y agua. En todas las circunstancias en que el cuerpo debe derivar su fuente principal de energía de la grasa, un grupo de sustancias ácidas llamadas cetonas se manifiesta como producto secundario del proceso. Si el nivel de cetonas sube lo suficiente, aparecen en la orina. Así sucede al existir un estado de inanición, al seguir una dieta muy baja en carbohidratos (las dietas al estilo de la de Atkins) y cuando las náuseas le impiden a una mujer embarazada comer.

De igual manera habrá cetonas en la orina del diabético cuando exista una grave deficiencia en la disponibilidad o la actividad de la insulina. Así puede ocurrir cuando el diabético dependiente de la insulina deja de ingerirla, ya sea de manera accidental o intencional. También llega a suceder cuando el paciente se enferma, sufre una lesión o recibe altas dosis de medicamentos relacionados con la cortisona. Todos estos fenómenos pueden tener como consecuencia una grave disminución en la eficacia de la insulina, volviéndose las células incapaces de asimilar y aprovechar la glucosa. En tales circunstancias, el nivel de glucosa en la sangre sube a un nivel muy alto, las células que no pueden recibir glucosa utilizan grandes cantidades de grasa y la sangre se contamina con niveles tóxicos de cetonas ácidas. También se da un proceso acelerado y grave de deshidratación, ya que los riñones son incapaces de retener el agua en presencia de niveles tan extraordinariamente altos de glucosa sanguínea. Este estado peligroso, que se llama *cetoacidosis diabética*, debe tratarse como una urgencia médica y por lo común requiere la administración intravenosa de insulina, de grandes cantidades de líquidos intravenosos y de vigilancia atenta, generalmente en una unidad de cuidados intensivos. Hacer caso omiso de la cetoacidosis puede conducir rápidamente a la muerte.

A causa de ello, las pruebas de cetonas en orina (*urine ketone testing*) representan una parte importante del programa de vigilancia, de manera particular (pero no exclusiva) en los pacientes que padecen la diabetes dependiente de la insulina. La presencia de cetonas en la orina (acompañada de niveles altos de glucosa sanguínea) puede indicar una cetoacidosis inminente o incluso presente, por lo que requiere atención médica inmediata. Por esta razón, todos los diabéticos deben hacerse pruebas frecuentes de cetonas en orina durante temporadas de enfermedad aguda o de mucho estrés, sobre todo cuando sus niveles de glucosa sanguínea permanezcan elevados de manera consistente (> 300 mg/dL [16,7 mmol/L]); también deben hacérselas regularmente durante el embarazo o cuando haya síntomas propios de la cetoacidosis, como náuseas, vómitos o dolor abdominal. Fuera de estas circunstancias, no se recomienda ningún programa específico de monitoreo de las cetonas en orina.

La autovigilancia de la glucosa sanguínea

La autovigilancia de la glucosa sanguínea (o *SMBG* por sus siglas en inglés) ha transformado el tratamiento de la diabetes en unos cuantos años desde que primero se aplicó.[2] Desde que se publicó la obra fundamental *Estudio del control y las complicaciones de la diabetes*[3] (que

El rango óptimo para el nivel de glucosa medido por el diabético*

En ayunas o antes de comer: 80 a 110 mg/dL (4,4 a 6,7 mmol/L)
2 horas después de comer (posprandial): menos de 140 mg/dL
(7,8 mmol/L)
Al acostarse: 100 a 140 mg/dL (5,6 a 7,8 mmol/L)

Por favor tenga presente que se trata de valores de glucosa en sangre entera que típicamente se ubican 10 mg/dL (0,6 mmol/L) por encima de los valores que su médico obtiene en suero (el suero es el líquido en la sangre menos las células de sangre). Para evitar confundir los números, algunos aparatos para la vigilancia casera de la glucosa, incluso los que utilizan muestras de sangre entera, se calibran a los niveles de suero. Revise los documentos de su monitor de glucosa para averiguar si está calibrado para determinar los niveles de glucosa en sangre entera (*whole blood glucose levels*) o en suero (*serum glucose levels*).

*Pueden ser aceptables valores ligeramente más altos en las personas mayores o en niños pequeños debido a un riesgo más alto de sufrir una hipoglucemia peligrosa.

examina el control intenso de la glucosa en los diabéticos del tipo I), así como el *Estudio de la Diabetes del Reino Unido* [4] (que examina el control intenso de la glucosa en los diabéticos del tipo II), goza de amplia aceptación el concepto de que el control de la glucosa en la sangre es el factor más importante para determinar el riesgo que las complicaciones graves de la diabetes del tipo I y del tipo II pueden tener a largo plazo. Los diabéticos que no se mantienen al tanto de su nivel de glucosa sanguínea y que no se esfuerzan al máximo por controlarlo con toda probabilidad experimentarán un aumento significativo en su riesgo de padecer problemas graves de salud, como enfermedades oculares, de los riñones y cardíacos, así como una multitud de otros males, como depresión, fatiga, impotencia e infecciones crónicas. La autovigilancia del nivel de glucosa en la sangre es importante por diversas razones, pues sirve para:[5]

1. Ajustar el tratamiento para lograr un control adecuado de la glucosa sanguínea
2. Detectar y diagnosticar la hipoglucemia
3. Adecuar los cuidados a las circunstancias de la vida diaria (alimentación, ejercicio, estrés, enfermedades)
4. Detectar y tratar la hiperglucemia extrema (nivel alto de glucosa en la sangre)
5. Aumentar la conformidad con la terapia (ayuda a combatir la apatía y la negación)
6. Incrementar la motivación, ya que la información tanto positiva como negativa se obtiene de manera inmediata

La diabetes del tipo I y la autovigilancia de la glucosa sanguínea

Sin lugar a dudas, todos los diabéticos del tipo I deben vigilar su nivel de glucosa sanguínea con frecuencia si desean lograr y mantener un estado de buena salud. Cuando no hay diabetes, el páncreas vigila el nivel de glucosa en la sangre de manera constante y ajusta la producción de insulina de acuerdo con los cambios que se dan a cada momento. A fin de lograr niveles de glucosa sanguínea lo más cercano posible a lo normal, los diabéticos del tipo I tienen que reproducir esta situación natural de la manera más exacta que puedan. Por lo tanto, deben vigilar su nivel de glucosa sanguínea con frecuencia y aprender a utilizar esta información para ajustar de manera constante sus inyecciones de insulina, alimentación y ejercicio. Hasta hace muy poco, con frecuencia se les recetaban a los diabéticos del tipo I combinaciones de insulina de acción corta y mediana o bien larga una o dos veces al día, y muchos medían su nivel de glucosa de manera poco frecuente, algunos ni siquiera una vez al día.

Tal tendencia está cambiando rápidamente. Cada vez con mayor frecuencia se les capacita a los diabéticos para mantener su nivel de glucosa

El programa óptimo para la autovigilancia de la glucosa

1. Mídasela al despertar y justo antes de cada comida. El nivel ideal de glucosa sanguínea antes de comer es de menos de 120 mg/dL (6,7 mmol/L).
2. Mídasela 2 horas después de cada comida. El nivel ideal de glucosa sanguínea 2 horas después de comer es de menos de 140 mg/dL (7,7 mmol/L).
3. Mídasela antes de acostarse. El nivel ideal de glucosa sanguínea al acostarse es de menos de 140 mg/dL (7,7 mmol/L).

en un rango ideal a lo largo del día, por medio de una combinación de terapia insulínica intensiva y vigilancia frecuente del nivel de glucosa en la sangre. Tal estrategia es posible en gran medida debido a una nueva generación de insulinas de acción rápida y duración corta. La terapia insulínica intensiva requiere inyecciones frecuentes de estas insulinas más nuevas de duración muy corta (*Humalog* [insulina lispro] o *Novolog* [insulina aspart]) o bien que se use una bomba de insulina (un aparato electrónico que proporciona un aporte continuo de insulina de acción muy corta, agregando inyecciones adicionales antes de comer).

La terapia insulínica intensiva le permite al diabético lograr niveles casi normales de glucosa en la sangre además de una mayor flexibilidad en su estilo de vida. Las inyecciones convencionales de insulina, al ser poco frecuentes, lo obligan a organizar en torno suyo las comidas y otros aspectos del estilo de vida para no enfrentar anormalidades graves en el nivel de glucosa sanguínea. Por el contrario, la terapia insulínica intensiva, la cual depende de una insulina de duración corta y acción muy rápida, permite ajustar la oportunidad y el tamaño de las dosis a los acontecimientos del día.[6] Si bien es posible que se requieran inyecciones múltiples (normalmente antes de cada comida y con frecuencia a la hora de acostarse), así como medirse la glucosa sanguínea hasta seis veces al día o más, la terapia insulínica intensiva brinda una mayor libertad alimentaria y en el estilo de vida, una calidad de vida más alta, un mayor bienestar y un control de la glucosa que se aproxima al de la persona que no padece diabetes, lo cual resulta esencial para gozar de buena salud a largo plazo.

Se han logrado grandes avances al desarrollar formas más fáciles de aportar insulina de manera intensiva (más parecida al proceso natural). De las tecnologías que buscan satisfacer esta necesidad, las bombas de insulina son las que más llaman la atención, junto con algunos avances en cuanto al transplante de células pancreáticas o incluso a la regeneración pancreática. Los avances extraordinarios que se han logrado en el campo de la tecnología para vigilar la glucosa también han facilitado más que nunca la tarea de la vigilancia intensiva.

La diabetes del tipo II y la autovigilancia de la glucosa sanguínea

La autovigilancia de la glucosa también ocupa un sitio importante en el manejo de la diabetes del tipo II. Todos los diabéticos del tipo II se ubican en algún punto sobre el espectro que se extiende desde la intolerancia leve a la glucosa (acompañada de resistencia a la insulina y de niveles de insulina más altos que lo normal) hasta las formas más avanzadas de esta afección (caracterizadas por una resistencia más severa a la insulina, la posibilidad de un nivel muy alto de glucosa, la cetoacidosis y la falla pancreática parcial o casi total, la cual conlleva la falta de insulina). Según la severidad del caso, la autovigilancia de la glucosa desempeña un papel de mayor o menor importancia. Cada diabético del tipo II debe poseer un monitor de glucosa y familiarizarse por completo con su uso. Incluso los diabéticos cuyo nivel de glucosa se mantiene bien controlado por medio de la alimentación, el estilo de vida y los suplementos deben medirse ellos mismos el nivel de glucosa sanguínea con regularidad.

Por su parte, los diabéticos del tipo II que no se tratan con insulina y cuyo nivel de glucosa en la sangre está bien controlado —de acuerdo con pruebas de laboratorio realizadas con regularidad (según se comentarán más adelante en este capítulo)— también harán bien en medirse la glucosa de manera intensiva a lo largo de un día especialmente designado para ello, repitiendo el procedimiento a intervalos de entre una y

¿Conoce su nivel de péptidos C?

Es muy importante saber si el páncreas de un diabético está produciendo insulina y, si lo está haciendo, cuánta. Este dato puede influir mucho en el tratamiento, sobre todo en el diabético que tiene la esperanza de evitar la insulina o de dejar de usarla. El nivel de producción pancreática de insulina también puede determinar en parte con qué tipo de medicamentos o de productos naturales existe la mayor probabilidad de obtener buenos resultados. Una vez que se sepa qué tan bien está produciendo insulina el páncreas, es posible concentrarse en reponer las deficiencias en la producción de insulina, estimular la producción de insulina, preservar la función pancreática, reducir la resistencia a la insulina o combinar estos esfuerzos terapéuticos.

Bueno, pues ¿cómo podemos determinar qué tan bien está produciendo insulina el páncreas? Una forma es por medio del nivel de una sustancia que se conoce como péptidos C (*C-peptides*). El páncreas produce primero una proteína grande que se llama proinsulina. Unas enzimas le sustraen un pedazo (el péptido C) a esta proteína y tanto el péptido C como la insulina restante se liberan al torrente sanguíneo (vea la figura 6.1). La insulina inyectada no tiene péptido C. Por lo tanto, incluso en los diabéticos que ya toman insulina, la medida de péptido C puede ayudar a determinar el grado de función pancreática que resta. Resulta particularmente importante en los diabéticos del tipo II que tienen un control deficiente de la glucosa sanguínea. Un nivel alto o normal de péptidos C en un diabético del tipo II confirma que el páncreas produce insulina, por lo que conviene concentrarse en esfuerzos que reduzcan la resistencia a la insulina y que mejoren la sensibilidad a la misma. Por el contrario, es probable que un diabético del tipo II con un nivel de glucosa mal controlado y niveles bajos de péptidos C requiera tomar insulina.

Nota: no confunda los péptidos C con la proteína C-reactiva, un indicador de inflamación sistémica e indicio del riesgo de sufrir enfermedades cardíacas.

tres semanas. En el día asignado, la persona debe revisarse la glucosa sanguínea antes de desayunar (en ayunas), justo antes de cada comida, 2 horas después de cada comida y antes de acostarse, y anotar los resultados en un diario, además de detallar su alimentación, ejercicios y suplementos. Hacer esto de manera regular y cada vez que ocurran cambios significativos en la alimentación o en el estilo de vida le permite al diabético del tipo II cobrar mayor conciencia de los efectos que diversos factores tienen sobre su nivel de glucosa. Los diabéticos del tipo II cuyo nivel de glucosa no se controla bien deben vigilarlo de manera intensiva diariamente y buscar ayuda profesional para recobrar un control óptimo.

Múltiples factores alimentarios, los suplementos, el ejercicio, el estrés y las enfermedades llegan a tener un impacto significativo en el control de la glucosa. Estar bien consciente de la forma en que todo ello influye en la diabetes ayudará a motivar a los diabéticos del tipo II a realizar cambios positivos y les proporcionará información inmediata acerca del éxito o el fracaso de cualquier cambio que lleven a cabo.

Los diabéticos en quienes la enfermedad haya avanzado más y cuya producción pancreática de insulina se haya disminuido posiblemente se beneficien también del esfuerzo por establecer de manera consistente un control casi normal de la glucosa por medio de una terapia insulínica intensiva parecida a la que utilizan los diabéticos del tipo I.[7] Para calcular aproximadamente cuánta insulina produce el diabético del tipo II es posible realizar la prueba de los niveles de *péptidos C* en sangre, como una manera de ayudar a determinar si conviene tratarse con insulina o no. El diabético que sigue un programa de terapia insulínica intensiva debe revisarse él mismo el nivel de glucosa sanguínea con la misma frecuencia que un diabético del tipo I que sigue un programa intensivo semejante con insulina (o sea, normalmente antes de cada comida así como 2 horas después).

Muchos casos avanzados de diabetes del tipo II se caracterizan por una menor producción de insulina (evidente por niveles de péptidos C más bajos que lo normal). Para lograr un nivel óptimo de glucosa en estos individuos, la tendencia común es inyectarles una insulina nueva de acción muy larga —*Lantus* (insulina glargina)—, la cual libera insulina de manera continua durante 24 horas, además de atender a la alimentación y los medicamentos (en el capítulo 9 se describirán los productos naturales que en ocasiones permiten reducir o reemplazar los

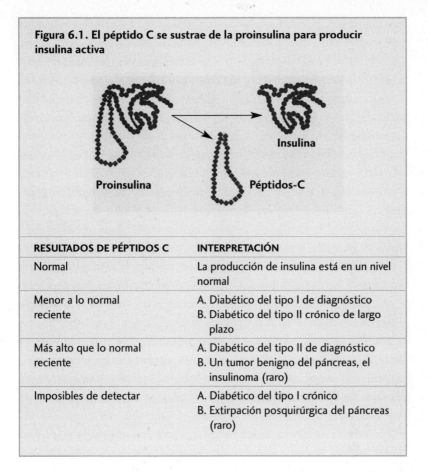

Figura 6.1. El péptido C se sustrae de la proinsulina para producir insulina activa

RESULTADOS DE PÉPTIDOS C	INTERPRETACIÓN
Normal	La producción de insulina está en un nivel normal
Menor a lo normal reciente	A. Diabético del tipo I de diagnóstico B. Diabético del tipo II crónico de largo plazo
Más alto que lo normal reciente	A. Diabético del tipo II de diagnóstico B. Un tumor benigno del páncreas, el insulinoma (raro)
Imposibles de detectar	A. Diabético del tipo I crónico B. Extirpación posquirúrgica del páncreas (raro)

medicamentos). Los diabéticos que sigan este tipo de programa tendrán que medirse la glucosa con frecuencia (normalmente antes de cada comida así como 2 horas después).

La autovigilancia de la glucosa sanguínea: una tecnología en rápida evolución

Se han dado avances tecnológicos gigantescos en relación con la autovigilancia de la glucosa, empezando por la aparición de las tiras reactivas para medírsela. Hasta hace relativamente poco, para medirse la glucosa en casa, la mayoría de los diabéticos se pinchaban profundamente el dedo, colocaban una gota grande de sangre en un extremo de una tira reactiva para la glucosa, limpiaban la sangre después de determinado número de segundos y luego se revisaban la glucosa comparando el color de la punta de la tira con unas cajas de colores específicos. Si bien esta técnica significó un enorme avance, ya que los diabéticos podían revisarse la glucosa en casa, requería una gota bastante grande de sangre (es decir, había que hacerse un piquete bastante profundo y doloroso en el dedo) y una buena visión (que algunos diabéticos carecen) para hacer las comparaciones.

Afortunadamente, en años más recientes se han dado grandes pasos en el desarrollo de aparatos electrónicos que permiten llevar a cabo la autovigilancia de la glucosa de manera menos dolorosa y tardada, así como más sencilla y precisa. Los mejores aparatos para vigilar la glucosa son unas maravillas de la tecnología electrónica y la miniaturización y requieren cantidades mínimas de sangre. Por lo tanto, los piquetes en el dedo que hay que hacerse son muy superficiales y rara vez duelen. Asimismo, muchos de los aparatos más recientes permiten que se extraigan gotas minúsculas de sangre por medio de piquetes superficiales prácticamente indoloros en los brazos, lo cual les permite a los diabéticos descansar los dedos si les duelen a causa del gran número de pruebas. De esta forma, obtienen mediciones más frecuentes de su nivel de glucosa con un mínimo de molestias.

La mayoría de las máquinas nuevas también son muy fáciles de transportar, rápidas en proporcionar los resultados y muy sencillas de usar. Un diabético puede optar, por ejemplo, por alguna de las más pequeñas y simples que requieren cantidades minúsculas de sangre (hasta un 1/3 de un microlitro de sangre, lo cual equivale al tamaño de la cabeza de un alfiler) sin necesidad de que oprima ningún botón. Por su parte, los diabéticos que se sientan a gusto con el manejo de la tecnología tal vez prefieran aparatos más complicados que poseen una gama cada vez más amplia de posibilidades. Entre las características más sofisticadas de estas máquinas están las siguientes:

- Muchas unidades le permiten al usuario pasar sus mediciones de glucosa en la sangre a una computadora para utilizarlas con diversos programas de computación.
- Algunas unidades se conectan con asistentes digitales personales como una *Palm* o una *Pocket PC* e incluyen programas de com-

putación para asistentes digitales personales que permiten almacenar los datos de la glucosa y controlar la diabetes.

- Algunas unidades cuentan con un asistente digital personal integrado que le permite al usuario planear y mantenerse al corriente del ejercicio que hace, la composición de sus menús, la dosificación de insulina o medicamentos y los resultados de sus mediciones de glucosa y análisis.
- Algunas utilizan cartuchos que contienen varios aparatos de análisis, para evitar que se tenga que cargar una tira reactiva nueva cada vez.
- Algunas utilizan un sistema de voz audible para guiar al usuario al realizar las pruebas y comunicarle los resultados.
- Algunas combinan el medidor del nivel de glucosa con un sistema para la inyección de insulina.

La tecnología disponible para la autovigilancia de la glucosa definitivamente está progresando a una velocidad increíble. Conforme se hace cada vez más evidente que vigilarse con frecuencia los niveles de glucosa resulta esencial para controlar de manera óptima dichos niveles en muchos diabéticos, la tecnología para hacerlo posible está mejorando cada vez más.

GlucoWatch

Sin duda alguna, el avance más importante en lo que se refiere a la vigilancia de la glucosa sanguínea es el aparato conocido como Gluco Watch.[8] El GlucoWatch se usa a la manera de un reloj de pulsera. Por medio de una corriente eléctrica débil, el aparato extrae una pequeñísima cantidad de líquido a través de la piel. Un sensor fino de plástico ubicado en el dorso del reloj mide los niveles de glucosa en este líquido —en lugar de la sangre— cada 20 minutos a lo largo de 12 horas. El aparato hace sonar una alarma si el nivel de glucosa del usuario alcanza un nivel peligrosamente alto o bajo.

Los estudios clínicos realizados por el fabricante indican que las mediciones obtenidas por el GlucoWatch son, en términos generales, consistentes con los resultados obtenidos por medio de pruebas tradicionales de sangre a través de piquetes en el dedo.[9] No obstante, difieren

Figura 6.2. Hemoglobina glicosilada

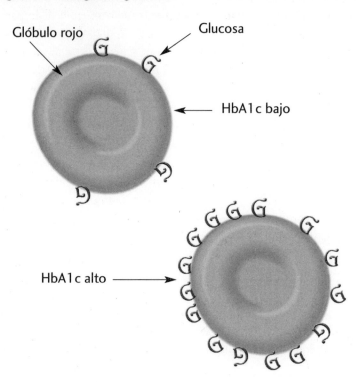

Glóbulo rojo

Glucosa

HbA1c bajo

HbA1c alto

de estos en más del 30 por ciento hasta un 25 por ciento de las veces. El GlucoWatch es menos eficaz para detectar niveles muy bajos de glucosa (llamado hipoglucemia) que para los niveles muy altos de esta (llamado hiperglucemia). No mide la glucosa para nada si el brazo del usuario está demasiado sudoroso y en los estudios clínicos causó una irritación entre leve y moderada de la piel en por lo menos el 50 por ciento de los participantes.

Este tipo de aparato representa un importante primer paso hacia un nuevo rumbo en la vigilancia de los niveles de glucosa. La vigilancia continua y extensa de estos niveles les permite a los médicos observar patrones imposibles de rastrear por medio de pruebas únicas. Debido al potencial de error que sin duda existe, los médicos y los diabéticos nunca deben basarse sólo en la lectura del GlucoWatch para modificar la dosificación de la insulina. Por el contrario, antes de tomar cualquier acción los resultados del GlucoWatch deben interpretarse por medio de varias lecturas seguidas a lo largo de cierto tiempo, además de confirmarse siempre con un aparato que utilice un piquete en el dedo para determinar los niveles de glucosa en la sangre. A causa de estas limitantes, la mayoría de las personas harían bien en esperar un poco para que esta tecnología madure antes de renunciar a su monitor convencional de glucosa. Sin embargo, el advenimiento del aparato deja poca duda en cuanto al hecho de que los diabéticos terminarán por dejar atrás los piquetes en los dedos.

La vigilancia profesional de la glucosa sanguínea

A pesar de que los diabéticos deben hacerse cargo de su afección y controlar en gran medida su alimentación, estilo de vida y vigilancia de la glucosa, es poco probable que tengan éxito si no cuentan con orientación profesional. La diabetes es una enfermedad en la que los médicos alópatas, los médicos naturópatas y los instructores certificados en diabetes deben desempeñar un papel significativo para instruir y capacitar al paciente, así como para prescribir los cuidados apropiados. Un gran número de estudios han establecido que la vigilancia profesional del control de la glucosa a través de mediciones de laboratorio llega a tener gran impacto en la salud a largo plazo del diabético.

LA HEMOGLOBINA A_1C, UNA PROTEÍNA SANGUÍNEA RECUBIERTA DE GLUCOSA | Los glóbulos rojos tienen un promedio de vida de 120 días. Si se da un exceso de glucosa a lo largo de este tiempo, algunos componentes del glóbulo rojo (el pigmento rojo, la hemoglobina) se glicosilarán con glucosa (es decir, se "recubrirán de azúcar") (vea la figura 6.2 en la página anterior). La prueba A_1C de hemoglobina glicosilada (*glycosated hemoglobin A_1C test*) mide el porcentaje de hemoglobina recubierto de glucosa o glicosilado. A diferencia de las mediciones directas de la glucosa sanguínea, que detectan su nivel en el momento del análisis, la prueba A_1C refleja el nivel promedio de glucosa en la sangre a lo largo de los 3 meses anteriores. Diversos estudios han demostrado que el nivel de A_1C está estrechamente relacionado con el riesgo que se corre de sufrir complicaciones diabéticas.[10] Lo ideal es un nivel de A_1C del 6 por ciento o menos, el cual indica que el nivel promedio de glucosa se ubica en el rango propio, en esencia, de una persona que no sufre diabetes. Un A_1C de menos de 6 sería ideal pero tal vez inalcanzable para muchos diabéticos, y el hecho de no poder lograr la meta nunca podría desalentarlos. Afortunadamente la mayoría de los estudios indican que un A_1C de menos de 7 también significa una gran disminución en el riesgo de sufrir complicaciones diabéticas, por lo que representa la meta de la mayoría de los centros de enseñanza acerca de la diabetes. Debido a su gran importancia, todos los diabéticos, tanto los del tipo I como los del tipo II, deben hacerse medir la A_1C cada 2 a 4 meses, según la estabilidad de su afección. Suele hacerse en la consulta de un médico alópata o naturópata. Un nuevo aparato portátil para las pruebas de A_1C (vea www.A1CNow.net) permite realizar el análisis en el consultorio del médico o en el hogar.

LA FRUCTOSAMINA, OTRA PROTEÍNA RECUBIERTA DE GLUCOSA |
Además de la hemoglobina, otras proteínas se "recubren de azúcar" en la sangre de los diabéticos. Diversas proteínas sanguíneas sólo viven de 2 a 3 semanas, a diferencia de la hemoglobina de los glóbulos rojos, que vive de 3 a 4 meses. [11] La fructosamina (*fructosamine*) es una prueba que analiza las proteínas sanguíneas de más corta duración, pues refleja el nivel promedio de glucosa a lo largo de las últimas 2 a 3 semanas. Esta prueba se utiliza principalmente cuando el manejo de la diabetes es muy complejo y la insulina debe ajustarse de manera muy frecuente, por ejemplo en una mujer diabética del tipo I que está embarazada. Una vez que se disponga de aparatos portátiles para las pruebas de fructosamina (había uno, pero se descontinuó a causa de problemas técnicos), este análisis probablemente se recomiende mucho para ciertas afecciones. Particularmente los diabéticos del tipo II que en términos generales se controlan lo suficiente para obviar la autovigilancia frecuente de la glucosa se beneficiarían de evaluaciones de control más frecuentes que las proporcionadas por la A_1C.

EL SISTEMA DE MONITOREO CONTINUO DE LA GLUCOSA SANGUÍNEA | Un avance interesante es la posibilidad de vigilar la glucosa de manera continua por medio de un aparato que se lleva puesto en el cinturón (correa) hasta por 3 días, conectado a una diminuta aguja debajo de la piel. La aguja proporciona 288 mediciones de glucosa al día. Este sistema (conocido como el *MiniMed Continuous Glucose Monitoring System* o *CGMS*, de la compañía MiniMed Inc.,

800-440-7867)[12] lo coloca un médico que quiere conocer con más detalle cómo se controlan los niveles de glucosa de un diabético las 24 horas del día. La información resulta particularmente útil para diseñar un mejor régimen de insulina, alimentación y estilo de vida para los diabéticos del tipo I con resultados pobres de HgA_1C, así como cuando la autovigilancia de la glucosa en la sangre no revela con claridad cuáles son los cambios requeridos.[13] También es muy útil cuando hace falta modificar el tratamiento de los diabéticos del tipo I que padecen episodios frecuentes de hipoglucemia severa.[14]

La vigilancia profesional de otros factores de riesgo

Si bien resulta evidente que controlar el nivel de glucosa de manera óptima resulta clave para la buena salud del diabético, existen otros factores de riesgo que hay que vigilar con atención en todos los diabéticos. Detectar cualquier problema de manera temprana por medio de un programa de revisión y vigilancia regular permitirá llevar a cabo esfuerzos preventivos y tratamientos antes de que se den complicaciones serias o incluso problemas catastróficos.

La presión arterial

Por desgracia los diabéticos corren mucho riesgo de desarrollar problemas cardiovasculares como un derrame cerebral, un infarto o arterias bloqueadas en las piernas. También están en riesgo de desarrollar enfermedades renales a causa de daños a los vasos sanguíneos microscópicos de los riñones. Lograr un nivel normal de la glucosa sanguínea definitivamente reduce estos riesgos, pero otros factores también desempeñan un papel importante. Más de la mitad de los diabéticos (tanto del tipo I como del tipo II) sufren de presión arterial alta (hipertensión). Se ha demostrado que controlar la presión arterial alta reviste una importancia crítica para reducir el riesgo del diabético de padecer enfermedades cardiovasculares y renales.[15] También se ha demostrado que controlar la presión arterial de manera eficaz ayuda a mantener la sensibilidad a la insulina en el diabético. El tratamiento ideal mantendrá la presión arterial del diabético de manera consistente por debajo de 130/85. La forma de lograr esta meta se comenta en el capítulo 11, páginas 265–291.

Además de hacerse revisar la presión arterial al visitar al médico, es prudente que todos los diabéticos posean y utilicen con regularidad un monitor electrónico para vigilar su presión arterial en su domicilio. Las lecturas de la presión arterial tomadas en casa deben registrarse y el diabético debe llevar la máquina cuando vaya a consultar al médico, para que este revise las lecturas hechas en casa y se comparen las medidas tomadas por el monitor para el control de la presión arterial en casa con el del médico. Asimismo recomendamos a todos los diabéticos con antecedentes de presión arterial alta que de manera periódica (por lo menos una vez al año) se sometan a un control ambulatorio de la presión arterial.[16] Este procedimiento implica ponerse un brazalete especial, así como un aparato electrónico que permite realizar lecturas de la presión arterial a intervalos de varios minutos durante 24 horas o más. El monitoreo ambulatorio de la presión arterial le permite al médico determinar si la presión arterial se está controlando de manera ideal las 24 horas del día y en diversas circunstancias.

Los lípidos sanguíneos

Un fenómeno muy común de la diabetes son las anormalidades en el nivel de los lípidos sanguíneos (el colesterol, el LAD, el LBD, el LMBD y los triglicéridos). Se trata de una de las primeras manifestaciones de la resistencia a la insulina, la cual con frecuencia se da años antes de desarrollarse la diabetes del tipo II. Un gran número de estudios han demostrado la importancia de que todos los diabéticos se hagan regularmente pruebas de lípidos sanguíneos (llamados *blood lipids* en inglés), así como lo eficaz que resulta tratar las anormalidades de estos.[17] Por fortuna suele ser posible normalizar de manera efectiva los lípidos sanguíneos y reducir los riesgos que conllevan por medio de la alimentación, el ejercicio y varios productos naturales de salud (según se comentan en el capítulo 12, páginas 292–312). Lo ideal es que se procuren los siguientes niveles: de LBD, < 100 mg/dL; de triglicéridos, < 200 mg/dL; y de LAD, > 45 mg/dL (55 mg/dL para las mujeres).

El funcionamiento de los riñones

La diabetes es la causa principal de la insuficiencia renal, la diálisis y el trasplante de riñón.[18] Afortunadamente se ha demostrado que detectar cualquier problema renal de manera temprana y luego tratarlo con cuidado aumenta mucho la probabilidad de que se logre conservar el funcionamiento normal de los riñones. Todos los diabéticos deben someterse a un programa de monitoreo regular de las etapas tempranas de las enfermedades renales midiéndose el nivel de pequeñas cantidades de la proteína albúmina en la orina cada 3 meses al visitar al médico para hacerse medir la A_1C. La presencia de pequeñas cantidades de albúmina que se han pasado a los riñones desde la sangre constituye la primera señal de la enfermedad diabética de los riñones (la nefropatía).

La revisión física

Un especialista de los ojos (oftalmólogo) también debe estar al pendiente del diabético, haciéndole una revisión ocular de la retina (con las pupilas dilatadas) por lo menos una vez al año. También es importante que se les revise los pies a todos los diabéticos (normalmente cada 3 meses) para detectar fisuras o úlceras en la piel, uñas dañadas o anormalidades de las uñas, así como en la calidad de la circulación, además de hacer pruebas sensoriales para descartar la posibilidad de que los nervios estén dañados (debe determinarse la capacidad para percibir un monofilamento de nylon de grueso estándar cada 3 meses, además de realizarse una inspección visual de los pies). Antes de iniciar un programa de ejercicio o al contemplar cambios en el mismo, hay que efectuar pruebas en la estera mecánica (caminadora, *treadmill*). Estas pruebas son útiles para detectar obstrucciones de las arterias coronarias, así como para medir la condición aeróbica de manera general. En los diabéticos con un buen nivel de condición aeróbica se reduce en mucho el riesgo de padecer la mayoría de las complicaciones de la enfermedad. El índice de masa corporal (IMC) representa una medida importante del riesgo que enfrenta un diabético. Los diabéticos deben esforzarse por mantener un peso ideal según lo indica su IMC. Este tema se tratará con mayor detalle en el capítulo 10.

Otros análisis importantes

En vista de que los diabéticos enfrentan un riesgo de dos a tres veces mayor que la persona no diabética de morir en forma prematura de una enfermedad cardíaca o un derrame cerebral, además de que el 55 por ciento mueren por causa de una enfermedad cardiovascular, nos parece muy importante que de manera regular (por lo menos una vez al año) se hagan revisar factores adicionales relacionados con la arteroesclerosis. Por ejemplo, la medida de la proteína C-reactiva (*C-reactive protein*) es un buen indicio del grado de inflamación que existe en el cuerpo y se ha demostrado que se trata de un indicador sensible del riesgo de un diabético de padecer una enfermedad cardíaca.[19] La homocisteína (*homocysteine*), un producto secundario tóxico de la bioquímica humana que puede dañar el recubrimiento de los vasos sanguíneos, es otro factor de riesgo cardiovascular.[20] El fibrinógeno (*fibrinogen*) es un marcador de la coagulación sanguínea cuyo nivel se eleva a menudo en los diabéticos y asimismo se relaciona con un mayor riesgo de sufrir enfermedades cardiovasculares.[21]

Además del riesgo de muerte que implican, la arteroesclerosis (el endurecimiento de las arterias) y otras lesiones vasculares intervienen en el desarrollo de muchas de las complicaciones crónicas de la diabetes. Las lesiones al sistema microvascular (los vasos sanguíneos pequeños)

Tabla 6.1. Una evaluación cardiovascular completa

Análisis
Colesterol total (*Total cholesterol*)
Colesterol LBD (*LDL cholesterol*)
Colesterol LAD (*HDL cholesterol*)
Triglicéridos (*Triglycerides*)
Lipoproteínas-a (*Lipoprotein-a*)
Proteína C-reactiva (*C-reactive protein*)
Fibrinógenos (*Fibrinogens*)
Homocisteína (*Homocysteine*)
Ferritina (*Ferritin*, una proteína que almacena el hierro)
Peróxidos de lípidos (*Lipid peroxides*)
Prueba de esfuerzo (*Exercise stress test*)
Electrocardiograma (EKG o ECG)

disminuyen la entrega de oxígeno y nutrientes a tejidos importantes como los nervios, los ojos y los riñones. Recomendamos que las pruebas señaladas en la tabla 6.1 se realicen de manera anual; si se descubre una anormalidad, siga las recomendaciones que se proporcionan en los Apéndices B o C durante tres meses y repita la prueba.

Lista de control para el médico

En el Apéndice D en la página 351, proporcionamos una lista de control para la consulta médica. Llévesela a su médico para ver la forma de incorporarla a su programa de vigilancia de la salud. La diabetes es una enfermedad con la que se puede vivir o bien que lo puede matar. Resulta esencial que se responsabilice de su salud y que haga todo lo posible por lograr un buen control metabólico.

Capítulo 7

Cómo utilizar la terapia alimentaria para manejar la diabetes

La alimentación resulta fundamental para tratar la diabetes con éxito, ya sea del tipo I o II. A lo largo de los años se ha dado una verdadera guerra de opiniones en torno a la mejor alimentación para los diabéticos. Una de las primeras estrategias alimentarias fue restringir por completo los carbohidratos de todo tipo en beneficio de alimentos altos en proteínas y grasas. Desafortunadamente esta dieta resultó ser desastrosa para la salud de los diabéticos a largo plazo, ya que tuvo severas consecuencias para su salud cardiovascular y de los riñones. La dieta baja en grasa basada en carbohidratos complejos se situó en el otro extremo del espectro. También estuvo condenada al fracaso por no diferenciar entre las distintas calidades de carbohidratos. Además, el consumo del tipo correcto de aceites favorece el funcionamiento apropiado de la insulina. Cualquier dieta que restrinja fuertemente el consumo de aceites benéficos tiene que fallar en última instancia. Después de revisar todos los artículos científicos que pudimos encontrar sobre el papel de la alimentación en el tratamiento de la diabetes, presentamos a continuación un programa fácil cuyos resultados se basan en el conjunto de conocimientos existentes sobre la alimentación óptima para los diabéticos. Si bien no se trata de la dieta recomendada actualmente por la Asociación Americana de la Diabetes (o *ADA* por sus siglas en inglés), creemos que pronto será así, ya que cuenta con el respaldo de una gran cantidad de investigaciones clínicas positivas.

¿Significa esto que le estamos pidiendo, si usted padece diabetes, que haga caso omiso de lo que su médico le haya dicho en cuanto a la alimentación? Bueno, en primer lugar lo más probable es que su médico nunca le haya mencionado esto; y si lo ha hecho, probablemente sólo fue en términos generales —evite el azúcar, reduzca la cantidad de grasa saturada que consume, trate de comer más alimentos altos en proteínas, etcétera— o bien le entregó un folleto sobre la Pirámide Alimentaria de la USDA (vea la pagina 118). Nosotros le haremos recomendaciones muy específicas para proporcionarle la mejor dieta posible para combatir la diabetes con base en nuestra Pirámide Alimentaria para la Salud Óptima (vea el capítulo 5, página 121), tal como se resume en la tabla 7.1 en la página 164. Si su médico le indicó que observara el programa alimentario respaldado por la ADA, por favor dígale que piensa seguir nuestras recomendaciones y proporciónele una copia de nuestra carta abierta para médicos (vea el Apéndice D, página 351) y de nuestra pirámide alimentaria. Estamos seguros de que su médico, como tantos otros, apoyará nuestro programa una vez que haya revisado los estudios científicos sobre la alimentación y la diabetes. Usted necesitará entenderse bien con su médico con respecto a todos los aspectos de su tratamiento para que pueda recibir la vigilancia adecuada.

¡POR FAVOR LEA LOS CAPÍTULOS 4 Y 5 ANTES
DE PROCEDER CON ESTE CAPÍTULO!

Tabla 7.1. Recomendaciones sobre los grupos alimentarios básicos

ALIMENTOS	RACIONES DIARIAS (ALIMENTACIÓN DE 2.000 CALORÍAS)
Verduras, raciones totales	5 a 7
Verduras de hoja verde y crucíferas	2 a 4
Verduras de carga glucémica baja	2 a 3
Otras verduras	1 a 2
Cereales integrales	3 a 5
Legumbres	2 a 3
	(4 a 5 para vegetarianos)
Fruta	2 a 3
Aceites buenos	
Raciones totales	4
Frutos secos y semillas	1
Aceite de oliva, macadamia, semilla de lino (linaza) o *canola*	2 a 3
Lácteos	1 a 2 (opcional)
Proteínas de alta calidad	2 a 3

Nuestra receta diaria de comida

La alimentación óptima para tratar la diabetes es prácticamente idéntica al programa que presentamos en el capítulo 5. La diferencia está en que muchas veces el diabético debe evitar de manera aún más rigurosa los alimentos con una carga glucémica alta (superior a 19; vea el Apéndice I, páginas 375–383). Lo estricto que usted tenga que ser en lo que se refiere a su consumo de carbohidratos depende de su capacidad para controlar las mediciones de glucosa sanguínea, así como los niveles de hemoglobina glicosilada (hemoglobina A_1C), además de lograr (y mantener) un peso corporal ideal. Obviamente, entre menos control exista en este sentido más habrá que restringir su consumo de carbohidratos. En un inicio, es posible que algunos diabéticos —sobre todo si sus niveles de glucosa en la sangre no están bien controlados— necesiten evitar las comidas con una carga glucémica total mayor que 30, además de espaciarlas a por lo menos tres horas. Es posible ingerir comidas con una carga glucémica más alta si se utiliza uno de los productos naturales especiales diseñados para alargar más el proceso de vaciado gástrico y para reducir los niveles de glucosa después de las comidas (estos compuestos se comentarán en el capítulo 9).

En los Apéndices A, B y C le proporcionamos un plan diario para tratar la diabetes con productos naturales, el cual incluye recomendaciones sobre la alimentación, el estilo de vida y los suplementos. En el apéndice se brinda una muestra de menú para 4 días junto con las recetas. En el presente capítulo explicaremos nuestra prescripción diaria de comida basada en una alimentación de 2.000 calorías diarias. También repasaremos los grupos alimentarios, las investigaciones clínicas sobre la terapia alimentaria con respecto a la diabetes y la importancia de los tres suplementos básicos comentados en el capítulo 5.

Si necesita aumentar su consumo de calorías, trate de obtener las calorías adicionales que requiere agregando porciones de verduras, frutos secos y legumbres a su alimentación, ya que se trata de los mejores productos para mejorar el control de la glucosa. En el caso de los atletas o de las personas que se dediquen a trabajos físicos pesados o a hacer ejercicio, asegúrese de agregar otra porción de mariscos, carne o carne de ave a su alimentación diaria, o bien un licuado (batido) de frutas, de soya o de proteínas de suero que le brinde unos 25 a 30 gramos adicionales de proteínas.

Alimentos que hay que evitar por completo

- Los productos elaborados con harina blanca refinada, entre ellos las pastas, los pasteles (bizcochos, tortas, *cakes*), los *muffins*, los *pretzels*, etc.
- Los cereales para el desayuno que estén repletos de azúcar, así como caramelos, productos panificados con azúcar, etc.
- Los alimentos procesados repletos de calorías vacías (azúcar y grasa) o de sal (sopas enlatadas, palomitas/rositas de maíz/cotufo del microondas o al estilo de las del cine, papitas fritas, etc.)
- La margarina, la mantequilla y la manteca vegetal
- Las carnes ahumadas o curadas: el tocino, los *hot dogs*, las carnes frías (tipo fiambre) ahumadas, las salchichas, el jamón, el *SPAM*, etc.
- Las carnes cocidas a temperaturas muy altas o bien cocidas

- Los refrescos (sodas) con mucha azúcar o con un edulcorante artificial, el *Kool-Aid*, las bebidas con sabor a jugo, etc.
- Los alimentos fritos, entre ellos las papas a la francesa, las papitas fritas, las frituras de maíz y los *donuts*

Verduras: de 5 a 7 raciones a diario

La raíz latina de la palabra *verdura* significa "dar vida o animar". Las verduras nos brindan vida y deben constituir el ingrediente principal de cualquier alimentación que beneficie la salud. Proporcionan el espectro más amplio de nutrientes de cualquier tipo de alimentos. Se trata de las fuentes más ricas en vitaminas, minerales, carbohidratos y proteínas. Asimismo, brindan grandes cantidades de fitoquímicos, unas sustancias que combaten el cáncer.

Es muy importante no recocer las verduras. Recocerlas no sólo destruye sus nutrientes importantes sino que también altera su sabor. Cocer ligeramente al vapor, hornear o freír y revolver constantemente al estilo asiático son las mejores formas de prepararlas. No las cocine en agua hirviendo a menos que vaya a preparar una sopa, pues la mayoría de los nutrientes se quedan en el agua. Si no dispone de verduras frescas, las congeladas son mejores que las de lata. La única excepción a esta regla son los productos enlatados de tomate (jitomate) (como la sopa, la pasta y la salsa), los cuales de hecho proporcionan una mayor cantidad de licopeno absorbible que los tomates crudos.

Hemos dividido las verduras en tres categorías: las de hoja verde y crucíferas, las que tienen valores bajos en el índice glucémico (IG) y las que son feculentas. (Nota: para entender lo que es el IG y lo que significa un "valor bajo" en este, vea la página 88). Nuestra intención es alentarlo a comer una amplia variedad de estos alimentos esenciales, ayudarle a consumir un surtido diverso de verduras y permitirle concentrarse en alimentos con valores bajos en el IG. Una ración equivale a 1 taza de verduras de hoja crudas (como lechuga o espinaca), ½ taza de verduras que no sean de hoja, crudas o cocidas, o bien ½ taza de jugo de verduras fresco.

Verduras de hoja verde y crucíferas: de 2 a 4 raciones a diario

Acelga

Alfalfa, brotes (germinados) de

Berro

Berzas (bretón, posarno, *collard greens*)

Bok choy

Brócoli

Coles (repollitos) de Bruselas

Coliflor

Col rizada

Diente de león (amargón)

Endibia (lechuga escarola)

Escarola

Espinaca

Lechuga (entre más oscura, mejor)

Mostaza, hojas de

Nabo, hojas de

Perejil

Remolacha (betabel), hojas de

Repollo (col)

Repollo (col) chino

Verduras con una carga glucémica baja: de 2 a 3 raciones a diario

Alcachofa (1 mediana)

Apio

Brotes de frijoles (habichuelas)

Cebollas

Chícharos (guisantes), frescos o congelados

Espárragos

Habichuelas verdes (ejotes)

Hinojo

Hongos

Pepinos

Pimientos (ajíes, pimientos morrones)

Quimbombó (quingambó, calalú)

Rábanos

Rubarbio

Squash veraniego

Tomates (jitomates): ya sea en una pasta o salsa, en forma de jugo o bien en un coctel de jugo de verduras

Zanahorias

Zucchini (calabacita)

Verduras feculentas: de 1 a 2 raciones a diario (sólo si los niveles de glucosa están bien controlados)

Batatas dulces o *yams*

Calabaza

Chirivías (pastinacas)

Papas

Remolachas

Rubarbio

Rutabagas

Squash, ya sea del tipo invernal, *acorn* o *butternut*

Cereales integrales: de 3 a 5 raciones a diario

Es muy importante elegir productos de cereales integrales (panes de cereales integrales, productos de harina de cereales integrales, arroz integral, etc.) en lugar de sus homólogos procesados (pan blanco, productos de pan blanco, arroz blanco, etc.). Los cereales integrales brindan muchos más nutrientes y propiedades que benefician la salud. Representan una fuente importante de carbohidratos complejos, fibra dietética, magnesio y otros minerales, así como de vitaminas del complejo B. El contenido en proteínas y la calidad de los cereales integrales también son mayores que los de los cereales refinados. Se ha demostrado que las dietas ricas en cereales integrales ayudan a prevenir y a tratar la diabetes, pero deben tener una carga glucémica baja (por debajo de 20, como máximo). Encontrará los valores específicos en el Apéndice I, páginas 375–383. A fin de mejorar sus niveles de glucosa en la sangre aún más, le recomendamos tomar un producto llamado PGX™ —una mezcla especial de fibra— o bien inhibidores naturales de glucosidasa (ambos productos naturales se comentarán en el capítulo 9) antes de una comida que contenga carbohidratos complejos, a fin de retardar la absorción de las azúcares.

Cada una de las siguientes unidades equivale a una ración:

Pan 　　Integral de trigo, centeno u otro cereal	1 rebanada
Cereales 　　Integrales	½ taza
Maíz 　　Maíz cocido de grano entero 　　Maíz en la mazorca	½ taza 1 pequeña
Harina y productos de harina 　　Harina de trigo integral (sin cocinar) 　　Pasta integral (cocida)	2½ cucharadas ½ taza
Cereales integrales (cocidos) 　　Arroz, avena, trigo, cebada, quinua, *spelt*, etc.	½ taza

Legumbres: de 2 a 3 raciones a diario

Los frijoles (habichuelas) son un pilar de la mayoría de las alimentaciones del mundo y sólo los superan los cereales como fuente de calorías y proteínas para la humanidad. En comparación con los cereales, brindan más o menos el mismo número de calorías totales, pero por lo común contienen de dos a cuatro veces más proteínas, además de constituir una fuente más rica de la fibra soluble que baja los niveles de colesterol y estabiliza los de la glucosa. Si bien no recomendamos las verduras ni la fruta de lata, los frijoles de lata conservan su contenido de fibra y también de flavonoides, unos compuestos que combaten el cáncer. Además, en vista de lo mucho que se tarda en cocinar unos frijoles, los de lata son rápidos y convenientes.

Es posible elegir entre muchos frijoles deliciosos:

Chícharos (guisantes) partidos	Frijoles pintos
Frijoles colorados	Garbanzos
Frijoles de caritas	Habas blancas (*lima beans*)
Frijoles de soya, incluyendo el *tofu*	Lentejas

Frutas: de 3 a 4 raciones a diario

Las frutas representan una fuente rica en muchos nutrientes benéficos. Se ha demostrado que el consumo regular de frutas ofrece una protección importante contra la diabetes y otras afecciones degenerativas crónicas, entre ellas el cáncer, las enfermedades cardíacas, las cataratas y los derrames cerebrales. La fruta es excelente como merienda (refrigerio, tentempié) entre comidas y también como postre; de hecho, las bayas frescas son fantásticas aun sin agregarles nada. Es fácil adquirir el hábito de comer sólo unas cuantas variedades de fruta. Una vez más lo instamos a ingerir un amplio surtido de frutas a lo largo de la semana. En vista de la importancia de los flavonoides para prevenir las complicaciones de la diabetes, también le recomendamos complementar su alimentación con extractos ricos en flavonoides (vea el capítulo 11, páginas 265-291).

Una regla general es que una ración equivale a una fruta mediana o a ½ taza de fruta pequeña picada, a 4 onzas (120 ml) de un jugo que lo sea al 100 por ciento o a ½ taza de fruta seca.

Grasas buenas (frutos secos, semillas y aceites): 4 raciones a diario

Estos alimentos proporcionan aceites benéficos, sobre todo grasas monoinsaturadas, y se ha demostrado que consumir frutos secos con regularidad mejora la regulación de la glucosa. Concéntrese en frutos secos y semillas crudas. Definitivamente evite los frutos secos y las semillas tostadas con aceite o recubiertas de azúcar. Los frutos secos y las semillas son un ingrediente excelente para las ensaladas, así como para las verduras de hoja verde sofritas (salteadas). Trate de variar las cosas un poco consumiendo frutos secos y semillas diversas, como almendras, coquitos del Brasil (castañas de Pará), nueces, pacanas, semillas de lino (linaza), semillas de girasol y semillas de calabaza (pepitas).

Utilice aceite de oliva, nuez de macadamia, semilla de lino o *canola* en lugar de mantequilla, margarina o manteca vegetal para cocinar o como aderezo para sus ensaladas. Asimimo le recomendamos el aceite de semilla de lino para sus aliños (aderezos) caseros para ensalada, así que le proporcionaremos algunas recetas en el Apéndice A. Nunca cocine con aceite de semilla de lino; contiene demasiadas grasas poliinsaturadas que se dañan fácilmente con el calor. El aceite de nuez de macadamia es el mejor para cocinar y el aceite de oliva es excelente para sofreír las verduras. Por su parte, el aceite de *canola* normalmente es el mejor para los productos panificados, porque tiene muy poco sabor a nuez. El aceite de coco también es muy bueno para cocinar y se puede utilizar con confianza en cantidades pequeñas. Contiene grasas saturadas, pero el metabolismo las asimila de otra manera que las grasas saturadas de origen animal y no perjudica la salud si se usa con moderación.

Queremos que consuma por lo menos una ración de frutos secos o semillas (una ración equivale a ¼ taza) y 3 cucharadas de aceites saludables a diario, además de tomar un suplemento de aceite de pescado de buena calidad.

Lácteos: de 1 a 2 raciones a diario (opcional)

Hemos observado que muchas personas son alérgicas a la leche o carecen de las enzimas necesarias para digerir los lácteos. Incluso las personas que toleran los lácteos deben restringir el consumo de leche a no más que una o dos raciones al día. Utilice lácteos descremados o de grasa reducida en lugar de leche entera. Asimismo debe preferir los lácteos fermentados, como el yogur, el kéfir y la leche enriquecida con acidófilos, antes que la leche normal. Por si no ha probado algunas de las alternativas de la leche de vaca que se hacen con leche de soya, son deliciosas, sobre todo las de sabor, como vainilla o chocolate. Una ración equivale a 1 taza de leche, yogur o requesón o a 1 onza (28 g) de queso duro. Si no consume lácteos le recomendamos tomar unos suplementos multivitamínicos y de minerales de alta potencia que le proporcionen una cantidad suficiente de calcio (vea el Apéndice H, página 371).

Proteínas de alta calidad: de 2 a 3 raciones a diario

Hemos puesto énfasis continuamente en el perjuicio que causa la grasa saturada y en la importancia que los ácidos grasos omega-3 del pescado revisten en la batalla contra el desarrollo de la diabetes, así que nuestra recomendación en la categoría de las proteínas no sorprenderá a nadie. Queremos que consuma pescado por lo menos tres veces a la semana, pero no más de seis veces. El pescado es una fuente excelente de proteínas de alta calidad. El pollo y la carne de pavo (chompipe) también proporcionan proteínas excelentes con muy poca grasa, sobre todo si sólo consume la carne blanca (la pechuga) y evita comer la piel. Los huevos son otra fuente muy buena de proteínas de alta calidad. Un huevo cuenta con 5,5 gramos de proteínas (el 11,1 por ciento del Valor Diario) y sólo 68 calorías. A pesar de que algunas personas se preocupan por el contenido en colesterol de los huevos, estudios recientes han demostrado que la mayoría de las personas pueden ingerir uno o dos huevos al día sin que se registre un cambio medible en su nivel de colesterol en la sangre. Si usted se preocupa por el colesterol, utilice sólo la clara o bien elija alguno de los productos comerciales hechos con clara de huevo, como la marca *Egg Beaters*.

Quizá una de las recomendaciones más importantes sea la de que limite su consumo de carnes rojas (de res, ternera o cordero) a no más que dos raciones al mes; elija los cortes más magros (bajos en grasa) posibles, reduzca el tamaño de la porción a más o menos el tamaño de una baraja y no prepare la carne al carbón ni bien cocida (lo cual incrementa la formación de compuestos cancerígenos). Asimismo debe tomar en cuenta alternativas para la carne de res, como las carnes de búfalo, venado, alce, conejo, avestruz y emú. Estas alternativas a la carne de res que apenas están surgiendo en el mercado contienen menos grasa saturada y brindan niveles más altos de ácidos grasos omega-3.

Una ración de carne equivale más o menos al tamaño de una baraja, es decir, a aproximadamente 4 onzas (112 g).

Los estudios clínicos con respecto al tratamiento alimentario de la diabetes del tipo I

En el capítulo 6 insistimos en la importancia de vigilar los niveles de glucosa en la diabetes del tipo I y también la del tipo II. En lo que se refiere a la diabetes del tipo I se trata de una necesidad absoluta. Lograr mediciones diarias óptimas de glucosa en la sangre y de hemoglobina A_1C asegura una vida más larga y más sana para las personas que padecen la diabetes del tipo I. Para alcanzar esta meta la alimentación también resulta fundamental, pero asimismo lo es la terapia intensiva de la insulina, tal como la describimos en el capítulo 8.[1] Numerosos estudios clínicos han tenido resultados impresionantes en lo que se refiere a mejorar el control de la glucosa en las personas con alimentaciones altas en fibra y con una carga glucémica baja. Este hecho se ha confirmado tanto para adultos como para niños y tanto para la diabetes del tipo I como para la del tipo II.

En lo que se refiere a los estudios con niños, echemos un vistazo a uno que se realizó con jóvenes entre los 8 y los 13 años de edad en Melbourne, Australia.[2] Se dividió a los sujetos entre un grupo que siguió la dieta de unidades de intercambio de la Asociación Americana de la Diabetes y otro grupo al que se le indicó que comiera alimentos con valores bajos en el índice glucémico (IG). Mientras que la dieta de unidades de intercambio no produjo cambios en el nivel de la A_1C, es decir, esta permaneció en un 8,6 por ciento, sí lo hizo con el grupo que comió los alimentos con valores bajos en el IG. En este grupo, el nivel de la A_1C bajó del 8,6 por ciento al 8,0 por ciento, un valor aceptable para un niño. Los índices de niveles excesivos de glucosa se ubicaron en un 66 por ciento para la dieta de unidades de intercambio, en comparación con un 35 por ciento para los que comieron los alimentos con valores bajos en el IG. Si bien se trata de resultados maravillosos, lo que realmente se demostró con este estudio fue el impacto que puede tener una alimentación a base de comidas con valores bajos en el IG en la calidad de vida. Hubo muchos menos conflictos familiares, las actividades familiares enfrentaron menos restricciones y hubo menos dificultades para elegir los menús. Además, tanto los padres como los hijos mostraron una clara preferencia por la dieta de los alimentos con valores bajos.

Se han observado resultados semejantes en adultos que padecen la diabetes del tipo I, —entre ellos mujeres embarazadas con diabetes del tipo I— cuando siguen una dieta alta en fibra a base de alimentos con valores bajos en el IG.[3–6] Estos estudios, entre otros, indican que la dieta de alimentos con valores bajos en el IG más una carga glucémica baja se está revelando como la herramienta alimentaria que con más pruebas científicas cuenta en cuanto a sus beneficios para la diabetes del tipo I. Por nuestra parte, hemos llevado la dieta comprobada por los estudios a un nivel mucho más alto todavía al tomar en cuenta el papel que desempeñan las grasas en la acción de la insulina.

Los estudios clínicos con respecto al tratamiento alimentario de la diabetes del tipo II

La alimentación es clave en el tratamiento de la diabetes del tipo II. Es más, por sí sola muchas veces sirve para tratar y revertir con eficacia la diabetes de este tipo. Desde luego nuestras recomendaciones abarcan más que sólo la alimentación, pues el estilo de vida y los suplementos también son clave. Lo que pretendemos decir es que el tratamiento de la diabetes del tipo II en realidad debe comenzar con la alimentación. Además, al igual que para la diabetes del tipo I, diversos estudios clínicos ofrecen muchas pruebas de que la alimentación que recomendamos se está revelando como la estrategia que con mayores pruebas científicas cuenta, sobre todo si además del efecto que tiene en los niveles de glucosa también se toma en cuenta el efecto que tiene en reducir varias afecciones que resultan de la diabetes, como los niveles altos de colesterol, las enfermedades cardíacas, la presión arterial alta y otras complicaciones. [7]

Una de las metas clave de nuestra alimentación recomendada es que se aumente el consumo total de fibra a por lo menos 50 gramos. Un estudio comparó los efectos de dos dietas sobre los niveles de glucosa en la sangre.[8] Una de ellas incluía 24 gramos de fibra (8 g de fibra soluble y 16

(*continúa en la página 176*)

De los expedientes de nuestros pacientes

Susan tenía 24 años cuando llegó a consulta conmigo a fin de recibir cuidados regulares para su diabetes. Padecía diabetes del tipo I desde hacía 10 años y se sentía frustrada por su diabetes "frágil". Si bien deseaba lograr un mejor control de su glucosa sanguínea —su hemoglobina A_1C solía estar por encima del 9,5 por ciento y su nivel diario de glucosa con frecuencia rebasaba los 250 mg/dL (14 mmol/L)—, cuando trataba de bajar su nivel de glucosa al aumentar las dosis de insulina a menudo se volvía hipoglucémica. A lo largo del año previo se había visto obligada a entrar a urgencias tres veces a causa de reacciones severas a la insulina (hipoglucemia) y tenía miedo de no recuperar nunca su licencia de conducir. Por otra parte, no se sentía bien la mayor parte del tiempo y sabía que su nivel de hemoglobina A_1C de 9,5 le creaba un alto riesgo de sufrir complicaciones diabéticas graves. Además, sus necesidades de insulina habían aumentado en aproximadamente el 30 por ciento a lo largo de los últimos 5 años. Esta circunstancia y su nivel elevado de triglicéridos sugerían que se estaba volviendo resistente a la insulina. En esencia, si bien padecía diabetes del tipo I, también estaba desarrollando síntomas de la diabetes del tipo II (resistencia a la insulina, un nivel elevado de triglicéridos y una mayor cantidad de grasa corporal).

Susan tenía un índice de masa corporal (IMC) de 27 (155 libras/70 kg de peso y 5'4"/1.63 m de estatura) y no hacía ejercicio. Seguía al pie de la letra el plan alimentario de la Asociación Americana de la Diabetes que se enseñaba en el centro de educación para diabéticos del hospital. No obstante, a pesar de que su alimentación sumaba 1.800 calorías según las indicaciones, había subido más de 10 libras (4,5 kg) de peso a lo largo de los 5 años anteriores. No tenía ningún problema para evitar el azúcar, pero le encantaban el pan y la pasta (blancos). Utilizaba unidades de intercambio casi en todas las comidas para incrementar las porciones de pan y pasta sin aumentar el número total de calorías díarias. Con frecuencia tenía muchísima hambre antes de comer y le resultaba difícil no comer más de lo que le permitía el plan. Cuando hablé con ella acerca de la importancia del índice glucémico y de la carga glucémica, se sorprendió de que nadie le hubiera mencionado estos conceptos o siquiera sugerido que tomara en cuenta la fibra. Cuando revisé el diario dietético que había llevado a lo largo de 3 días, resultó claro que la carga glucémica total de su alimentación estaba muy por encima de lo ideal y que probablemente consumía menos de 10 gramos de fibra la mayoría de los días. No ingería suficientes proteínas; cuando lo hacía, solía limitarse a carne molida de res o queso. Consumía demasiada grasa saturada, muy pocos ácidos grasos omega-9 y omega-3 y muy pocos fitoquímicos antioxidantes. Además, su consumo de fibra estaba muchísimo por debajo de lo ideal. ¡Me dio gusto enterarme de todo esto porque había tantas cosas positivas que ella podía hacer para mejorar su salud!

Lo primero que hice fue convencer a Susan de comprometerse a realizar un programa regular de ejercicio. Para empezar accedió a caminar ½ hora casi todos los días. Calculé que caminar le permitiría quemar unas 200 calorías adicionales a diario, además de incrementar su actividad metabólica. Si seguía consumiendo el mismo número de calorías, podría quemar entre 1.200 y 1.400 calorías a la semana. Tan sólo este cálculo indicaba que podría perder unas 2 libras (900 g) de peso al mes o 24 libras (11 kg) en un año. Establecí como meta para ella perder el 10 por ciento de su peso. Esta reducción modesta de peso le ayudaría a recuperar su sensibilidad a la insulina y le permitiría bajar su dosis diaria total de insulina, lo cual le permitiría contrarrestar el efecto que tiene el exceso de insulina de estimular el aumento de peso. Asimismo le di una tabla con el índice glucémico y la carga glucémica de los alimentos. Accedió a optar todo lo que pudiera por los alimentos con valores bajos en el índice glucémico y también a mantener la carga glucémica total de su alimentación por debajo de 150 al día. En lugar de utilizar unidades de intercambio para incrementar su consumo de féculas, empezó a comer muchas más verduras y frutas frescas (así como una bebida verde al día), además de pescado y pollo en lugar de carne molida

(*continúa en la página siguiente*)

De los expedientes de nuestros pacientes (*continuación*)

de res y queso. Comía porciones moderadas de productos de cereales integrales y le pedí que tomara un suplemento de fibra soluble en agua antes de cada comida, cápsulas de aceite de pescado y un suplemento multivitamínico de alta potencia.

A los pocos días de comenzar con el programa, Susan empezó a notar que necesitaba menos insulina. Su apetito también se redujo de manera significativa con la alimentación más alta en proteínas y fibra a base de alimentos con valores bajos en el índice glucémico y con una carga glucémica baja. Sus caminatas la hacían sentirse tan bien que empezó a caminar 1 hora la mayoría de los días de la semana; además, empezó a asistir a un gimnasio dos veces a la semana para levantar pesas (en lugar de caminar). Al cabo de 3 meses había bajado 18 libras (8 kg) —más que la reducción del 10 por ciento de su peso inicial que habíamos fijado como meta— y sus necesidades de insulina habían bajado un tercio. Su nivel de hemoglobina A_1C estaba justo debajo del 8 y el de triglicéridos era normal. Al llegar a este punto la envié a capacitarse para iniciar una terapia insulínica intensiva para que usara una bomba de insulina y controlara aún más su nivel de glucosa. En general se sentía mejor que en años y no había sufrido un solo episodio hipoglucémico importante desde que empezó a cambiar su alimentación y su estilo de vida.

(*viene de la página 173*)

g de fibra insoluble), como lo recomienda la Asociación Americana de la Diabetes, mientras que la otra brindaba un total de 50 gramos de fibra dietética (25 g de fibra soluble y 25 g de fibra insoluble). Ambas dietas sumaban el mismo número de calorías y los mismos porcentajes de grasa, carbohidratos y proteínas. Después de 6 semanas, los niveles diarios promedio de glucosa habían bajado 13 mg/dL más en el grupo que siguió la dieta más alta en fibra. Además, la dieta alta en fibra también había reducido el área total debajo de la curva para los niveles de glucosa durante 24 horas, así como las concentraciones de insulina, y redujo las concentraciones totales de colesterol en un 6,7 por ciento, las de triglicéridos en un 10,2 por ciento y las del colesterol lipoproteínico de muy baja densidad en un 12,5 por ciento. Este estudio demuestra que al consumir mucha fibra, sobre todo del tipo soluble —en exceso del nivel recomendado por la Asociación Americana de la Diabetes—, se mejora el control glucémico, disminuye la hiperinsulinemia y bajan las concentraciones de lípidos en plasma en los diabeticos del tipo II. Estudios semejantes en los que se compara una dieta de alimentos con valores bajos en el IG con una de alimentos con valores altos han demostrado claramente las ventajas de la dieta "baja".[9,10]

Los suplementos básicos para los diabéticos

Tres suplementos dietéticos clave son esenciales para promover la buena salud y prevenir las enfermedades:

1. Un suplemento multivitamínico y de minerales
2. Una bebida verde
3. Un suplemento de aceite de pescado de calidad farmacéutica

Además de estos productos, recomendamos tomar de 500 a 1.500 mg de vitamina C y de 400 a 800 UI (unidades internacionales) de vitamina E a diario como parte de los suplementos alimentarios básicos para los diabéticos. En el capítulo 9 le ofrecemos recomendaciones adicionales para reducir su apetito grandemente y mejorar su control de la glucosa con productos naturales, mientras que en el capítulo 11 hacemos sugerencias con respecto a los suplementos indicados para tratar las complicaciones principales de la diabetes.

Suplementos multivitamínicos y de minerales

Una fórmula multivitamínica y de minerales de alta potencia es imprescindible para los diabéticos. Siga las indicaciones que se proporcionan en el Apéndice H en las páginas 371–374 acerca de cómo escoger una fórmula de alta calidad. Se ha demostrado que brindarle al diabético nutrientes clave adicionales mejora el control de la glucosa, además de ayudar a prevenir o a reducir el desarrollo de las complicaciones principales de la diabetes. Asimismo se ha demostrado que tomar un

(*continúa en la página 180*)

De los expedientes de nuestros pacientes

A Rick le encantaba la comida sencilla con mucha carne y papas. Sus pasatiempos favoritos eran pescar con mosca, ver el fútbol y tomar cerveza con sus amigos. También fumaba desde los 14 años de edad y disfrutaba un buen puro dos o tres veces a la semana. El problema era que había subido tanto de peso que no podía caminar hasta sus sitios preferidos para pescar con mosca sin sentirse exhausto. Además, el hombro que necesitaba para pescar estaba tan tieso y adolorido que no podía echar un sedal. "¿No puede simplemente darme algo para mi hombro, para que pueda echar el sedal, doctor?"

Primero quería investigar la situación más a fondo. Una radiografía mostró que sufría una tendonitis calcificada del hombro (una consecuencia común de la diabetes). Su nivel de glucosa en ayunas era de 220 mg/dL (12 mmol/L), lo cual confirmaba el diagnóstico de diabetes. Tenía un nivel elevado de colesterol y triglicéridos y una presión arterial de 140/95. También registraba un nivel alto de péptidos C, lo cual confirmaba sus niveles elevados de insulina y el hecho de que se encontraba en las primeras etapas de la diabetes del tipo II. Su nivel de hemoglobina A_1C se situaba en 8,5, lo cual indicaba que su nivel promedio de glucosa en sangre se había ubicado más o menos en 200 mg/dL (11 mmol/L) a lo largo de los 3 meses anteriores.

Lo que Rick necesitaba, más que un analgésico fuerte, era una conversación franca con su médico. Le dije la verdad. Necesitaba saber que su alimentación y estilo de vida lo estaban matando y que podría estar incapacitado o muerto al cabo de diez años si no optaba por el rumbo que yo le podía mostrar. Rick sólo tenía 36 años, tres hijos pequeños y un trabajo excelente. La posibilidad de no poder trabajar por discapacidad o de no ver crecer a sus hijos fue la llamada de atención que necesitaba. Rick fue a mi consultorio varias veces a lo largo de los meses siguientes para recibir consejos en torno a su alimentación y su estilo de vida y para ayudarlo a dejar de fumar. Ya que la esposa de Rick cocinaba en casa, me aseguré de que ella estuviera presente durante todas las consultas.

En lugar de imponerle una dieta estricta que le impidiera disfrutar la comida, les enseñé a Rick y a su esposa los principios de una alimentación a base de comidas que tuvieran tanto valores bajos en el índice glucémico (IG) como una carga glucémica baja. También les di unas recetas a probar, pues sabía que la familia común obtiene la mayor parte de sus calorías de entre 7 y 10 recetas favoritas. De tal modo la pareja descubrió 10 recetas nuevas que empleaban ingredientes altos en fibra que también tenían valores bajos en el IG. Estas sustituyeron las recetas anteriores que ellos preparaban. También incluimos unas meriendas (refrigerios, tentempiés) aceptables en el plan alimentario. Gracias a estos cambios, Rick pudo bajar muchísimo su consumo diario de calorías, de grasa saturada y también redujo la carga glucémica de sus comidas. Logró todo esto casi sin tener dificultades para adaptarse a su nueva alimentación. Aparte de cuidar lo que comía en casa, Rick tuvo que ser disciplinado al elegir restaurantes y también al seleccionar el tamaño de sus porciones en cada comida. Sin embargo, gracias a los suplementos que le receté para reducir su apetito, hacer todos estos cambios le resultó mucho más fácil de lo que se imaginaba. Después de que una prueba de estera mecánica (caminadora, *treadmill*) demostró su aptitud para hacer ejercicio, Rick empezó a sacar a su perro a pasear todos los días, aumentando el tiempo y la velocidad poco a poco. Los fines de semana iba en bicicleta o caminando a sus sitios favoritos para pescar junto con su esposa. Anteriormente ella no se había interesado en su pasatiempo, pero ahora que su futuro estaba en juego lo acompañaba gustosa para hacer ejercicio. Una vez bien controlada su diabetes, empecé a ayudarle con el hombro, pues sabía que los problemas de dolor crónico son mucho más fáciles de resolver cuando la diabetes está bien controlada.

¡Un año más tarde Rick se sentía y se veía como otro hombre! Había bajado 43 libras (20 kg) y estaba asombrado por lo mucho que había disfrutado el proceso. Había aprendido una nueva forma de comer, empleando una alimentación con una carga glucémica

(*continúa en la página siguiente*)

De los expedientes de nuestros pacientes (*continuación*)

baja que reducía el apetito. También tomó adelgazando suplementos para lograr el mismo fin, adelgazandosin siquiera tener la sensación de estar a dieta. Le enseñé a Rick a pensar en la diabetes como un entrenador parado a su lado que le indicaba ser prudente a la hora de elegir sus alimentos y hacer ejercicio. Sus pruebas de sangre mejoraron de manera constante a lo largo de ese año hasta que, más o menos un año después de la primera consulta, me dio gusto informarle que de acuerdo con todas las pruebas ya no era un diabético. Le ayudé a comprender que era como un alcohólico en recuperación que ahora vivía sobrio y que la enfermedad siempre estaría a la vuelta de esquina, aguardando la oportunidad para volver a invadir su vida. Aunque la diabetes hubiera desaparecido, Rick tenía que llevar ese estilo de vida nuevo y cuidadoso durante el resto de su vida si deseaba evitar enfermarse de nuevo. La recompensa de cómo se veía y se sentía hacía que valiera la pena.

(*viene de la página 177*)

suplemento multivitamínico y de minerales fortalece el sistema inmunitario y reduce las infecciones en los diabéticos.[11] Algunos ejemplos específicos de los nutrientes que el diabético requiere en mayores cantidades son el cromo, la vitamina C, la vitamina E, ciertas vitaminas del complejo B, el magnesio, el zinc y el manganeso. Hablaremos a continuación de estos nutrientes, y de muchos de ellos también en los capítulos 8 y 9. Tal como verá, tomar suplementos de muchos de estos nutrientes produce mejorías significativas no sólo en cuanto al control de la glucosa sino también en lo que se refiere a prevenir complicaciones.

CROMO | El primer nutriente del que hablaremos es el cromo, un mineral cuya importancia nutritiva para el ser humano apenas se descubrió en 1957. El cromo resulta esencial para controlar la glucosa sanguínea adecuadamente, ya que ocupa en el cuerpo la función de un componente clave en el *factor de tolerancia a la glucosa*. El cromo colabora estrechamente con la insulina para facilitar la asimilación de glucosa por las células. Sin el cromo, la acción de la insulina se bloquea y los niveles de glucosa se elevan. Existen pruebas de que la carencia de cromo es muy común en los Estados Unidos. Es posible que la insuficiencia de cromo sea uno de los factores que contribuyan a la circunstancia de que un enorme número de estadounidenses padezcan diabetes e hipoglucemia y sean obesos.

Se han realizado más de 20 estudios clínicos sobre el efecto de los suplementos de cromo en la diabetes. En algunos de ellos, se comprobó que agregar cromo a la alimentación de los diabéticos del tipo II disminuye los niveles de glucosa en ayunas, mejora la tolerancia a esta, baja los niveles de insulina y reduce los niveles totales de colesterol y de triglicéridos, a la vez que incrementa los niveles de colesterol LAD. Si bien otros estudios no han demostrado que el cromo influya mucho en mejorar la tolerancia a la glucosa en la diabetes, no cabe duda de que se trata de un mineral importante para el metabolismo de esta sustancia. No obstante, por el momento parece que la probabilidad de que tomar suplementos de cromo mejore de manera significativa el control glucémico sólo se da en las personas que sufran un déficit de este mineral esencial.[12]

Si bien no existe una Asignación Dietética Recomendada para el cromo, al parecer necesitamos consumir por lo menos 200 mcg a diario a través de nuestra alimentación. Los diabéticos deben agregar suplementos de entre 200 y 400 mcg al día. El polinicotinato de cromo, el picolinato de cromo y la levadura enriquecida con cromo son complementos apropiados para la alimentación.

VITAMINA C | En vista de que la insulina mejora el traslado de la vitamina C a las células,[13] muchos diabéticos sufren una insuficiencia relativa de vitamina C en sus células aunque consuman una cantidad adecuada a través de su alimentacíon. Por consecuencia necesitan ingerir más vitamina C.

Además de su papel como antioxidante, la vitamina C hace falta para el buen funcionamiento del sistema inmunitario y para producir el colágeno, la principal sustancia proteínica del cuerpo humano. Ya que el colágeno es una proteína tan importante para las estructuras que mantienen la cohesión en nuestro cuerpo (los tejidos conjuntivos, el cartílago, los tendones, etc.), la vitamina C resulta esencial para reparar las heridas, para la salud de las encías y para evitar magullarse con facilidad. Una insuficiencia crónica y latente de vitamina C produce varios problemas para el diabético, entre ellos una mayor tendencia a sangrar (una mayor permeabilidad capilar), la curación deficiente de las heridas, elevaciones en los niveles de colesterol y un sistema inmunitario deprimido. Se ha observado que tomar suplementos de vitamina C mejora un poco el control de la glucosa, tal como se demostró en un estudio clínico doble ciego donde hubo un nivel ligeramente más bajo de A_1C (8,5 por ciento) en el grupo que tomó vitamina C, en comparación con el grupo que tomó un placebo (9,3 por ciento).[14] Más que cualquier efecto significativo sobre el nivel de la glucosa, probablemente tenga mayor importancia el hecho de haberse demostrado que tomar suplementos de vitamina C reduce la formación de compuestos relacionados con el desarrollo de complicaciones diabéticas, como el sorbitol (este aspecto se comentará en las páginas 272–275).

En uno de los estudios más recientes sobre los suplementos de vitamina C para la diabetes del tipo II, a 30 pacientes de entre 45 y 70 años de edad que padecían no sólo diabetes del tipo II sino también presión arterial alta (hipertensión) se les indicó al azar, de manera doble ciega, que tomaran o una pastilla de 500 mg de vitamina C o un placebo a diario durante 4 semanas. Los suplementos de vitamina C disminuyeron la presión arterial sistólica de 142,1 a 132,3 y la presión diastólica de 83,9 a 79,5. Otros métodos analíticos diseñados para medir la resistencia vascular también revelaron una mejoría significativa en la inflexibilidad arterial. Estos resultados indican que los suplementos de vitamina C son eficaces para mejorar la elasticidad y el funcionamiento de los vasos sanguíneos en los pacientes con diabetes del tipo II.[15]

Si bien es preciso tomar suplementos de vitamina C, no hay que depender de manera exclusiva de los suplementos para cubrir todas las necesidades de este nutriente. Los alimentos ricos en vitamina C contienen muchos compuestos —como flavonoides y carotenos— que trabajan para intensificar los efectos de la vitamina C, además de ofrecer sus propios beneficios. Si bien la mayoría de las personas piensan en los cítricos como la mejor fuente de vitamina C, las verduras también contienen altos niveles de esta vitamina, sobre todo el brócoli, los pimientos (ajíes, pimientos morrones), las papas y las coles (repollitos) de Bruselas.

VITAMINA E | La vitamina E funciona principalmente como antioxidante para proteger las membranas celulares. Sin ella, las células del cuerpo serían muy susceptibles a los daños. Las células nerviosas son particularmente vulnerables. Se ha demostrado que los suplementos de vitamina E o bien una alimentación alta en este nutriente protege contra muchos problemas comunes de la salud, entre ellos la diabetes. Los diabéticos al parecer requieren mayores cantidades de vitamina E. Además de mejorar la acción de la insulina, la vitamina E tiene numerosos efectos benéficos —cuando se ingiere en dosis de entre 400 y 800 UI— que posiblemente ayuden a prevenir las complicaciones de la diabetes a largo plazo, entre ellos los siguientes:

- Evita que los radicales libres dañen el colesterol LBD y las paredes vasculares.[16–18]
- Mejora el funcionamiento de los vasos sanguíneos y de las células que los revisten.[19,20]
- Incrementa la concentración de magnesio al interior de las células.[21,22]
- Disminuye el nivel de proteína C-reactiva y de otros compuestos inflamatorios.[23,24]
- Incrementa el nivel de glutatión, un antioxidante intracelular importante, dentro de las células.[25]
- Mejora la velocidad de conducción de los impulsos eléctricos a través del sistema nervioso.[26]
- Mejora el flujo de sangre a los ojos, así como la retinopatía diabética.
- Mejora el funcionamiento de los riñones y normaliza la depuración de la creatinina —un indicador del funcionamiento renal— en los diabéticos con un nivel ligeramente elevado.[27]

Asegúrese de que la vitamina E que tome sea natural. La vitamina E natural se designa con el prefijo *d-*, tal como en d-alfa-tocoferol (*d-alpha-tocopherol*), mientras que la sintética empieza con *dl-*, como dl-alfa-tocoferol (*dl-alpha-tocopherol*). (Las letras *d* y *l* se refieren a imágenes reflejas de la molécula de la vitamina E). El cuerpo humano sólo reconoce y responde a la forma *d-*; es más, es posible que la *dl-* evite que la *d-* penetre a través de las membranas celulares. Debido a la forma en que el cuerpo utiliza la vitamina E, los diabéticos tendrán que tomar suplementos durante toda su vida para garantizar beneficios máximos.[28]

NIACINA Y NIACINAMIDA | Las enzimas que contienen niacina (vitamina B_3) desempeñan un papel importante en la producción de energía, en el metabolismo de la grasa, el colesterol y los carbohidratos

Los efectos del jugo de tomate, la vitamina E y la vitamina C sobre la diabetes del tipo II

La inflamación es un factor que influye en el avance de la arteroesclerosis y otras complicaciones de la diabetes. Algunos indicios de inflamación —y de la probabilidad de sufrir daños por obra de los radicales libres— son la medición de los niveles en circulación de la proteína C-reactiva (PCR o *CRP* por sus siglas en inglés) y la susceptibilidad del colesterol tipo LBD a la oxidación. Estas medidas se determinaron en 57 diabéticos del tipo II después de que al azar se les hubiera asignado tomar durante 4 semanas jugo de tomate (jitomate) (500 mL/día), vitamina E (800 UI/día), vitamina C (500 mg/día) o un placebo.[29] Se demostró que tanto el grupo que tomó la vitamina E como el que tomó el jugo de tomate obtuvieron mucha protección contra daños al colesterol LBD por causa de los radicales libres, pero sólo la vitamina E redujo los niveles de PCR. Estos resultados subrayan la importancia que los antioxidantes solubles en grasa, como los carotenos y la vitamina E, tienen para prevenir las enfermedades cardíacas en los diabéticos.

y en la fabricación de muchos compuestos del cuerpo, entre ellos las hormonas sexuales y adrenales. La niacina, al igual que el cromo, es un compuesto esencial del factor de tolerancia a la glucosa, por lo que se trata de un nutriente clave para la hipoglucemia y la diabetes.

Se ha demostrado que tomar suplementos de vitamina B_3 en forma de niacinamida tiene muchos efectos favorables. En primer lugar está su posible aplicación para revertir la diabetes del tipo I de diagnóstico reciente. Este efecto se comentará con mayor detalle en el capítulo 8.

VITAMINA B_6 | La piridoxina o vitamina B_6 es una vitamina sumamente importante del complejo B que interviene en la formación de proteínas del cuerpo y de compuestos estructurales, transmisores químicos del sistema nervioso, glóbulos rojos y unos compuestos parecidos a las hormonas que se llaman prostaglandinas. La vitamina B_6 también resulta esencial para mantener el equilibrio hormonal y el funcionamiento adecuado del sistema inmunitario.

Los suplementos de vitamina B_6 al parecer brindan mucha protección contra el desarrollo de la enfermedad diabética de los nervios (neuropatía).[30] Se ha demostrado que los diabéticos con neuropatía sufren una insuficiencia de vitamina B_6 y se benefician con los suplementos.[31] La neuropatía provocada por una insuficiencia de vitamina B_6 es imposible de distinguir de la neuropatía diabética. Los individuos que padecen diabetes desde hace mucho tiempo o que estén desarrollando indicios de anormalidad de los nervios periféricos definitivamente tienen que tomar suplementos de vitamina B_6. La vitamina B_6 también es importante para prevenir otras complicaciones diabéticas.

Los suplementos de vitamina B_6 llegan a constituir un tratamiento muy seguro y eficaz contra la diabetes gestacional (causada por el embarazo). En un estudio se les dio 100 mg de vitamina B_6 a diario durante dos semanas a 14 mujeres que padecían diabetes gestacional; el diagnóstico se eliminó en 12 de las 14 mujeres.[32]

MAGNESIO | Al igual que el cromo, el magnesio también interviene en el metabolismo de la glucosa. Según lo indican muchas pruebas, los diabéticos deben tomar suplementos de magnesio, pues más de la mitad muestran indicios de insuficiencia de este mineral, además de que posiblemente prevenga algunas complicaciones de la diabetes como la retinopatía y las enfermedades cardíacas. El nivel de magnesio suele ser bajo en los diabéticos y más bajo aún en aquellos que sufren complicaciones diabéticas como la retinopatía y la neuropatía. Diversos estudios clínicos han demostrado que los suplementos de magnesio (normalmente de 400 a 500 mg al día) mejoran la respuesta y la acción de la insulina, la tolerancia a la glucosa y la fluidez de la membrana de los glóbulos rojos en los diabéticos.[33,34]

La Asignación Dietética Recomendada de magnesio es 350 mg a diario para los hombres adultos y 300 mg diarios para las mujeres adultas. Es posible que los diabéticos requieran el doble de esta cantidad porque tienden a perder demasiado magnesio a través de los riñones.[35] La mayor parte del magnesio debe derivarse de la alimentación. El consumo promedio de magnesio por parte de los adultos saludables en los Estados Unidos se ubica entre 143 y 266 mg al día, muy por debajo de la Asignación Dietética Recomendada. La selección de alimentos es la razón principal; mientras que el magnesio se da en cantidades abundantes en los alimentos integrales, cuando estos se refinan se pierde una gran porción del nutriente. Las mejores fuentes dietéticas de magnesio son el *tofu*, las legumbres, las semillas, los frutos secos, los cereales integrales y las verduras de hoja verde. El pescado, la carne, la leche y las frutas que se consumen con mayor frecuencia son bastante bajas en magnesio. La mayoría de los habitantes de los Estados Unidos tienen una alimentación baja en magnesio porque esta contiene muchos alimentos refinados, carne y lácteos.

Aparte de tener una alimentación rica en magnesio, los diabéticos deben tomar de 300 a 500 mg del mineral a diario en forma de suplementos. Para lograr los mejores resultados son preferibles las fuentes muy absorbibles, como el aspartate de magnesio o el citrato. Además, los diabéticos deben asegurarse de consumir por lo menos 25 mg de vitamina B_6 a diario, ya que el nivel de vitamina B_6 en las células del cuerpo se encuentra estrechamente vinculado, al parecer, al contenido en magnesio. O sea, sin la vitamina B_6 (así como la vitamina E), el magnesio no entrará a las células y por lo tanto será inútil.

ZINC | El zinc interviene en más reacciones enzimáticas que cualquier otro mineral, ya que es un cofactor de más de 200 enzimas diferentes. A pesar de que una insuficiencia severa de zinc es muy rara en los países desarrollados, muchos estadounidenses padecen una insuficiencia marginal de este mineral, particularmente los ancianos, así como las personas con diabetes. Un nivel bajo de zinc suele relacionarse con una mayor susceptibilidad a las infecciones, a la curación deficiente de las heridas, a un sentido disminuido del tacto o del olfato y a trastornos de la piel. También se ha sugerido que la insuficiencia de zinc, al igual que la de cromo, influye en el desarrollo de la diabetes.[36]

El zinc se involucra prácticamente en todos los aspectos del metabolismo de la insulina: la síntesis, la secreción y el aprovechamiento. También protege contra la destrucción de las células beta y sus efectos antivirales son muy conocidos. Los diabéticos suelen excretar un exceso de zinc a través de la orina, por lo que requieren suplementos. Deben tomar por lo menos 30 mg de zinc a diario. También se encuentra una buena cantidad de zinc en los cereales integrales, las legumbres, los frutos secos y las semillas.

MANGANESO | El manganeso desempeña un papel en muchos sistemas de enzimas, entre ellos los que intervienen en controlar la glucosa en la sangre, en el metabolismo de la energía y en el funcionamiento de la hormona estimulante de la tiroides. El manganeso también funciona como parte de la enzima antioxidante superóxido dismutase o SOD. En los experimentos realizados con los conejillos de Indias, la insuficiencia de manganeso produce diabetes y el nacimiento frecuente de progenie que desarrolla anormalidades del páncreas o bien que carece totalmente de páncreas. Se ha demostrado a través de investigaciones científicas que el nivel de manganeso de los diabéticos está a la mitad de los individuos normales. Una dosis diaria buena de manganeso para el diabético son de 3 a 5 mg.

Las bebidas verdes

En el capítulo 5 introducimos el término "bebidas verdes" con referencia al té verde y a varios productos comerciales que contienen hojas de cebada deshidratadas, hojas de trigo deshidratadas o algas como la clorela y la espirulina. Estos productos—los cuales se consiguen en las tiendas de productos naturales—se rehidratan mezclándolos con agua o con jugo. Repletos de fitoquímicos, particularmente de carotenos y de clorofila, son más convenientes de tomar que si tratara de sembrar y cultivar sus propias plantas. Otra ventaja es que por lo general son más sabrosas que el jugo puro de hojas de trigo, por ejemplo. Algunas de las marcas más populares son *Enriching Greens, Green Magma, Greens +, Barlean's Greens* y *ProGreens*. De estas, le damos la mejor calificación a la marca *Enriching Greens*.

Los alimentos verdes, entre ellos las hojas tiernas de cebada, las hojas de trigo, la espirulina y la clorela, tienen un valor alimentario extraordinariamente alto. En vista de su alto contenido de antioxidantes se trata de suplementos que resultan ser muy importantes para el diabético. Además, es posible que ayuden a mejorar el control de la glucosa sanguínea, según lo indican los resultados de un estudio realizado con espirulina.[37] En este estudio de investigación, el consumo durante 2 meses de suplementos de espirulina (una cantidad de unos 2 g/día) produjo una disminución considerable (del 27 por ciento) en el nivel de la glucosa en ayunas, además de una reducción significativa en los niveles de A_1C (del 34 por ciento), lo cual es un indicio claro de que existe una mejor regulación de la glucosa a largo plazo. El nivel de triglicéridos bajó en un 22 por ciento y el total de colesterol, en un 11 por ciento.

En otro estudio, 36 diabéticos del tipo II recibieron uno de los siguientes suplementos a diario durante 4 semanas: 15 gramos de extracto de hoja de cebada, 200 mg de vitamina C más 200 mg de vitamina E, o bien hoja de cebada y también vitaminas C y E.[38] Los resultados indicaron que ingerir el extracto de la hoja de cebada junto con las vitaminas produjo la mayor protección antioxidante, en comparación con el extracto de hoja de cebada por sí solo o bien las vitaminas C y E solas. Para medir la protección antioxidante se observó el efecto que los suplementos tenían en proteger fracciones diferentes de colesterol LBD contra los daños de la oxidación.

Si bien estos estudios se basaron en la espirulina y la hoja de cebada, estamos convencidos de que cualquiera de las marcas populares señaladas arriba producirá resultados semejantes. Recomendamos de una a dos raciones a diario. Procure consumir estas bebidas 20 minutos antes de comer o 2 horas después de la comida.

Los suplementos de aceite de pescado de calidad farmacéutica

Ya describimos los beneficios de los ácidos grasos omega-3 de los aceites de pescado. Utilizamos el término *calidad farmacéutica* para referirnos a un producto de aceite de pescado de alta potencia que también esté libre de metales pesados, contaminantes ambientales, peróxidos lípidos y otros compuestos dañinos. El producto específico que recomendamos es *RxOmega-3 Factors* de Natural Factors, porque conocemos de primera mano los pasos de control de calidad que se emplean para asegurarse de que esté libre de contaminantes. Cada cápsula proporciona 600 mg de ácidos grasos omega-3 de cadena larga (400 mg de EPA y 200 mg de DHA). Recomendamos una cápsula a diario para asegurar la salud en general y dos cápsulas para los diabéticos.

Dos investigaciones intensas, una realizada por la Universidad Oxford y la otra por la Clínica Mayo, analizaron los datos de 18 estudios clínicos doble ciegos en los que participaron 823 personas a quienes se observó durante 12 semanas en promedio.[39,40] Las dosis de aceite de pescado (18 por ciento de EPA y 12 por ciento de DHA) variaron entre 3 y 18 g/día. Ambas evaluaciones llegaron a la misma conclusión: a pesar de que los suplementos de aceite de pescado no ejercen un efecto estadísticamente significativo en el control glucémico, al parecer les ofrecen a los diabéticos la misma protección contra las enfermedades cardíacas que a las personas que no padecen diabetes.[41] Es importante señalar que muchos de los estudios con diabéticos se realizaron con productos de aceite de pescado de calidad inferior que contenían cantidades significativas de colesterol y de peróxidos lípidos; por consiguiente, en algunos de estos estudios los investigadores notaron una elevación en el nivel de colesterol LBD. Esta circunstancia subraya la importancia de utilizar un producto de aceite de pescado de calidad farmacéutica, ya que no se ha observado un incremento en el nivel del colesterol LBD con estos productos de mejor calidad.

El mejor momento para tomar los suplementos de aceite de pescado es al empezar a comer o poco antes de comer para evitar cualquier regusto a pescado, ya que algunas personas eructan un poco de aceite si lo toman al finalizar la comida con el estómago lleno.

(*Nota*: si encuentra en este capítulo téminos que no entiende o que jamás ha visto, favor de remitirse al glosario en la página 415).

Capítulo 8

Productos naturales para la diabetes del tipo I

Los individuos que padecen diabetes del tipo I definitivamente requieren un tratamiento convencional con la hormona insulina. Consideramos que este método coincide con los principios de la medicina natural; al fin y al cabo, la meta es simplemente proporcionar al cuerpo una hormona *natural* esencial.

Los avances médicos han tocado las vidas de todos nosotros de formas milagrosas. Algunas veces perdemos de vista cuánto han cambiado nuestras vidas por ello. El tratamiento moderno de la diabetes del tipo I proporciona un ejemplo excelente de una evolución que ha cambiado vidas.

Hasta el siglo XX resultaba casi imposible vivir con diabetes. La mayoría de los niños con la enfermedad morían a los pocos dias de haberla contraído. Recibió el nombre de *diabetes* en algún momento alrededor del año 250 A.C. La traducción literal, "atravesar" o "sacar con sifón", aludía al hecho de que la enfermedad extraía de sus víctimas más líquidos de los que eran capaces de consumir. Durante el primer siglo D.C., los griegos la describieron como "la disolución de la carne y los miembros en la orina". Gradualmente la palabra latina por miel, *mellitus*, se agregó a *diabetes* debido a su relación con orina dulce.

Fue un proceso largo entender cuál era el meollo de la diabetes. En 1798 John Rollo de hecho observó que había un exceso de azúcar también en la sangre, además de la orina. Sin embargo, no fue hasta 1889 que los científicos averiguaron que era posible provocar una diabetes del tipo I en los perros al extraerles el páncreas. En cuanto se reconoció el vínculo entre el páncreas y la diabetes, las investigaciones se concentraron en tratar la enfermedad con extractos pancreáticos.

El verdadero avance se dio cuando John Macleod de la Universidad de Toronto contrató a Frederick Banting para trabajar en experimentos con extractos pancreáticos en perros. Banting reclutó a Charles Best,

---

La Universidad de Toronto: a la cabeza de la batalla contra la diabetes

Llama la atención que algunos de los descubrimientos nuevos más emocionantes en lo que se refiere al tratamiento de la diabetes provengan, una vez más, de la Universidad de Toronto. A través del trabajo encabezado por el Dr. Vladimir Vuksan en el Centro para la Modificación de los Factores de Riesgo de la Universidad de Toronto, se están desarollando productos naturales de salud con la capacidad potencial de superar, en beneficios y seguridad, a cualquier fármaco para tratar la diabetes. De la misma forma en que el descubrimiento de la insulina les salvó la vida a millones de personas afectadas por la diabetes del tipo I, es posible que las combinaciones especiales de fibra y algunos extractos muy específicos de *ginseng* americano y coreano resulten igualmente o incluso más importantes en la lucha contra la espantosa epidemia de diabetes que está recorriendo el mundo.

un estudiante, como asistente. En el verano de 1921, Banting y Best lograron producir un extracto pancreático que poseía características antidiabéticas. Tuvieron éxito al probar su extracto con perros diabéticos. Alentados por este éxito, todo el equipo de investigación dirigido por el Dr. Macleod y James Collip trabajó en producir y purificar la insulina.

Las primeras pruebas se realizaron con Leonard Thompson, un niño de 14 años próximo a la muerte, a comienzos de 1922. Tratado con un extracto pancreático más puro todavía, el nivel de glucosa en la sangre de Leonard bajó de 520 a 120 mg/dL en aproximadamente 24 horas; empezó a subir de peso y a adquirir fuerzas rápidamente. Al recuperarse Leonard, pronto la noticia del milagro de la insulina se difundió por todo el mundo. En 1923 Macleod y Banting ganaron el premio Nobel por haber desarrollado la insulina, pero ambos hombres finalmente lo compartieron con otros miembros meritorios de su equipo: Banting, con Best; y Macleod, con Collip.

La terapia moderna con insulina

La insulina que se produce actualmente es muy distinta de la que los investigadores de la Universidad de Toronto prepararon en 1922. Al poco tiempo de haberse descubierto la nueva sustancia milagrosa, Eli Lilly and Company de Indianapolis, Indiana, recibió por tiempo limitado una licencia exclusiva para fabricarla. A lo largo de las décadas siguientes, los avances registrados en las técnicas de laboratorio condujeron a la producción de una insulina más pura y se desarrollaron insulinas de acción larga e intermedia para brindar una mayor flexibilidad. En un inicio, todas las insulinas se derivaban, por extracción, de los tejidos del páncreas de la res o del cerdo.

El más grande cambio reciente en la insulina se dio al desarrollarse la tecnología del ADN recombinante, la cual permitió sintetizar un tipo "humano" de insulina a partir de bacterias y levadura, en lugar de depender de la extracción de tejidos pancreáticos de animales. En 1982, la Dirección de Alimentos y Fármacos aprobó la primera insulina humana de ADN recombinante, *Humulin*, fabricada por Eli Lilly. Otras insulinas humanas, como *Novolin*, siguieron a la primera. Las insulinas humanas dominan el mercado ahora y se están desarrollando nuevas formas de insulina y vías para tomarla, incluyendo la oral e inhalada. En la actualidad aún es preciso inyectarla por medio de una jeringa, bomba o pluma.

Si bien hay pocas pruebas que indiquen que la insulina recombinante humana sea superior en seguridad o eficacia a las insulinas derivadas de tejidos animales, las compañías farmacéuticas de hecho han dejado de fabricar las insulinas de res y de cerdo en beneficio de la humana. Pruebas anecdóticas indican que algunas personas parecen lograr un mejor control con la insulina humana, mientras que a otras les causa muchos problemas en forma de episodios hipoglucémicos. Debido a su diferencia de la insulina humana, es posible que se formen anticuerpos contra la animal y que se dé algún grado de resistencia a la insulina debido a la reacción inmunitaria. En fin, lo mejor probablemente sería ofrecer una mayor selección; les convendría a los diabéticos que las insulinas derivadas de tejidos animales siguieran siendo disponibles.

Los tipos de insulina no se clasifican por su procedencia sino más bien por la velocidad con la que empiezan a surtir efecto y por la duración de sus efectos. Entre los diversos tipos figuran los siguientes:

TIPO DE INSULINA	COMIENZO DE ACCIÓN	ACTIVIDAD PICO	DURACIÓN
Muy rápida/ De acción inmediata			
Insulina lispro (*Humalog*)	0–15 min	1–3 horas	2–4 horas
Insulina aspart (*Novalog*)	0–15 min	1–3 horas	2–4 horas
De acción rápida			
Regular (p. ej. *Humulin R*)	½–1 hora	2–4 horas	3–6 horas
Velosulin (para bomba)	½–1 hora	2–3 horas	5–7 horas
De acción intermedia			
NPH (p. ej. *Humulin N*)	2–4 horas	4–12 horas	10–16 horas
Lente (p. ej. *Humulin L*)	3–4 horas	4–12 horas	16–22 horas
De acción larga			
Ultralenta (U) (p. ej. *Humulin U*)	4–6 horas	8–24 horas	24–28 horas
Insulina glargina (*Lantus*)	3–4 horas	ninguna	20–24 horas
Premezclada			
Humulin 70/30	½ hora	2–12 horas	18–24 horas
Novolin 70/30	½ hora	2–12 horas	18–24 horas
Humalog mix 50/50	½ hora	2–12 horas	18–24 horas
Humalog mix 75/25	0–15 min	1–12 horas	18 horas

No existe una terapia insulínica sencilla que pueda aplicarse a todos los pacientes. Usted tendrá que colaborar estrechamente con su médico para averiguar qué tipo de terapia insulínica es mejor en su caso particular. Resulta esencial que lleve un diario detallado de sus mediciones de glucosa para diseñar un programa de tratamiento con insulina que sea lo más cercano posible a lo ideal. La tabla 8.1 presenta un resumen, pero para mayor información sobre la autovigilancia de los niveles de glucosa, vea las páginas 144–155.

La terapia insulínica intensiva

Durante muchos años, la terapia insulínica consistió en inyectarse una mezcla de insulina de acción rápida e intermedia una o dos veces al día. Este método ha sido reemplazado por la terapia insulínica intensiva, la cual implica administrar la insulina de acuerdo con regímenes cada vez más sofisticados y complejos. ¿La razón? Hay cada vez más pruebas de que la terapia insulínica intensiva reduce en forma significativa el desarrollo de las complicaciones crónicas de la diabetes. La terapia insulínica intensiva está diseñada para imitar de la manera más estrecha posible las variaciones continuas en el nivel de insulina en plasma producidas por un páncreas sano.

La terapia insulínica intensiva se ha vuelto posible en gran medida debido al desarrollo de insulinas revolucionarias de acción inmediata (insulina lispro [*Humalog*] o insulina aspart [*Novolog*]), así como de una insulina novedosa de acción muy larga (insulina glargina [*Lantus*]). En los protocolos más recientes se aplica un sistema de infusión basal y de

Tabla 8.1. Las metas en cuanto a niveles de glucosa y de A_1C para los diabéticos del tipo I

HORARIO DE MEDICIÓN	META (VALORES EN SANGRE ENTERA)
Antes de desayunar (en ayunas)	90–130 mg/dL (5–7,2 mmol/L)
Antes de almorzar, cenar o tomar una merienda	90–130 mg/dL (5–7,2 mmol/L)
2 horas después de comer	Menos de 150 mg/dL (8,3 mmol/L)
Al acostarse	110–150 mg/dL (6,1–8,3 mmol/L)
A_1C (hemoglobina glicosilada)	≤ 7 por ciento

bolos. Este método significa aplicar una dosis de insulina glargina (*Lantus*) una vez al día, por lo general a la hora de acostarse (ocasionalmente son dos al día). *Lantus* proporciona la liberación casi constante (basal) de insulina a lo largo de todo el día. Resulta muy semejante al páncreas, que libera un nivel basal constante de insulina las 24 horas del día, incluso en ayunas. Además se administran inyecciones múltiples de una insulina de acción inmediata (*Humalog* o *Novolog*), normalmente justo antes de las comidas y las meriendas. Estas insulinas surten efecto de inmediato y se parecen más a la actividad normal del páncreas, que libera insulina en cuanto se ingiere comida.

Estas insulinas innovadoras reproducen de manera mucho más exacta la actividad normal del páncreas sano. Debido a que el páncreas trabaja por medio de la liberación basal (constante) de insulina, así como de bolos (producción repentina única de insulina), aplicar una o dos inyecciones *Lantus* y múltiples (tres o más) inyecciones de *Humalog* o *Novolog* prácticamente reproduce la acción normal del páncreas. A algunos diabéticos se les implanta una bomba para lograr el mismo efecto. En tales casos, es posible que se utilice la bomba para administrar una dosis basal pequeña de insulina de manera constante (en la actualidad suelen ser las insulinas de acción inmediata *Humalog* o *Novolog*), además de que el diabético activará a través de la bomba una dosis para un bolo de insulina justo antes de consumir una comida o merienda.

Además de reproducir de manera más exacta el funcionamiento natural del páncreas, la mayor ventaja de la terapia insulínica intensiva es la libertad que aporta al estilo de vida del diabético. Los diabéticos que aplican sólo una o dos inyecciones programadas de insulina convencional al día tienen que vivir de acuerdo con un programa muy rígido de comidas, ejercicio y sueño. También tienen que consumir una cantidad rigurosa de calorías y carbohidratos en cada comida, porque las inyecciones que se ponen tardan mucho tiempo en lograr su máxima actividad y las dosis de insulina dictan el programa de comidas y actividades del diabético. Si los diabéticos que siguen regímenes convencionales de insulina atrasan una comida, ingieren demasiado o muy poco, dejan de hacer ejercicio o lo exageran, es probable que sufran grandes fluctuaciones en su nivel de glucosa y se arriesguen a padecer episodios hipoglucémicos graves.

Por su parte, si bien la terapia insulínica intensiva requiere medirse la glucosa en la sangre y ponerse inyecciones de manera mucho más frecuente, la oportunidad y las dosis de insulina pueden ajustarse fácilmente a las variaciones diarias en el programa de alimentacíon y ejercicio del diabético, así como en la cantidad de comida que ingiere. Si bien la idea de medirse la glucosa seis o más veces a diario y ponerse cuatro o más inyecciones tal vez suene fastidiosa, una vez que el diabético haya dominado el fino arte de manejar esta terapia intensiva le brindará libertad y un estilo de vida mucho más normal que antes. Las bombas de insulina también requieren que se vigile con frecuencia la glucosa, pero la bomba misma (controlada por el diabético) se encarga de las inyecciones basal y de bolos. En un futuro muy cercano, es probable que un aparato conectado directamente a la bomba de insulina se encargue de vigilar la glucosa y que todo el proceso corra a cargo de tecnología electrónica computarizada.

Si bien es menos probable que se dé una hipoglucemia grave con las nuevas insulinas de acción inmediata y muy larga, una de las metas de la terapia es, desde luego, controlar muy bien los niveles de glucosa sanguínea. Por esta causa, sigue presente el riesgo de sufrir una hipoglucemia grave y los diabéticos deben hacerse unos expertos en lo que se refiere a reconocer la hipoglucemia y tomar las acciones necesarias para corregirla lo más pronto posible. Para reducir el riesgo de padecer una hipoglucemia hace falta medirse la glucosa sanguínea con frecuencia; ajustar las dosis de insulina; alterar la hora, la frecuencia y el contenido de las comidas; y modificar los patrones de ejercicio y de actividades. Por lo tanto, resulta esencial capacitarse de manera global en el autocontrol de todos estos elementos. En vista de que la terapia insulínica intensiva aumenta la susceptibilidad de los niños y los pacientes mayores a sufrir hipoglucemia, en su caso las metas del tratamiento suelen ser más flexibles.

Ya mencionamos el Estudio del Control y las Complicaciones de la Diabetes (o *DCCT* por sus siglas en inglés), que resulta de importancia fundamental. La estructura del estudio fue muy sencilla. Se observó a dos grupos de pacientes a largo plazo. Uno de los grupos recibió un tratamiento convencional con la mezcla común de insulinas de acción rápida e intermedia, una o dos veces al día, y el otro un tratamiento intensivo con regímenes más complejos de insulina. Si bien no se logró normalizar los valores de glucosa en el grupo del tratamiento intensivo (los valores promedio de glucosa se ubicaron en un 40 por ciento arriba de los límites normales), los niveles de hemoglobina glicosilada mejoraron de manera significativa. Por lo tanto, el riesgo de sufrir retinopatía, nefropatía y neuropatía diabéticas se redujo en un 60 por ciento en el grupo del tratamiento intensivo en comparación con quienes recibieron el tratamiento convencional. El beneficio de la terapia intensiva retrasó la aparición y retardó de manera significativa el desarrollo de las tres complicaciones. Probablemente ofrezca beneficios aún mayores para la salud un programa de terapia insulínica intensiva llevado a cabo de acuerdo con los parámetros actuales, pues desde que se realizó el DCCT se han creado insulinas más sofisticadas así como las bombas de insulina.

Según el DCCT, otra desventaja de la terapia insulínica intensiva fue el aumento de peso que se registró en los sujetos. La insulina es una hormona que estimula el crecimiento. Por este motivo, una de las metas principales del diabético debe ser adoptar las estrategias de alimentación, estilo de vida y suplementos alimentarios que forman parte de nuestro programa a fin de poder disminuir la dosis de insulina que requiere para mantener sus niveles de glucosa. La resistencia a la insulina también es una característica común de la diabetes del tipo I y se relaciona con los mismos factores de riesgo que en el caso de la diabetes del tipo II (más grasa corporal, falta de ejercicio, falta de factores alimentarios importantes, una alimentacíon a base de comidas con valores altos en el índice glucémico y también una carga glucémica alta). Por eso las modificaciones en el estilo de vida y en la alimentacíon que se recomiendan para los diabéticos del tipo II tienen validez de igual manera para los diabéticos del tipo I. Cualquier cambio positivo en la alimentacíon y en el estilo de vida les ayuda a los diabéticos del tipo I a asegurar que la dosis diaria más pequeña posible baste para lograr un control óptimo de la glucosa sanguínea.

La terapia insulínica intensiva se aplica por medio de inyecciones diarias múltiples (de 3 a 5 o más) con una jeringa o una pluma para inyecciones de insulina, o bien por medio de una bomba de insulina que la suministra de manera constante. La decisión de utilizar inyecciones múltiples de insulina o bien una bomba depende de lo que prefiera el paciente, así como de la capacidad del médico y de la unidad de instrucción sobre la diabetes para proporcionar los recursos y el apoyo necesarios. En nuestra opinión, los métodos más nuevos —la bomba o la pluma— son preferibles (vea la tabla 8.2 en la página 200).

(*continúa en la página 200*)

Cómo prevenir, reconocer y tratar las reacciones a la insulina (los episodios hipoglucémicos)

Una reacción a la insulina o episodio hipoglucémico se da cuando el nivel de glucosa desciende demasiado (por lo común a menos de 60 mg/dL [3,3 mmol/L]).

Para prevenir las reacciones a la insulina
- Ingiera sus comidas regulares de manera puntual
- Evite cualquier cambio repentino en la alimentación, en el ejercicio o en la administración de insulina
- Coma una merienda (refrigerio, tentempié) antes de hacer ejercicio
- Siempre lleve consigo alguno de los siguientes:
  - Unos sobrecitos de azúcar o de miel
  - *Insta-Glucosa* (1 tubo)
  - Pastillas de glucosa (2–3)
  - *Destrasols* (4–6)

Los síntomas de la hipoglucemia leve
- Hambre
- Sudor frío
- Mareo, debilidad o tembladera (temblorina)
- Latidos fuertes del corazón o aceleración del ritmo cardíaco

Los síntomas de la hipoglucemia moderada
- Nerviosismo o confusión
- Dolor de cabeza
- Visión borrosa o doble
- Sensación de entumecimiento o de hormigueo en los labios o los dedos

Los síntomas de la hipoglucemia severa (*Nota:* cuando estos síntomas estén presentes, siempre se requiere asistencia médica inmediata. No espere. Comuníquese enseguida al 911. Si cuenta con glucagón, una hormona que eleva los niveles de glucosa sanguínea rápidamente, inyécteselo).
- Palidez y pronunciación incomprensible
- Comportamiento extraño
- Convulsiones

Estrategias para tratar la hipoglucemia de leve a moderada

- Utilice alguna de las fuentes rápidas de azúcar que tenga a la mano
- En un aprieto, vaya a una tienda o restaurante y consiga:
  - Salvavidas o *Lifesavers* (4–6)
  - Refresco (soda) de cola o cualquier otro (6 onzas/180 ml)
  - Jugo de naranja (china) (4 onzas)
  - Caramelos de goma (*jelly beans*) (6)
  - Leche (envase pequeño)

No exagere al tratar una reacción de leve a moderada a la insulina rebasando la cantidad recomendada para estos remedios. Deje de hacer lo que esté haciendo y siéntese o recuéstese. Espere de 10 a 15 minutos. Si no se siente mejor, vuelva a ingerir el alimento. Una vez que se sienta mejor, coma una merienda con un valor bajo en el índice glucémico (IG) si todavía falta bastante para la siguiente comida. Si ya casi es hora de comer, coma.

Unos ejemplos de meriendas para después de un episodio hipoglucémico

½ taza de frutos secos o semillas
1 ó 2 zanahorias o tallos de apio
Una barra alimentaria con un valor bajo en el IG
Una fruta

Es posible que se sienta cansado y registre un nivel alto de glucosa sanguínea después de tal reacción, pero no cambie su dosis de insulina de manera permanente sin haber consultado primero a su médico.

Asegúrese de llevar algo que lo identifique como diabético para informar a otros acerca de su afección en caso de que sufra un accidente o pierda el conocimiento a causa de una reacción. Enseñe a sus familiares, amigos, maestros y compañeros de trabajo cómo reconocer una reacción y cómo ayudarle si sufre una. Si hace caso omiso de los síntomas de la reacción y no ingiere azúcar, puede perder el conocimiento. Si bien se trata de un suceso bastante raro, puede protegerse enseñando a sus familiares y amigos cómo inyectar el glucagón en un caso de emergencia.

(*viene de la página 197*)

La bomba de insulina

El método de la bomba de insulina (*insulin pump*) implica llenar una jeringa de insulina soluble. La jeringa se introduce en una bomba pequeña y por medio de un tubo flexible y hueco se conecta con una aguja que se inserta en un punto en el abdomen. La unidad debe traerse puesta las 24 horas del día. La bomba oprime el émbolo de la jeringa de manera lenta y constante, de tal forma que se administra un goteo continuo de insulina soluble al cuerpo (la dosis basal). Quince minutos antes de comer, el diabético oprime la bomba de forma manual para liberar una inyección mayor de insulina (un bolo) en la cantidad establecida tanto por el nivel de glucosa medido antes de comer como por los ingredientes de la comida que consumirá.

La bomba de insulina es la mejor técnica disponible actualmente para reproducir los niveles naturales de insulina en el cuerpo, pero tiene sus desventajas. Es preciso traer puesto el aparato constantemente y puede causar irritación; el paciente tiene que contar con tremenda motivación para vigilar sus niveles de glucosa de manera bastante minuciosa; el riesgo de sufrir hipoglucemia es mayor y no todos los médicos conocen el método lo suficiente. En todo caso, los diabéticos deben recibir instrucción formal en el uso adecuado de su bomba por parte de una unidad de instrucción sobre la diabetes (por lo común la impartirá un educador certificado en diabetes o *CDE* por sus siglas en inglés). También es prudente recibir capacitación para estar más consciente de los niveles de glucosa, si está disponible en la región donde vive. Este programa ya existe en muchas partes; si no se ofrece cerca de su lugar de residencia, debe exigir que su unidad de instrucción sobre la diabetes lo introduzca.

Tabla 8.2. Las ventajas de la terapia insulínica intensiva por medio de una bomba o pluma de insulina

Una flexibilidad mayor en el horario de comidas, ejercicio y actividades diarias
Un mayor bienestar físico y psicológico
Un control más efectivo del nivel de glucosa sanguínea
Un nivel más bajo de hemoglobina glicosilada (hemoglobina A_1C)

Capacítese para controlarla

Muchos diabéticos se vuelven relativamente insensibles a la hipoglucemia. Esta disminución en la conciencia de la hipoglucemia se debe a los daños que, debido a la diabetes, sufre el sistema nervioso autónomo, la parte del sistema nervioso que es responsable de los síntomas más evidentes de la hipoglucemia (como sudar, tembladera/temblorina, un ritmo cardíaco acelerado y nerviosismo). Tales síntomas se manifiestan cuando el nivel de glucosa comienza a descender y los glándulas adrenales, así como las terminaciones nerviosas autónomas, liberan adrenalina. De igual manera, cuando un diabético se esfuerza por lograr un mejor control de su nivel de glucosa, es más probable que padezca episodios hipoglucémicos graves. El temor a la hipoglucemia y los efectos graves que a largo plazo puede tener sobre el cerebro hacen que muchos diabéticos prefieran no esforzarse por controlar mejor su nivel de glucosa. El programa de capacitación para estar más consciente de los niveles de glucosa, versión dos (o *BGAT-2* por sus siglas en inglés), está muy difundido actualmente; de acuerdo con los estudios realizados, proporciona habilidades valiosas a los diabéticos para ayudarles a reconocer los episodios hipoglucémicos graves y a evitarlos de manera eficaz.[1] En lugar de depender de los síntomas autónomos (basados en la adrenalina) para reconocer un episodio inminente de hipoglucemia, la BGAT-2 les enseña a los diabéticos un sistema para vigilar de cerca los efectos sutiles de la glucosa sobre el funcionamiento del cerebro. A diferencia de los síntomas autónomos de la hipoglucemia, que frecuentemente se atenúan al paso del tiempo, los síntomas cognitivos de la hipoglucemia no se debilitan. Si usted es diabético y toma insulina, le recomendamos mucho que se capacite tanto con respecto a la terapia insulínica intensiva como la BGAT-2 para estar más consciente de la hipoglucemia. En conjunto, estos dos programas requieren asistir a varios días de capacitación, pero le proporcionarán habilidades invaluables para controlar su diabetes.

Usar una bomba de insulina es una gran responsabilidad. Los usuarios deben tener mucha motivación, ser capaces de utilizar la bomba, estar dispuestos a medirse la glucosa con frecuencia y ser lo bastante sagaces para saber si se avecina un problema. Asimismo deben tener acceso a un equipo médico familiarizado con el uso de bombas de insulina como tratamiento contra la diabetes.

La pluma de insulina

Tal como lo indica su nombre (que es *insulin pen* en inglés), este método para administrar la insulina recurre a un aparato que parece una pluma fuente o pluma con cartuchos a la usanza antigua, con dos diferencias principales: en lugar de un cartucho de tinta, la pluma contiene un cartucho de insulina; y en lugar de una punta para escribir, la pluma cuenta en un extremo con una aguja. Las compañías farmacéuticas por lo común regalan las plumas, ya que obtienen su ganancia mediante la venta de los cartuchos.

Al igual que en el caso de la bomba, el uso de la pluma de insulina implica mucha responsabilidad, pues el diabético por lo común decide qué dosis aplicar al ajustar la pluma. La mayoría de las plumas llevan cartuchos que contienen de 150 a 300 unidades de insulina. El diabético hace girar un botón para seleccionar la dosis requerida, inserta una aguja y se inyecta la insulina.

Una de las ventajas principales de la pluma de insulina, la conveniencia, suele ofrecer una motivación fuerte para abandonar el método de la jeringa con aguja. La pluma no llama la atención y es rápida y fácil de usar. Asimismo resulta menos dolorosa porque utiliza agujas más pequeñas, lo cual también es un gran punto a su favor desde el punto de vista del usuario.

Las plumas de insulina han adquirido una popularidad enorme en todo el mundo; en algunos países, entre el 70 y el 90 por ciento de la insulina utilizada se inyecta por medio de plumas. No obstante, en los Estados Unidos sólo el 2 por ciento de la insulina, más o menos, se inyecta por medio de una pluma. Es probable que esto se deba a las dificultades que se enfrentan en el país para que las compañías de seguros reembolsen el costo del aparato. Si bien la insulina que se utiliza con las plumas es un poco más cara, las agujas para la pluma son un poco más

Tabla 8.3. Algunas razones comunes para las fluctuaciones en el nivel de glucosa

Cambiar la intensidad del ejercicio o de las actividades
Agregar u omitir meriendas
Retrasar las comidas o cambiar el tipo o la cantidad de alimento que se consume
Una enfermedad o infección
El estrés emocional
Consumir alcohol
Inyectarse insulina en un sitio con bultos o en el brazo o la pierna a la hora de hacer ejercicio
Exagerar en el tratamiento de una reacción a la insulina
Omitir una inyección de insulina

baratas que las jeringas desechables, por lo que el precio se iguala. En algún momento las compañías de seguros harán bien sus cuentas y las plumas de insulina gozarán de la misma popularidad en los Estados Unidos que en el resto del mundo.

Utilizar una pluma o bomba de insulina le exige al usuario reconocer los factores que puedan producir cambios en los niveles de glucosa sanguínea (vea la tabla 8.3 arriba).

Productos naturales para complementar el tratamiento de la diabetes del tipo I

Para que los individuos que padecen la diabetes del tipo I logren sus metas terapéuticas con la ayuda de productos naturales, es preciso apuntar a lo siguiente:

1. Preservar el funcionamiento de las células beta y tratar de revertir el proceso autoinmunitario
2. Intensificar la eficacia de la terapia insulínica para poder reducir las dosis
3. Reducir la elevación en el nivel de la glucosa que se produce después de comer

Cómo preservar el funcionamiento de las células beta

¿Es posible detener el avance de la diabetes del tipo I? Sí lo es. Y créalo o no, en algunos casos incluso es posible revertirla. Sabemos que tal afirmación inevitablemente se topará con ciertas dudas, pero las recomendaciones que haremos con toda certeza la confirman. De igual manera que nuestras otras líneas directivas, estas recomendaciones cuentan con el respaldo de pruebas científicas. El punto clave está en dar inicio a la terapia lo más pronto posible después de establecerse el diagnóstico, a más tardar en el curso del primer año. Los dos suplementos clave que deben tomarse son la vitamina B_3 en su forma de niacinamida y un extracto de té verde o bien la hierba *Pterocarpus marsupium*.

NIACINAMIDA | Se ha demostrado que la niacinamida (*niacinamide*), también conocida como nicotinamida, evita en cierta medida la destrucción de las células beta pancreáticas causada por procesos autoinmunitarios e incluso es posible que ayude a revertirla.[2,3] El uso de la niacinamida para combatir la diabetes del tipo I empezó a estudiarse cuando se observó que este nutriente puede prevenir el desarrollo de la diabetes en animales de laboratorio. Esta circunstancia se tradujo en varias pruebas clínicas experimentales según las cuales la niacinamida puede impedir la aparición de la diabetes del tipo I o bien, si se administra con suficiente presteza después de la aparición de esta, ayudar a restaurar las células beta o por lo menos a retardar su destrucción. En uno de los primeros estudios experimentales realizados con diabéticos del tipo I de reciente diagnóstico, siete pacientes recibieron 3 g de niacinamida a diario y nueve pacientes, un placebo. Al cabo de seis meses, cinco pacientes del grupo que tomaba niacinamida y dos del grupo del placebo seguían sin tomar insulina y mostraban niveles normales tanto de glucosa como de hemoglobina A_1C. A los 12 meses, tres pacientes del grupo que tomaba niacinamida y ninguno de los que tomaban el placebo se encontraban en estado de remisión clínica.[4]

Los resultados de este estudio experimental y de otros sugieren que la niacinamida puede prevenir que avance la diabetes del tipo I en algunos pacientes al ayudar a restaurar las células beta, siempre y cuando se empiece a administrar con suficiente prontitud tras aparecer la enfermedad. Ya para el tiempo en que estábamos escribiendo este libro, se habían realizado 10 estudios sobre el tratamiento con niacinamida de la diabetes del tipo I de reciente aparición o bien de la diabetes del tipo I de menos de 5 años de duración y con una masa residual de células beta. Ocho de estos estudios fueron investigaciones doble ciegas con control de placebo. Del total de ocho pruebas, cuatro demostraron un efecto positivo, al compararse con el placebo, en cuanto a una remisión prolongada durante la cual no se requirió insulina, necesidades más bajas de insulina, un mayor control metabólico y una mayor actividad de las células beta medida según la secreción de péptidos C. Una vez más es importante señalar que algunos diabéticos del tipo I de diagnóstico reciente han logrado una resolución completa de su enfermedad por medio de suplementos de niacinamida. Las diferencias principales entre los resultados positivos y negativos en la diabetes del tipo I de reciente aparición fueron una edad mayor y un nivel básico más alto de péptidos C en ayunas en los estudios positivos.[5,6]

A partir de los resultados positivos que se obtuvieron en los estudios realizados con casos de diabetes del tipo I de reciente diagnóstico, se diseñaron unas pruebas muy amplias para evaluar la eficacia de la niacinamida para prevenir el desarrollo de la diabetes del tipo I en los individuos de alto riesgo, como los hermanos de niños que han desarrollado la diabetes del tipo I o bien los individuos en quienes ya se ha registrado una elevación en el nivel de los anticuerpos dirigidos contra las células beta. El primero de estos estudios, el "Ensayo alemán de intervención con nicotinamida", no mostró un efecto significativo con una dosis de 1,2 gramos de niacinamida al día. Aún no están disponibles los resultados de la investigación más extensa, el "Ensayo europeo de intervención en diabetes con nicotinamida" (o *ENDIT* por sus siglas en inglés).[7]

Si bien no creemos que la niacinamida les funcione a todos los pacientes con diabetes del tipo I de reciente aparición, ni tampoco que por sí sola sirva como una estrategia eficaz de prevención, es posible que dé resultado a algunas personas. El hecho de que en algunos niños haya revertido la enfermedad por completo definitivamente hace que valga la pena probarla, sobre todo porque no existe una alternativa razonable.

La dosis recomendada se basa en el peso corporal: de 25 a 50 mg de niacinamida por cada 2,2 libras (1 kg) de peso corporal.[8] Por lo general la niacinamida se tolera bien y no produce efectos secundarios. De hecho, no se han registrado efectos secundarios en las pruebas clínicas para la diabetes del tipo I. No enrojece la piel tal como pasa con dosis altas de niacina. No obstante, en vista de que puede dañar el hígado

¿Cuántas pruebas hacen falta aunque vidas humanas estén en juego?

Nuestro sistema médico actual parece interponer un período de tiempo innecesario entre el momento en que se prueba la eficacia de una vitamina o un mineral para prevenir o tratar algún trastorno de la salud y el momento en que tal uso se difunde ampliamente y los médicos empiezan a recomendarlo.

Es posible proporcionar un sinnúmero de ejemplos de casos en que complementar la alimentación con una vitamina o un mineral de bajo costo puede proporcionar efectos significativos de prevención o terapéuticos, pero muchos médicos siguen exigiendo pruebas exageradas antes de proceder a recomendar un remedio. Les sugerimos a estos médicos que reconsideren su opinión al respecto.

En lugar de esperar una prueba absoluta, los médicos deben preguntarse si existe una "certeza razonable" suficiente de que una recomendación en particular sea benéfica. ¿A qué nos referimos con certeza razonable? Básicamente lo siguiente: ¿Tiene sentido la recomendación? ¿Existe una buena probabilidad de que sea valiosa?

recomendamos que se realice una prueba sanguínea para descubrir enzimas hepáticas cada tres meses para asegurarse de que no se perjudique el hígado.

PTEROCARPUS MARSUPIUM Y PLANTAS QUE CONTIENEN EPICATEQUINA | Desde hace mucho tiempo la planta *pterocarpus* se utiliza en la India para tratar la diabetes. Hay ciertas pruebas para justificar tal aplicación, ya que se ha demostrado que el flavonoide epicatequina que se extrae de la corteza de la planta previene los daños a las células beta y de hecho regenera células beta pancreáticas funcionales en animales diabéticos.[9,10]

Además de hallarse en el *pterocarpus*, el porcentaje del peso en seco correspondiente a la epicatequina es muy alto en varias plantas más,

¿Ofrece una relación costo-beneficio favorable? ¿Es segura en su aplicación?

El papel potencial de la niacinamida (*niacinamide*) para tratar la diabetes del tipo I de aparición reciente o bien como medida preventiva en los niños que pertenecen a los grupos de alto riesgo es un buen ejemplo de ello. Los resultados que se han obtenido indican una relación costo-beneficio y un perfil de seguridad excelentes. La mayoría de los médicos alópatas ortodoxos revisarían la información y dirían algo así como: "Estas investigaciones son muy interesantes, pero desde luego no puedo recomendar la niacinamida hasta que existan pruebas más absolutas de que sea valiosa".

¿Pues cuántas pruebas hacen falta cuando vidas humanas corren riesgo? Aún no se dan a conocer los resultados de estudios con niacinamida de tipo doble ciego de alcances más amplios. ¿Qué significaría si los resultados de estos estudios más amplios fueran sumamente positivos? Significaría que por "ir a la segura" y no recetar suplementos de niacinamida, muchos individuos que hubieran podido beneficiarse no habrían disfrutado de esta oportunidad, al igual que los miles de niños que por no administrarse suplementos de ácido fólico nacieron con defectos de los tubos neurales.

particularmente en el té verde, cuyo contenido de epicatequina se ubica entre el 1 y el 3 por ciento.

En vista de que en los Estados Unidos no se cuenta con fuentes comerciales de *pterocarpus*, es posible que el té verde sea una opción adecuada. Se recomienda una dosis de por lo menos dos tazas de té verde al día o bien entre 240 y 300 mg, aproximadamente, de polifenoles de té verde.

Cómo intensificar la eficacia de la insulina

Controlar la alimentacíon y el estilo de vida, así como optimizar la nutrición, son los primeros pasos para intensificar la eficacia de la insulina. El cromo, la vitamina E, el magnesio, el vanadio, el manganeso y la biotina son sólo algunos de los nutrientes importantes que se requieren. Además de tomar un suplemento multivitamínico y de minerales de alta potencia, los individuos con una diabetes del tipo I mal controlada deben considerar tomar biotina, gimnema silvestre o extracto de *ginseng* coreano (sólo el desarrollado gracias a las investigaciones de la Universidad de Toronto) para tratar de aprovechar mejor la insulina.

BIOTINA | La biotina (*biotin*) es una vitamina del complejo B que participa en la fabricación y el aprovechamiento de los carbohidratos, las grasas y los aminoácidos. Sin la biotina, el metabolismo de la glucosa se deteriora gravemente. Se ha demostrado que los suplementos de biotina incrementan la sensibilidad a la insulina y aumentan la actividad de la enzima glucocinasa, la cual es responsable del primer paso en el aprovechamiento de la glucosa por el hígado. Las concentraciones de glucocinasa son muy bajas en los diabéticos. Evidentemente, cuando se complementa la alimentacíon con dosis altas de biotina, la actividad de la glucocinasa y el metabolismo de la glucosa mejoran en los diabéticos. En un estudio, 16 mg de biotina al día dieron por resultado una reducción significativa de los niveles de glucosa en ayunas —así como un mejor control de esta— en los diabéticos del tipo I; en otro estudio, se observaron efectos semejantes en diabéticos del tipo II con 9 mg de biotina al día.[11] También se ha demostrado que la terapia con biotina es bastante útil para tratar la neuropatía (enfermedad de los nervios) diabética.[12]

GIMNEMA SILVESTRE | La gimnema (*gymnema*) es otra planta que desde hace mucho tiempo se utiliza en la India como tratamiento contra la diabetes. Las investigaciones científicas recientes han comprobado su eficacia tanto contra la diabetes del tipo I como contra la del tipo II. Se ha demostrado que los extractos de gimnema intensifican el control de la glucosa en los perros y los conejos diabéticos. Resulta interesante que la gimnema al parecer no surte efecto en los animales a quienes se les ha extraído el páncreas, lo cual sugiere que intensifica la producción o la actividad de la insulina. Al igual que sucede con el *pterocarpus*, diversos estudios con animales indican que la gimnema estimula la regeneración de las células beta que producen insulina en el páncreas. Varios estudios hechos con seres humanos también parecen respaldar la posibilidad de la regeneración pancreática.[13]

Se demostró que un extracto de las hojas de la gimnema silvestre redujo las necesidades de insulina y los niveles de glucosa en ayunas, además de mejorar el control de esta, en 27 pacientes con diabetes del tipo I que recibían tratamiento con insulina.[14] Estos resultados indican que la gimnema intensifica la acción de la insulina, ya que no se trataba de diabéticos de diagnóstico reciente.

La dosis para el extracto de la gimnema silvestre —estandarizado para contener un 24 por ciento de ácido gimnémico (*24% gymnemic acid*)—son 200 mg dos veces al día. No se han registrado efectos secundarios por el consumo del extracto de gimnema; sin embargo, los diabéticos que toman insulina deben vigilar su nivel de glucosa cuidadosamente al empezar a tomar este producto porque tal vez sea preciso reducir las dosis de insulina para evitar la hipoglucemia.

Cómo reducir las elevaciones que se producen en los niveles de glucosa después de comer

Obviamente el primer paso para reducir los aumentos repentinos en los niveles de glucosa que suelen producirse después de comer es alimentarse de manera sensata. Esto significa seguir tener una alimentación a base de comidas que tengan tanto valores bajos en el índice glucémico como una carga glucémica baja. Ahora bien, cabe notar que existen varios productos naturales que pueden hacer que los niveles posprandiales (posteriores a la comida) de glucosa en la sangre bajen aún más. Discutiremos estos productos en el siguiente capítulo, ya que tienen que ver más con el tratamiento de la diabetes del tipo II.

Recomendaciones prácticas adicionales

Además de controlar los niveles de la glucosa sanguínea, varios productos naturales son muy importantes para hacer frente a las complicaciones desarrolladas por la mayoría de las personas con diabetes del tipo I. Estas medicinas naturales se describirán en la Tercera Parte. En el Apéndice B, páginas 338–344, ponemos estos productos en orden de importancia de acuerdo con algunos de los beneficios adicionales que brindan.

El melón amargo, una fuente de fitoinsulina

El melón amargo (*bitter melon, Momordica charantia*) es una fruta verde con forma de pepino cubierta de bultos. Parece un pepino feo. Además de que en Asia se come como verdura, se ha difundido ampliamente el uso del melón amargo no maduro como remedio para la diabetes en la medicina popular. Estudios científicos modernos sobre la diabetes del tipo I y del tipo II han demostrado con claridad la capacidad del jugo fresco o del extracto de la fruta sin madurar para hacer descender los niveles de glucosa.

El melón amargo contiene varios compuestos cuyas propiedades para disminuir el nivel de glucosa en la sangre se han confirmado. La carantina, que se extrae por medio de alcohol, es un agente hipoglucémico compuesto por esteroides mixtos que ofrece una potencia mayor que la tolbutamida, un fármaco hipoglucémico que se toma por vía oral. La *momordica* también contiene un polipéptido parecido a la insulina, el polipéptido P, que hace bajar los niveles de glucosa en la sangre cuando se les inyecta de la misma forma que la insulina a los diabéticos del tipo I. Ya que al parecer causa menos efectos secundarios que la insulina, se ha sugerido que pudiera sustituir a esta en el caso de algunos pacientes, aunque es muy poco probable que tal aplicación se desarrolle realmente. Por fortuna la ingestión de una cantidad bastante pequeña —2 onzas (60 mg)— de jugo ha dado buenos resultados en las pruebas clínicas.[15,16]

El melón amargo sin madurar se consigue principalmente en las tiendas de comestibles asiáticos. Es posible que las tiendas de productos naturales ofrezcan un extracto de melón amargo, pero lo mejor probablemente sea el jugo fresco, ya que así se aplicó en los estudios. En mi opinión el sabor del jugo de melón amargo es muy difícil de mejorar. Tal como lo indica su nombre, es sumamente amargo. Lo mejor es simplemente taparse la nariz y tomarse las 2 onzas de una sola vez. La dosis de las otras formas de melón amargo debe aproximarse a esta.

Capítulo 9

Productos naturales para la diabetes del tipo II

En este capítulo resaltaremos varios productos naturales esenciales para ayudar a mejorar el control de la glucosa sanguínea al tratar la diabetes del tipo II. Antes de hacerlo queremos recordarle que la alimentación y el estilo de vida son particularmente importantes en el caso de la diabetes del tipo II, ya que esta afección suele ser el resultado de muchos años de agobios metabólicos crónicos. A pesar de que los remedios que se comentan en este capítulo ofrecen efectos significativos, también hace falta integrar cambios cuidadosos en la alimentación y en el estilo de vida para que la diabetes del tipo II se trate de manera adecuada y eficaz. Además, algunos diabéticos del tipo II también requerirán tratamientos médicos convencionales (fármacos tomados por vía oral o bien insulina), según la capacidad de la producción pancreática de insulina (la cual se determina con base en el nivel de péptidos C) y la respuesta del diabético a las medidas tomadas en cuanto a alimentación y estilo de vida. El factor más importante para determinar si el diabético necesita fármacos o insulina para manejar su enfermedad es el control que logra de su glucosa. Sin embargo, aunque se reciba insulina o fármacos por vía oral, los factores relacionados con la alimentación y el estilo de vida revisten una importancia suprema al manejar la diabetes del tipo II. El uso de insulina y de fármacos antihiperglucémicos orales para tratar la diabetes del tipo II se comentará más adelante.

Tenga presente que manejar la diabetes del tipo II suele ser más complejo que manejar la del tipo I, porque en la mayoría de los casos se relacionan con un sinnúmero de otros factores de agobio fisiológico, como obesidad y una sensibilidad disminuida a la insulina. Lograr las metas terapéuticas por medio de medicamentos naturales (o fármacos) implica lo siguiente en los individuos que padecen diabetes del tipo II:

1. Reducir la elevación en los niveles de glucosa que se da después de comer.
2. Mejorar la actividad de la insulina y la sensibilidad a la misma.

Recuerde que resulta esencial vigilar los niveles de glucosa con cuidado, sobre todo si han estado relativamente fuera de control. Mantenerse muy atento a los síntomas, vigilar la glucosa en casa y hacerse la prueba de hemoglobina A_1C son factores críticos para cuidar la eficacia del tratamiento. Cualquier cambio de rutina requiere seguir estas mediciones de manera más atenta. La tabla 9.1 proporciona las metas

Tabla 9.1. Las metas en cuanto a niveles de glucosa sanguínea y de A_1C para los diabéticos del tipo II

HORARIO DE MEDICIÓN	META (VALORES EN SANGRE ENTERA)
Antes de desayunar (en ayunas)	80–110 mg/dL (4,4–6,1 mmol/L)
Antes de almorzar, cenar o tomar una merienda	80–130 mg/dL (4,4–7,2 mmol/L)
2 horas después de comer	Menos de 140 mg/dL (7,8 mmol/L)
Al acostarse	110–140 mg/dL (6,1–7,8 mmol/L)
A_1C (hemoglobina glicosilada)	≤ 7 por ciento

en cuanto a nivel de glucosa sanguínea en las personas que sufren la diabetes del tipo II.

Queremos volver a subrayar que habrá que modificar las dosis de insulina y/o de fármacos cuando se pretende mejorar el control de la glucosa a través de la alimentación y los productos naturales. Resulta de suma importancia colaborar estrechamente con el médico que receta la insulina o los fármacos.

Cómo reducir la elevación en los niveles de glucosa producida después de comer

La elevación en los niveles de glucosa después de comer puede causar estragos bioquímicos tanto en los diabéticos del tipo I como en los del tipo II. De hecho, la elevación en los niveles posprandiales (posteriores a la comida) de la glucosa tal vez sea uno de los principales factores que contribuyen al desarrollo de complicaciones diabéticas, particularmente de enfermedades cardíacas y microvasculares (de los vasos sanguíneos pequeños al interior de los ojos, los riñones y los nervios). Por ejemplo, los pacientes cuyo nivel de glucosa en ayunas es normal, pero que durante 2 horas tienen un nivel posprandial promedio de glucosa mayor que 200 mg/dL (11 mmol/L), padecen un riesgo tres veces mayor de contraer la enfermedad diabética de los ojos (o retinopatía).[1] Por lo tanto, reducir el aumento en los niveles de glucosa que se produce después de comer es una meta muy importante.

Aparte de reducir los niveles posprandiales de glucosa por medio de pautas dietéticas (consumiendo comidas con valores bajos en el índice glucémico que también tengan una carga glucémica baja), es posible utilizar varios productos naturales con el mismo fin. Restringiremos la discusión a los más útiles: los suplementos de fibra, los inhibidores naturales de glucosidasa y el extracto americano de *ginseng* (según se comenta más adelante en el presente capítulo).

Los suplementos de fibra

Se ha demostrado que los suplementos de fibra mejoran el control de la glucosa, hacen disminuir los niveles de insulina y reducen el número de calorías que el cuerpo absorbe. Las mejores fuentes de fibra para reducir los niveles posprandiales (después de comer) de glucosa, bajar los niveles de colesterol y estimular la pérdida de peso son las ricas en fibras solubles en agua, tales como el glucomanano (extraído de la raíz del konjac), el *psyllium*, la goma de guar (*guar gum*), la semilla de fenogreco (alholva, rica, *fenugreek*) desgrasada en polvo, la fibra de la misma semilla, fibras de algas (alginato y carragaenina) y la pectina.

Cuando se toman con agua antes de comer, estas fuentes de fibra se ligan al agua en el estómago y el intestino delgado para formar una masa viscosa y gelatinosa que no sólo retarda la absorción de la glucosa sino que también produce una sensación de saciedad (de tener lleno del estómago) y reduce la absorción de calorías. En algunos estudios clínicos, se demostró que los suplementos de fibra reducen el número de calorías absorbidas entre 30 y 180 al día. Si bien se trata de una reducción modesta, esta cantidad de calorías daría por resultado una pérdida de peso de entre 3 y 18 libras (1,4 y 8 kg) a lo largo de un año (vea la tabla 9.2 abajo).

Tenemos dos recomendaciones importantes para ayudar a los pacientes a elegir sus suplementos de fibra:

- Evite los productos que contienen mucha azúcar u otros edulcorantes para disfrazar el sabor.
- Asegúrese de consumir cantidades suficientes de agua al tomar un suplemento de fibra, sobre todo si su presentación es seca (en forma de pastilla, galletita, cápsula o tableta).

Tabla 9.2. Ejemplos de estudios clínicos con suplementos de fibra dietética para bajar de peso

FIBRA	Nº DE SUJETOS	DURACIÓN DEL ESTUDIO	DOSIS (G/DÍA)
Goma de guar	33	2,5 meses	15
Glucomanano	20	2 meses	3
Glucomanano	20	2 meses	3
Mezcla A	60	12 semanas	5
Mezcla B	97	3 meses	7
Mezcla B	52	6 meses	7

Mezcla A = 80% de fibra de cereales, 20% de fibra de cítricos; mezcla B = 90% de fibra insoluble y 10% de fibra soluble de remolacha, cebada y fibra de cítricos

Las fibras solubles en agua son fermentadas por bacterias intestinales, por lo que es posible que se produzcan muchos gases, dando por resultado una mayor flatulencia y malestar abdominal. Empiece con una dosis de entre 1 y 2 gramos antes de las comidas y a la hora de acostarse y auméntela poco a poco a 5 gramos antes de las comidas y a la hora de acostarse hasta alcanzar la dosis diaria total de 20 gramos. Por lo general el sistema digestivo se adapta a la fibra al cabo de unos cuantos días y los gases intestinales se reducirán a proporciones insignificantes.

PGX™ | El efecto de los suplementos dietéticos de fibra para bajar los niveles de colesterol y de glucosa al igual que el peso corporal al parecer depende de la dosis que se consuma. Desafortunadamente muchas veces resulta difícil tomar la dosis que se requiere para lograr el mayor beneficio (20 gramos o más). Hace poco se superó este desafío al desarrollarse un producto llamado PGX™ (*PolyGlycoPlex*), una mezcla única de fibras polisacáridas solubles selectas sumamente viscosas que actúan de manera sinérgica para lograr un nivel de viscosidad y de expansión con agua más alto que el que se logra con la misma cantidad de cualquiera de ellas por sí sola. El efecto sinérgico de esta mezcla única significa que el PGX™ ejerce un efecto tres a cinco veces mayor que el de otras fibras por sí solas. El PGX™ se basa en las investigaciones científicas intensas dirigidas en la Universidad de Toronto por el Dr. Vladimir Vuksan, uno de los expertos más respetados y reconocidos en el campo de la alimentación en relación con el riesgo de sufrir diabetes, enfermedades cardíacas y obesidad. El Dr. Vuksan y sus colegas han llevado a cabo investigaciones

Tabla 9.2. Ejemplos de estudios clínicos con suplementos de fibra dietética para bajar de peso (*continuación*)

CALORÍAS EN FIBRA	PROMEDIO DE PÉRDIDA DE PESO EN GRUPO QUE TOMÓ FIBRA (LIBRAS/KG)	PROMEDIO DE PÉRDIDA DE PESO EN GRUPO RESTRINGIDO QUE TOMÓ UN PLACEBO (LIBRAS/KG)
No	5,5 (2,5)	0,9 (0,4)
No	5,5 (2,5)	Subió 1,5 (0,7)
No	8,14 (3,7)	0,44 (0,2)
Sí	18,7 (8,5)	14,7 (6,7)
Sí	10,8 (4,9)	7,3 (3,3)
Sí	12,1 (5,5)	6,1 (2,8)

Figura 9.1. La viscosidad de las fibras solubles

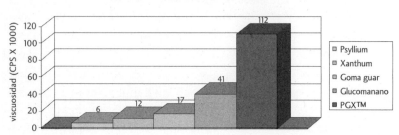

La viscosidad de las fibras solubles

extensas con fibras dietéticas dado su puesto como director del Centro para la Modificación de los Factores de Riesgo en el Hospital St. Michael's de la Universidad de Toronto. Realizaron pruebas con cientos de combinaciones diferentes de fibras antes de establecerse la fórmula del PGX™.

El PGX™ posee la mayor viscosidad de cualquier fibra dietética. Es tres veces más viscoso que la goma de guar y aproximadamente siete veces más viscoso que el *psyllium*. Al combinar el glucomanano con otras fibras solubles, la viscosidad del PGX™ aumenta aún más y supera por tres o cinco veces la de cualquier glucomanano por sí solo (vea la figura 9.1). La viscosidad de la fibra soluble está directamente relacionada con sus efectos fisiológicos y, en última instancia, con sus beneficios generales para la salud del ser humano.

Los estudios clínicos llevados a cabo por el Dr. Vuksan y sus colegas han demostrado en repetidas ocasiones que los niveles de glucosa después de comer disminuyen conforme aumenta la viscosidad de la fibra soluble.[2,3] También se ha probado la certeza de este fenómeno con respecto a los otros beneficios fisiológicos producidos por las fibras solubles, entre ellas una mayor sensibilidad a la insulina, la disminución del apetito, un control significativo del peso, más facilidad para hacer de vientre y una reducción en el nivel de colesterol en el plasma sanguíneo. La combinación impresionante de efectos producida por el grupo que dirige el Dr. Vuksan tuvo como consecuencia que la Asociación Americana de la Diabetes reconociera su mezcla como una de las primeras fibras dietéticas "basadas en pruebas" en julio de 2002, y que la Oficina de Patentes de los Estados Unidos le concediera una patente por sus aplicaciones con respecto a la salud (mejoría en los niveles posprandiales de glucosa, mayor sensibilidad a la insulina y mejores niveles de colesterol en la sangre).[4]

El PGX™ reduce el nivel posprandial de glucosa sanguínea en aproximadamente un 20 por ciento, así como la secreción de insulina en más o menos un 40 por ciento, lo cual produce una mejoría de casi el 50 por ciento en el índice de sensibilidad de todo el cuerpo a la insulina, un logro fenomenal que ningún otro fármaco o producto natural puede igualar. Si a eso se agregan sus efectos impresionantes con respecto a la disminución en los niveles de colesterol y de triglicéridos en la sangre, así como su perfil excelente de seguridad, no sorprende que el PGX™ sea para todos una verdadera superestrella entre los productos naturales para la diabetes. Por si fuera poco, en fechas recientes los investigadores de la Universidad de Toronto descubrieron

El PGX™ mejora el síndrome X

El síndrome X se refiere a un conjunto de anormalidades metabólicas entre las que figuran una tolerancia reducida a la glucosa, un nivel alto de colesterol en sangre y de triglicéridos, presión arterial alta (hipertensión) y obesidad abdominal. El factor metabólico fundamental para la aparición del síndrome X son niveles elevados de insulina y resistencia a la insulina. Se ha demostrado que un complejo parecido al PGX™ mejora el síndrome X de manera significativa en todos los aspectos al aumentar la sensibilidad de la insulina, tal como se apreció al reducirse los niveles del colesterol total (en un 12,4 por ciento), del colesterol LBD (en un 22,3 por ciento) y de la fructosamina en suero (en un 5 por ciento), así como la relación entre el colesterol LBD y el LAD (en un 15 por ciento).[5] En otro estudio realizado con pacientes semejantes, se observaron mejorías en el nivel posprandial de glucosa sanguínea (27 por ciento), los niveles posprandiales de insulina (41 por ciento) y la resistencia a la insulina (48 por ciento).[6]

Tabla 9.3. Los efectos clínicos del PGX™

> • Reduce los niveles posprandiales (después de comer) de glucosa
> • Reduce el apetito y estimula la pérdida eficaz de peso
> • Incrementa la sensibilidad a la insulina
> • Mejora el control de la diabetes
> • Baja el nivel de colesterol en sangre
> • Baja la presión arterial (un beneficio muy raro para una fibra)

que dosis más altas de PGX™ pueden reducir el apetito a tal grado que incluso los individuos más obesos perciben una disminución dramática y sostenible en las ganas de comer. La tabla 9.3 resume los efectos clínicos del PGX™.

En vista de que el PGX™ puede administrarse en cantidades mucho más pequeñas que otras fibras dietéticas viscosas para lograr beneficios comparables para la salud, resulta mucho más práctico, sobre todo cuando se toma en forma de cápsula. La dosis típica de PGX™ es de 1.000 mg tres veces al día junto con las comidas. También produce menos efectos secundarios de tipo gastrointestinal que otras fibras dietéticas viscosas. Es posible ingerir dosis más altas para reducir el apetito de manera más significativa.

Los inhibidores naturales de glucosidasa

La acción de ciertas enzimas descompone los almidones, los carbohidratos complejos e incluso las azúcares simples (disacáridos) como la sacarosa en el tracto digestivo, convirtiéndolos en glucosa. Una de las enzimas más importantes en este sentido es la alfaglucosidasa que recubre los intestinos. Debido a que su acción resulta esencial para descomponer los almidones, los carbohidratos complejos, la maltosa y la sacarosa en moléculas absorbibles de glucosa, inhibirla puede disminuir la elevación en el nivel de la glucosa y la insulina después de comer.

La acarbosa (*Precose*) y el miglitol (*Glyset*) son fármacos aprobados para tratar la diabetes en esta aplicación de inhibir la alfaglucosidasa. Si bien diversos estudios clínicos han demostrado que son bastante eficaces, su uso también se caracteriza por efectos secundarios gastrointestinales de leves a moderados muy frecuentes, tales como flatulencia, diarrea y malestar abdominal. Los efectos secundarios suelen disminuir en frecuencia e intensidad con el tiempo, pero muy pocos pacientes están dispuestos a invertir el tiempo necesario para superar las molestias.

En lugar del fármaco acarbosa recomendamos probar el extracto de *touchi* o de morera (*mulberry*), los cuales son naturales y superiores a sus homólogos farmacéuticos.

EXTRACTO DE *TOUCHI* | El *touchi* es un producto fermentado de frijol (habichuela) de soya que se conoce en China y el Japón desde hace más de 3 mil años. El extracto de *touchi* es una presentación concentrada del producto que de esta manera logra un contenido alto en inhibidores naturales de alfaglucosida. Varios estudios clínicos han comprobado su eficacia para reducir la elevación en el nivel de la glucosa después de comer. Veamos, por ejemplo, los resultados de un estudio en el que a un grupo de personas que se encontraba en el límite de enfermar de diabetes se les dieron 300 mg de extracto de *touchi* y 75 gramos de sacarosa.[7] Según se aprecia en la Figura 9.2 en la página siguiente, el extracto de *touchi* paró la elevación en la glucosa en comparación con las personas que sólo tomaron sacarosa.

Varios estudios a plazo más largo también confirmaron los beneficios del extracto de *touchi*.[8,9] Por ejemplo, cuando unos diabéticos del tipo II tomaron 300 mg de extracto de *touchi* antes de cada comida durante seis meses, experimentaron cambios moderados en sus niveles en ayunas de glucosa sanguínea y de hemoglobina A_1C. Los efectos se manifestaron tras tan sólo 1 mes de ingestión. Tal como se indica en la Figura 9.3 en la página siguiente, tras seis meses el nivel de glucosa en ayunas bajó en más de 10 mg/dL en casi el 80 por ciento de los pacientes, y los niveles de hemoglobina A_1C disminuyeron en más del 0,5 por ciento en el 60 por ciento de los pacientes. De manera sorprendente, el extracto de *touchi* también tuvo un leve efecto beneficioso al hacer bajar los niveles de triglicéridos y de colesterol, probablemente por disminuir la resistencia a la insulina.

A diferencia de lo que sucede con los inhibidores farmacéuticos de la alfaglucosidasa, con el extracto de *touchi* no se han registrado efectos secundarios y ningún sujeto participante en estas pruebas clínicas se ha quejado de los efectos secundarios gastrointestinales —como distensión abdominal, dolor abdominal y flatulencia— que resultan tan característicos de la acarbosa.

Figura 9.2. Los efectos del extracto de *touchi* sobre la absorción de la sacarosa

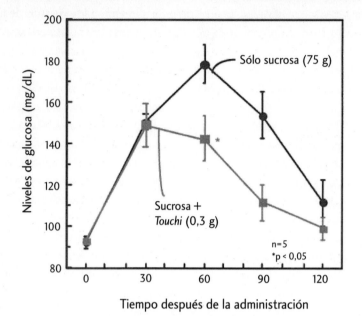

Figura 9.3. El efecto del extracto de *touchi* sobre los niveles de glucosa

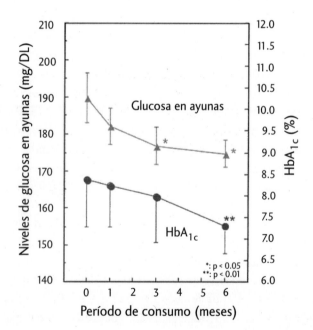

EXTRACTO DE MORERA | La morera (*mulberry, Morus indica*) probablemente se conozca mejor por servir de alimento a los gusanos de la seda, pero también ocupa un lugar de gran importancia en la medicina tradicional china y japonesa. En investigaciones realizadas con animales se ha demostrado que posee efectos hipoglucémicos significativos y que contiene un inhibidor muy eficaz de alfaglucosidasa, además de otros compuestos que al parecer mejoran el control de la glucosa sanguínea.[10,11] De hecho, la Coca-Cola está tan convencida de los beneficios del extracto de morera que lo incluye en un producto llamado *Pocket Dr.* (médico de bolsillo) que vende en el Japón. Debido a los beneficios comprobados del extracto de morera, el *Pocket Dr.* de hecho se ha registrado en el país asiático como producto natural de salud.

Los efectos del extracto de morera en relación con la diabetes del tipo II se han estudiado con resultados excelentes. En una investigación, los responsables decidieron analizar el efecto que el extracto de morera tiene sobre la sangre y los lípidos de los glóbulos rojos, además de comparar su capacidad para hacer disminuir el nivel de glucosa con el fármaco antihiperglucémico gliburida, que se toma por vía oral.[12] Durante 4 semanas se les dieron a los pacientes hojas secas de morera (3 g/día) o una pastilla de gliburida (5 mg/día). En estos diabéticos del tipo II, la terapia de la morera mejoró el control diabético de manera significativa (vea la Tabla 9.4 en la página siguiente). Estos resultados demuestran claramente que las concentraciones de glucosa en ayunas bajaron de manera importante con la terapia de la morera, lo cual sugiere que puede ser eficaz para controlar la diabetes. En comparación con el tratamiento con gliburida, la terapia de la morera redujo las concentraciones de glucosa en ayunas de los diabéticos en un 27 por ciento. Por el contrario, no se observó una diferencia significativa en las concentraciones de glucosa antes y después de los tratamientos con gliburida. El extracto de morera también superó al fármaco en su capacidad para hacer disminuir los niveles de hemoglobina A_1C, colesterol, colesterol LBD y triglicéridos. También se incrementó el nivel del colesterol LAD, el tipo "bueno" de colesterol. Si bien no se trata de cambios significativos desde el punto de vista estadístico, sí son indicios fuertes de que el producto natural es muy superior a un agente farmacéutico reconocido.

Además de los beneficios que ofrece en cuanto al control de los niveles de glucosa y de los lípidos de la sangre, también se demostró que la terapia de la morera reduce los daños (peroxidación de lípidos) a las

Tabla 9.4. La influencia de los tratamientos de morera y gliburida en los niveles de glucosa sanguínea, hemoglobina glicosilada y lípidos en suero de los pacientes con diabetes del tipo II

PARÁMETRO	Gliburida			Morera		
	ANTES	DESPUÉS	CAMBIO (%)	ANTES	DESPUÉS	CAMBIO (%)
Glucosa en ayunas (mg/dL)	154,4	141,8	−8	152,7	110,5	−27
A₁C (%)	12,5	12,4	0	12,5	11,2	−10
Colesterol (mg/dL)	190	182	−4	193,7	170,3	−12
Colesterol LBD (mg/dL)	102,5	95,5	−7	102,1	78,7	−23
Colesterol LAD (mg/dL)	49,8	51,3	+3	50,1	59,2	+18
Triglicéridos (mg/dL)	199,5	180	−10	200,4	168,0	−16
Ácidos grasos libres (pmol/dL)	589,8	580	−2	590,1	520	−12

membranas celulares de los glóbulos rojos, lo cual es señal de un efecto antioxidante significativo. Además, hizo disminuir de manera significativa el colesterol en la membrana de los diabéticos del tipo II.

Cómo mejorar la función de la insulina y la sensibilidad a la misma

El primer paso para mejorar la función de la insulina y la sensibilidad a la misma es lograr un peso ideal y seguir las recomendaciones dietéticas y con respecto al estilo de vida que presentamos en el capítulo 7, entre ellas consumir una fórmula multivitamínica y de minerales de alta potencia para asegurar que el cuerpo cuente con todas las vitaminas y los minerales esenciales para lograr una resistencia adecuada a la insulina. Se ha demostrado que tomar PGX o dosis más altas de otras fuentes de fibra soluble incrementa la sensibilidad a la insulina. Si se requiere apoyo adicional para controlar los niveles de glucosa, recomendamos utilizar uno o varios de los siguientes productos, ya sea solos o como parte de fórmulas científicas combinadas: extracto de gimnema silvestre, *ginseng* americano, *ginseng* coreano, extracto de semilla de fenogreco (alholva, rica, *fenugreek*) y una mayor cantidad de cebolla y ajo. Si bien proporcionaremos a continuación una serie de pautas generales, también ofrecemos sugerencias más específicas con respecto a productos sencillos y combinados en el Apéndice C.

Si hace falta aún más apoyo para mejorar el aprovechamiento de la insulina, habrá que recurrir a medicamentos de receta (que se comentarán más adelante).

Gimnema silvestre

La gimnema silvestre —que comentamos en el capítulo 8, página 208— apareció en el mercado estadounidense hace unos cuantos años. Originalmente recibió mucha publicidad como "bloqueador de azúcar". Los fabricantes afirmaban incorrectamente que era capaz de bloquear la absorción del azúcar a través del tracto gastrointestinal, logrando que la sustancia lo recorriera sin ser absorbida. Hubo declaraciones publicitarias ridículas, como por ejemplo: "Cómo reducir las calorías del azúcar sin reducir el consumo de azúcar". Opinamos que tal afirmación significó una distorsión flagrante de la verdad.

Cuando ciertos componentes de la gimnema, como el ácido gimnémico, se aplican a la lengua, son capaces de bloquear la percepción de la dulzura. En estudios clínicos tal efecto ha demostrado tener cierta importancia. Se ha observado que las personas a quienes se aplican extractos de gimnema a la lengua consumen menos calorías en la comida en comparación con las personas a quienes no se les aplica la gimnema. Cabe subrayar que el extracto de gimnema se les aplicó a las *lenguas*. No lo ingirieron en forma de cápsula ni de pastilla, lo cual obviamente no produciría el mismo efecto.

El extracto de gimnema al parecer funciona con la diabetes del tipo II al intensificar la acción de la insulina. En un estudio se les dio a 22 diabéticos del tipo II extracto de gimnema además de sus fármacos antihiperglucémicos por vía oral.[13] En todos los pacientes se registró un mejor control de la glucosa; 21 de los 22 pudieron reducir considerablemente su dosis de fármacos; y cinco suspendieron sus medicamentos y mantuvieron el control de sus niveles de glucosa tan sólo por medio del extracto de gimnema.

Para tomar el extracto de gimnema (también conocida como *Gymnema sylvestre*), la dosis adecuada son 200 mg dos veces al día. Resulta interesante que en sujetos voluntarios saludables el extracto de gimnema no haga disminuir el nivel de glucosa.

Ginseng *americano y coreano*

Las investigaciones llevadas a cabo por el Centro para la Modificación de los Factores de Riesgo de la Universidad de Toronto han revelado propiedades importantes en algunos medicamentos naturales muy antiguos. Además de descubrir el PGX™, el equipo de investigadores dirigido por el Dr. Vladimir Vuksan ha examinado a cientos de preparados distintos de hierbas enteras, así como extractos únicos de docenas de especies de *ginseng* de todo el mundo, para determinar qué efectos tienen con respecto a la diabetes. En sus primeros estudios e informes publicados, el grupo del Dr. Vuksan utilizó la raíz entera del *ginseng* americano (*Panax quinquefolium*) en polvo y encontró que una dosis de aproximadamente 3 gramos, tomada antes de cada comida, reduce la glucosa posprandial (después de comer) de manera significativa en los diabéticos del tipo II.[14-18] Investigaciones posteriores han demostrado que un tipo específico de extracto del *ginseng* americano, el cual posee cierto perfil de ginsenosidas, tiene un efecto semejante al de la raíz entera, con una mayor consistencia entre lotes y un consumo obligado mucho menor a 3 gramos por dosis. Las autoridades en la materia ahora consideran que el *ginseng* americano constituye la terapia herbaria con mayores pruebas de eficacia para la diabetes del tipo II.[19] El equipo del Dr. Vuksan ha determinado que el *ginseng* americano funciona al estimular las células beta pancreáticas, lo cual da por resultado un aumento en la secreción de insulina. Asimismo posee propiedades antioxidantes importantes y mejora la función cognitiva. También se ha demostrado que el *ginseng* americano protege y regenera los nervios. Tal hecho puede resultar valioso para la diabetes, en la que los daños a los nervios periféricos y autónomos son tan comunes. Los indígenas norteamericanos utilizan el *ginseng* americano desde hace siglos y es muy probable que dentro de poco se convierta en uno de los medicamentos naturales más solicitados.

Tal como mencionamos, el equipo de investigación del Dr. Vuksan ha examinado cientos de extractos de *ginseng* diferentes —preparados con docenas de especies diferentes de *ginseng* de todo el mundo— a fin de definir otras posibilidades de tratamiento para la diabetes. Su hallazgo más importante, aparte de los descubrimientos relacionados con el *ginseng* americano, ha sido un extracto específico de cierto tipo de *ginseng* coreano (*Panax ginseng*). Se trata de un extracto único, pues en lugar de intensificar la liberación de insulina al parecer hace disminuir el nivel de glucosa sanguínea en los diabéticos al incrementar su sensibilidad a la insulina. Además, este extracto específico de *ginseng* coreano tiene algunos efectos semejantes al *Viagra*, pero aún más poderosos. Si bien no se han realizado estudios formales de tipo doble ciego, en apariencia el extracto de *ginseng* coreano del Dr. Vuksan sirve potencialmente para mejorar los niveles de glucosa, la función sexual y la presión arterial alta (hipertensión). Puede resultar interesante para muchos diabéticos que padecen disfunción eréctil y presión arterial alta. Hasta el momento no se han registrado efectos secundarios en relación con este extracto único.

Estamos trabajando con la Universidad de Toronto a fin de que muy pronto se pongan a la venta sus extractos únicos de *ginseng* de calidad farmacéutica. También estamos colaborando con la Universidad de Toronto para llevar a cabo más pruebas clínicas con el PGX™, el *ginseng* americano y el *ginseng* coreano en nuestra clínica y centro de investigación, el Centro Canadiense para la Medicina Funcional en Vancouver, Canadá. En estas investigaciones examinaremos los efectos de varias combinaciones de PGX™, *ginseng* americano y extractos de *ginseng* coreano.

El fenogreco

Según se ha demostrado en estudios experimentales y clínicos, las semillas de fenogreco (alholva, rica, *fenugreek*) poseen efectos antidiabéticos significativos. El ingrediente activo es la fibra soluble especial del fenogreco, así como el alcaloide trigolenina. Al parecer el fenogreco ayuda tanto contra la diabetes del tipo I como contra la del tipo II. Una dosis de 50 gramos de semilla desgrasada de fenogreco en polvo tomada dos veces al día redujo de manera importante el nivel de glucosa en ayunas y produjo mejorías en las pruebas de tolerancia a la glucosa en un grupo de diabéticos del tipo I.[20] Asimismo la excreción de glucosa por vía urinaria disminuyó en un 54 por ciento a lo largo de 24 horas y

(*continúa en la página 228*)

Programa de suplementos para tratar la diabetes del tipo II

El programa de suplementos que se recomiende depende del grado de control sobre los niveles de glucosa según se aprecie a través de la autovigilancia de los niveles de glucosa en la sangre y A_1C.

Programas iniciales de suplementos

Primer Nivel: lograr los niveles de glucosa establecidos como meta, un nivel de A_1C por debajo del 7 por ciento, ninguna anormalidad en los lípidos, ningún indicio de complicaciones

- Suplementos básicos:
  - Un suplemento multivitamínico y de minerales de alta potencia: vea las dosis recomendadas en la página 373.
  - Una bebida verde: una ración al día
  - Aceites de pescado: 600 mg de EPA y de DHA a diario
  - Vitamina C: de 500 a 1.500 mg a diario
  - Vitamina E: de 400 a 800 UI a diario

Segundo Nivel: no se logran los niveles de glucosa establecidos como meta, un nivel de A_1C de entre el 7 y el 8 por ciento

- Suplementos básicos
- PGX™ (u otra fuente de fibra soluble con dosificación semejante): 1.000

Tercer Nivel: no se logran los niveles de glucosa establecidos como meta, un nivel de A_1C entre el 8 y el 9 por ciento.

- Suplementos básicos
- PGX™ (u otra fuente de fibra soluble con dosificación semejante): 1.000 mg antes de las comidas.

- Agente intensificador de la sensibilidad a la insulina: tome uno de los siguientes:
  - Extracto de gimnema silvestre: 200 mg dos veces al día
  - Extracto de fenogreco (alholva, rica, *fenugreek*): 1.000 mg al día
- Ajo: un suplemento con un mínimo de 4.000 mcg de alicina (*allicin*) al día

Cuarto Nivel: no se logran los niveles de glucosa sanguínea establecidos como meta, un nivel de A_1C por encima del 9 por ciento

- Suplementos básicos
- PGX™ (u otra fuente de fibra soluble con dosificación semejante): 1,000 mg antes de las comidas.
- Agente intensificador de la sensibilidad a la insulina: tome uno de los siguientes:
  - Extracto de gimnema silvestre: 200 mg dos veces al día
  - Extracto de fenogreco: 1.000 mg al día
- Ajo: un suplemento con un mínimo de 4.000 mcg de alicina (*allicin*) al día
- Inhibidor de glucosidasa: tome uno de los siguientes:
  - Extracto de *touchi*: 300 mg antes de cada comida
  - Extracto de morera (*mulberry*): 100–200 mg antes de cada comida

Si la autovigilancia de los niveles de glucosa no detecta una mejoría tras 4 semanas de seguir las recomendaciones para el nivel inicial, suba al siguiente nivel. Por ejemplo, si empieza con un nivel de A_1C del 8,2 por ciento y un nivel de glucosa en ayunas de 130 mg/dL, empiece con el Segundo Nivel. Al cabo de 4 semanas, si sus ediciones no han bajado en promedio a menos de 110 mg/dL, suba al Tercer Nivel. Si los niveles de glucosa y de A_1C no alcanzan la meta establecida con los suplementos del Cuarto Nivel, hará falta tomar un medicamento vendido con receta (ya sea un fármaco antihiperglucémico oral o insulina).

(viene de la página 225)

se dieron reducciones significativas en los valores de colesterol LBD y LMBD y de triglicéridos. En un grupo de diabéticos del tipo II, agregar 15 gramos de semilla de fenogreco en polvo remojado en agua redujo de manera significativa sus niveles de glucosa posprandial durante la prueba de tolerancia a la comida.[21]

En el estudio más reciente se les dio al azar a 25 diabéticos del tipo II, durante dos meses, o 1 gramo de extracto de semilla de fenogreco al día o bien cápsulas de un placebo.[22] Un análisis complejo de todos los datos produjo una observación interesante. En el grupo del fenogreco las medidas de glucosa mejoraron (el nivel de glucosa en ayunas bajó de 148,3 a 119,9 mg/dL), pero también se dio una disminución significativa en la producción de insulina. Este hallazgo indica una mejoría importante en la sensibilidad a la insulina. A través de nuestro trabajo en el Centro Canadiense para la Medicina Funcional estamos colaborando actualmente con el Dr. Tappan Basu, profesor de Nutrición y Agricultura en la Universidad de Alberta, en un proyecto grande diseñado para examinar más a fondo el potencial de varios extractos y productos derivados del fenogreco en relación con la diabetes del tipo II.

La cebolla *(Allium cepa) y el ajo (Allium sativum)*

Al parecer la cebolla y el ajo hacen disminuir la glucosa de manera significativa. Se cree que sus ingredientes activos son los compuestos disulfuro propil alílico y óxido de disulfuro dialílico (alicina), respectivamente, si bien otros componentes, como los flavonoides, tal vez también intervengan.

Si bien el efecto del ajo suele ser más potente, es posible administrar dosis más altas de cebolla, cuyos compuestos activos al parecer son más estables que la alicina. En una prueba oral de tolerancia a la glucosa, la reducción en los niveles de glucosa que se consiguió con dosis escalonadas de extractos de cebolla (1 ml de extracto = 1 g de cebolla entera) —correspondientes a cantidades que pueden hallarse en la alimentación (de 1 a 7 onzas de cebolla)— resultó depender de la dosificación: es decir, entre más alta la dosis, mayor el efecto. Los efectos de los extractos de cebolla cruda o bien cocida son similares entre sí, lo cual indica que los componentes activos probablemente sean muy estables.[23]

Los beneficios cardiovasculares que se obtienen con el ajo y la cebolla —o sea, reducir el colesterol y la presión arterial— respaldan aún más la recomendación de que el diabético consuma ajo y cebolla en abundancia (vea las recomendaciones de dosis en el capítulo 11, páginas 265–291).

Los fármacos antihiperglucémicos tomados por vía oral

Cuando no es posible controlar la diabetes del tipo II de manera satisfactoria mediante una terapia basada en la pérdida de peso, el ejercicio y la alimentación, se recurre a agentes antihiperglucémicos tomados por vía oral como recurso adicional o bien, de ser necesario, a la insulina. Recuerde que la importancia de lograr un control óptimo de la glucosa debe importar más que cualquier prejuicio que usted tenga contra los fármacos tomados por vía oral y la insulina. Usted necesita hacer todo lo posible para mejorar su diabetes por medio de su estilo de vida, alimentación y suplementos. No obstante, si no logra controlar su nivel de glucosa en la sangre de manera óptima, tiene que estar dispuesto a aceptar todo consejo médico bien fundamentado con respecto a los medicamentos o la insulina. Al fin y al cabo, los diabéticos no pueden ser complacientes y sentarse a esperar de manera pasiva que los hábitos de toda una vida cambien por sí solos. Quienes no puedan o no quieran hacer los cambios significativos que hacen falta en cuanto a su peso, estilo de vida, ejercicio y alimentación deben hacer lo que sea necesario para controlar el nivel de glucosa en su sangre. Algunas personas tardan mucho en cambiar sus hábitos y peso. En varias ocasiones no conseguimos inicialmente establecer un control diabético adecuado por medios naturales y tuvimos que recurrir a medicamentos o a insulina. En algunos de estos casos, tras invertir mucho más tiempo, paciencia, capacitación y suplementos, logramos reducir o suspender los medicamentos en algún momento.

Ya que la mayoría de los diabéticos del tipo II son obesos y secretan grandes cantidades de insulina a diario para tratar de superar la resistencia a la insulina, agregar más insulina por lo común sólo ofrece beneficios limitados. A menos que los niveles de péptidos C sean normales o bajos, lo cual indicaría una insuficiencia parcial de las células beta pancreáticas, el tratamiento de la diabetes del tipo II debe concentrarse principalmente en mejorar la sensibilidad a la insulina. Mientras que los individuos sanos secretan aproximadamente 31 unidades de insulina a diario, el diabético obeso del tipo II secreta un promedio de 114 unidades al día. Esta cantidad supera en casi cuatro veces la normal. Al contrario de los diabéticos obesos del tipo II, los diabéticos delgados del tipo II producen unas 14 unidades al día y los diabéticos del tipo I en promedio sólo secretan 4 unidades de insulina diariamente. Si un diabético produce demasiada insulina, tiene más sentido esforzarse por incrementar su sensibilidad a la misma siguiendo las recomendaciones que se han hecho o bien, de ser necesario, por medio de los medicamentos hipoglucémicos apropiados tomados por vía oral. Estos fármacos se dividen entre las siguientes categorías principales:

- Inhibidores de alfaglucosidasa: acarbosa (*Precose*) y miglitol (*Glyset*)
- Sulfonilúreas: acetohexamida (*Dymelor*), clorpropamida (*Diabinese, Insulase*), glimepirida (*Amaryl*), glipizida (*Glipizide, Glucotrol*), gliburida (*Diabeta, Micronase*), repaglinida (*Prandin*), tolazamida (*Tolinase*), tolbutamida (*Orinase*)
- Biguanida (no sulfonilúreas): metformina (*Glucophage*)
- Combinación de sulfonilúrea y metformina: gliburida + metformina (*Glucovance*)
- Para incrementar la respuesta a la insulina: pioglitazona (*Actos*), rosiglitazona maleate (*Avandia*), troglitazona (*Rezulin*)
- Para incrementar la producción de insulina: repaglinida (*Prandin*), nateglinida (*Starlix*)

Los inhibidores de alfaglucosidasa

No le encontramos mucha utilidad a los inhibidores de alfaglucosidasa vendidos con receta, ya que existen compuestos naturales igualmente eficaces que no producen efectos secundarios gastrointestinales. Estos últimos probablemente se deban a que los medicamentos de receta inhiben tanto la alfa-amilasa pancreática, una enzima que digiere los almidones, como las alfaglucosidasas intestinales, unas enzimas que digieren los azúcares disacáridos, lo cual da por resultado una mala digestión más profunda de los carbohidratos. Recomendamos los inhibidores naturales de alfaglucosidasa (extracto de *touchi* o extracto de morera; vea las páginas 219–221). Sobre todo cuando se combinan con el PGX™, estos productos controlan y retardan la absorción de carbohidratos sin crear la mala absorción más severa de carbohidratos que se da con los fármacos que inhiben la alfaglucosidasa.

Las sulfonilúreas

Al parecer las sulfonilúreas estimulan el páncreas para que secrete más insulina al aumentar la sensibilidad de las células beta a la glucosa. Por lo tanto, conforme los niveles de glucosa suben, las células beta liberan una mayor cantidad de insulina de lo que ocurriría de otro modo. También es posible que estos fármacos ayuden a intensificar la acción de la insulina en el hígado y en los tejidos periféricos. En conjunto, estas sustancias no son muy eficaces cuando se usan por sí solas. Al cabo de 3 meses de tratamiento continuo con una dosis adecuada, sólo el 60 por ciento de los usuarios, más o menos, son capaces de controlar su nivel de glucosa por medio de estos fármacos. Además, con frecuencia pierden su eficacia con el tiempo. Tras un período inicial de éxito, dejan de producir un efecto positivo en más o menos el 25 por ciento de los casos. En términos generales, las mejorías que se observan con esta clase de fármaco tienden a ser modestas, en el mejor de los casos, y las mejorías en el nivel de hemoglobina A_1C por lo general no suelen ubicarse por arriba del 1 al 2 por ciento.

Además de ser de valor restringido, algunos estudios indican que las sulfonilúreas de hecho producen efectos secundarios perjudiciales a largo plazo. Por ejemplo, un estudio famoso llevado a cabo por el Programa del Grupo Universitario para la Diabetes sobre los efectos de la tolbutamida a largo plazo demostró que el índice de muertes por infarto o por derrame cerebral fue 2,5 veces mayor que en el grupo que controlaba su diabetes del tipo II tan sólo por medio de la alimentación. Ya que las sulfonilúreas incrementan la secreción de insulina, también estimulan la acumulación de grasa y el aumento de peso. En los diabéticos obesos, las sulfonilúreas de hecho se oponen a los esfuerzos obligados del paciente por bajar de peso. Se trata de una situación frustrante que puede incrementar la posibilidad del fracaso por desaliento.

El efecto secundario más importante de las sulfonilúreas es la hipo-glucemia. Otros posibles efectos secundarios son reacciones alérgicas de la piel, dolor de cabeza, fatiga, indigestión, náuseas y vómitos y daños hepáticos. Debido al alto riesgo de sufrir efectos secundarios hay que tomar estos fármacos con cautela. No deben utilizarse en las siguientes situaciones:

- Embarazo
- Alergia conocida a las drogas sulfa
- Al haber infección, herida o cirugía
- Durante el uso de corticosteroides a largo plazo

Además, las sulfonilúreas deben utilizarse con extremo cuidado al tratar a las personas mayores, a los alcohólicos, a las personas que toman varios medicamentos y a quienes padecen una insuficiencia parcial del hígado o de los riñones, porque puede darse una hipoglucemia grave, incluso letal. Para estos grupos, la glicazida al parecer es con la que menos probabilidad hay de una hipoglucemia grave o prolongada.

Las sulfonilúreas definitivamente son valiosas para los diabéticos del tipo II que sufren algún grado de insuficiencia de las células beta pancreáticas. Por lo general estos diabéticos no tienen sobrepeso, pero no siempre es así. Preferimos confirmar la capacidad del paciente para fabricar la insulina midiendo sus niveles de péptidos C y eso es lo que usamos para decidir el tratamiento. Si los niveles de péptidos C de un diabético del tipo II son normales o bajos, las sulfonilúreas probable-mente representen una opción razonable.

Como alternativa para las sulfonilúreas nos inclinamos a recomendar el *ginseng* americano. Aunque también parece incrementar la secreción de insulina tiene otros efectos secundarios benéficos, como sus efectos antioxidantes y sus efectos positivos sobre la cognición. No hemos observado que este producto cause aumento de peso, como suele ocurrir con las sulfonilúreas.

Tipo biguanida

Los antihiperglucémicos orales de tipo biguanida consisten actualmente en un solo medicamento aprobado para la venta, la metformina (cono-cida comercialmente como *Glucophage*). La metformina es una droga cuyo perfil es más favorable, en términos generales, que las sulfonilúreas para la mayoría de los diabéticos del tipo II que requieren fármacos. Suele reducir la glucosa en la sangre en entre el 13 y el 35 por ciento; y la hemoglobina A_1C, en entre el 1,5 y el 2 por ciento. El medicamento también reduce los triglicéridos y el colesterol LBD ("malo") e incrementa el nivel de colesterol LAD ("bueno"). A diferencia de las sulfonilúreas, que estimulan el aumento de peso, los diabéticos que toman metformina tienden a bajar de peso (a razón de 1 libra/450 g por semana, en promedio) sin hacer esfuerzos adicionales por adelgazar. Esto significa que la metformina complementa los cambios positivos en el estilo de vida y la dieta que el diabético realice. Según lo probó el Estudio de la Diabetes del Reino Unido, de muy amplios alcances, resulta importante asimismo que en los diabéticos que toman metformina se registre una disminución en el número de infartos y en todas las muertes relacionadas con la diabetes.[24]

Los efectos de la metformina se deben a que disminuye la producción de glucosa por el hígado, incrementa la absorción de glucosa por los músculos y posiblemente cause una reducción leve en el apetito. Algunos efectos secundarios menores (diarrea, náuseas, vómitos, hinchazón abdominal y flatulencia) son relativamente comunes con la metformina, pero suelen disminuir con el tiempo. A diferencia de las sulfonilúreas, la metformina no produce episodios hipoglucémicos graves. Sin embargo, la acumulación de metformina puede provocar un efecto secundario raro pero muy grave y potencialmente mortal, la acidosis láctica.[25] La acidosis láctica es más común en las personas mayores y en quienes sufren de insuficiencia renal parcial, por lo que es preciso ejercer cautela especial con estos grupos.

En términos generales, la metformina es el medicamento tomado por vía oral más probado y uno de los más seguros disponibles.

Para incrementar la respuesta a la insulina: las tiazolidinedionas

La categoría más reciente de fármacos antihiperglucémicos tomados por vía oral son las tiazolidinedionas, como la pioglitazona (*Actosa*) y la rosiglitazona (*Avandia*). La primera droga de este tipo, *Rezulin* (troglitazona), se retiró del mercado al registrarse un elevado número de muertes por insuficiencia hepática. Si bien no se han observado efectos similares con los medicamentos aprobados para la venta actualmente, se considera importante hacerse revisar las enzimas hepáticas cada 2 meses durante el primer año que se tomen estas drogas. Asimismo, estudios con animales han observado una retención grave de líquidos con estos productos, por lo que las personas con enfermedades cardiovasculares deben tomarlos con cautela. Comúnmente producen una retención de líquidos de leve a moderada y la mayoría de las personas también suben de peso, ya que estimulan la acumulación de grasa. Además, tienden a elevar el nivel de triglicéridos y de colesterol LBD ("malo") en la mayoría de las personas.

Debido a que estas drogas estimulan el aumento de peso, parecería lógico que empeoren la resistencia a la insulina. No obstante, lo que hacen es mejorar la sensibilidad a la insulina inhibiendo el factor de las células de grasa conocido como resistina[26] que se describe en el capítulo 4. Por lo tanto, posiblemente se trate de una de las formas más eficaces de restablecer la fertilidad en las mujeres que sufren el síndrome de ovario poliquístico, una afección relacionada con la resistencia a la insulina. Estas drogas asimismo son valiosas para manejar la diabetes del tipo II, si bien es posible que los beneficios que ofrecen no compensen los efectos secundarios que causan.

En vista de que existen productos naturales de eficacia probada que mejoran la sensibilidad a la insulina (como el PGX™) y descubrimientos como los extractos de *ginseng* coreano que también han demostrado incrementar la sensibilidad a la insulina, recomendamos probar estos productos naturales antes de considerar tomar un fármaco del grupo de las tiazolidinedionas. Desde luego también recomendamos que todo el mundo se esfuerce por aplicar las estrategias importantes en cuanto a estilo de vida, alimentación y suplementos que comentamos en este libro y que sólo se recurra a los medicamentos o la insulina cuando realmente haga falta para lograr un control óptimo de la glucosa sanguínea.

Terapia insulínica para la diabetes del tipo II

Los diabéticos del tipo II no constituyen un grupo homogéneo. Mientras que muchos de ellos carecen de síntomas a lo largo de un período de años, mostrando sólo elevaciones relativamente leves en su nivel de glucosa, otros casos son más severos y el diabético puede terminar en la sala de urgencias debido a una elevación peligrosa en su nivel de glucosa. A pesar de que la mayoría de los diabéticos del tipo II producen una cantidad suficiente de insulina para evitar la quetoacidosis, una complicación posiblemente mortal, es común que tengan niveles peligrosamente altos de glucosa. A estos diabéticos por lo común se les receta insulina. Los niveles de péptidos C en estos pacientes son casi invariablemente bajos, lo cual indica una insuficiencia grave de las células beta pancreáticas.

En los diabéticos del tipo II que no presentan una crisis pero que padecen elevaciones de su glucosa muy difíciles de manejar, se puede revisar los niveles de péptidos C para ver si padecen deficiencia de insulina. Si los niveles de péptidos C de un diabético del tipo II mal controlado son normales o bajos, en la mayoría de los casos la terapia insulínica probablemente sea la opción más prudente. Los extractos de *ginseng* americano (el único probado científicamente es el VV101, producido por la Universidad de Toronto), gimnema silvestre y fenogreco (alholva, rica, *fenugreek*) estimulan la secreción de insulina y pueden probarse con diabéticos mal controlados siempre y cuando estos sólo registren una elevación moderada en sus niveles de glucosa.

Recibir terapia insulínica no significa una condena a muerte para el diabético del tipo II. Desde que se demostró que controlar el nivel de glucosa de manera óptima es tan importante al tratarse la diabetes del tipo II como con la del tipo I, la terapia insulínica se aplica cada vez con mayor frecuencia, pero sólo en los casos en que la insuficiencia de las células beta pancreáticas se haya vuelto significativa (es decir, cuando la persona tiene un nivel de péptidos C entre normal y bajo y por lo general no es obeso). Los diabéticos del tipo II que correspondan a este perfil, quienes en su mayoría padecen elevaciones considerables en su nivel de glucosa en ayunas, posiblemente se beneficien de una inyección de insulina de acción intermedia (*Humulin N*) por la noche antes de acostarse. Durante el día deben tomar suplementos y muchas veces también medicamentos por vía oral. Aquellos que tengan un nivel elevado de glucosa en la sangre durante todo el día pueden beneficiarse de una inyección de glargina (*Lantus*), la nueva insulina de acción larga, la cual actúa de manera continua a lo largo de 24 horas. Además, ellos normalmente deben utilizar suplementos y con frecuencia también deben tomar medicamentos por vía oral durante el día. Los diabéticos del tipo

La niacinamida mejora la diabetes no dependiente de la insulina

Aparte de ofrecer posibles beneficios en el tratamiento de la diabetes del tipo I, es posible que la niacinamida (*niacinamide*) también contribuya a tratar la diabetes del tipo II. A 18 pacientes con diabetes del tipo II y un peso corporal normal que no habían respondido al tratamiento con fármacos antihiperglucémicos tomados por vía oral se les asignó al azar uno de tres tratamientos durante seis meses: (1) insulina y nicotinamida (500 mg tres veces al día); (2) insulina y un placebo; (3) un fármaco antihiperglucémico tomado por vía oral y niacinamida (500 mg tres veces al día). Entre los parámetros que se evaluaron figuraron los niveles de péptidos C (un indicador de la producción de insulina; vea el capítulo 6, página 149, para mayor información), los niveles de A_1C y de glucosa en ayunas así como el promedio diario de glucosa en la sangre. Tras un análisis detallado, la niacinamida se reveló como el único factor significativo en relación con la mejoría en la liberación de péptidos C. De acuerdo con los datos obtenidos, la niacinamida mejoró la liberación de péptidos C y el control del nivel de glucosa en pacientes diabéticos del tipo II que anteriormente no habían respondido a los fármacos antihiperglucémicos por sí solos.[27]

II con niveles muy bajos de péptidos C sufren una insuficiencia grave de las células beta pancreáticas y en su mayoría deben recibir capacitación en cuanto a la terapia insulínica intensiva. Tienen que recibir prácticamente el mismo tratamiento que los diabéticos del tipo I porque en esencia su caso es el mismo.

(*Nota*: si encuentra en este capítulo términos que no entiende o que jamás ha visto, favor de remitirse al glosario en la página 415).

Capítulo 10

El estilo de vida, la actitud personal y el manejo de la diabetes

Es posible que ninguna otra enfermedad se encuentre tan estrechamente vinculada a nuestra vida moderna como la diabetes. La creciente presencia de la diabetes tanto del tipo I como del tipo II se ha dado a causa de la influencia de varios factores relacionados con la alimentación y el estilo de vida que todas las sociedades desarrolladas conocen. La diabetes era una rareza en las culturas cuyas poblaciones tenían alimentaciones compuestas enteramente de alimentos naturales saludables; que hacían ejercicio de manera vigorosa; que vivían y trabajaban al aire libre y bajo la luz del Sol; y que estaban expuestas a un mínimo de contaminantes ambientales. Desafortunadamente diversos factores económicos y relacionados con el estilo de vida han creado una multitud de consumidores que se congregan en ciudades contaminadas; que tienen un estilo de vida sedentario bajo techo; que consumen más calorías de las que gastan; y que dependen de todas las comodidades y los placeres que las poderosas fuerzas de la mercadotecnia les ofrecen.

La adicción al estilo de vida consumista

A muchas personas dentro de nuestra cultura, las comodidades de la falta de actividad y la gratificación temporal de una alimentación poco natural compuesta por comida chatarra conducen con el tiempo a los efectos dañinos e incapacitantes de la diabetes. Evitar la diabetes o revertir su influencia perjudicial cuando se manifiesta es una meta que puede lograrse y definitivamente vale la pena. Es posible que muchas de las personas que sucumben a la diabetes sufran adicción a los placeres de una alimentación y a un estilo de vida que sólo resultarán en dolor, en discapacidad y en el deterioro de su salud.

Una nota personal de los médicos

Ambos tenemos una tendencia genética muy fuerte hacia la obesidad y la diabetes, pero ambos disfrutamos de una condición física excelente y una salud espléndida. Nuestra predisposición a la obesidad y la diabetes nos ha servido como un motivador increíble para mantenernos sobre el camino del triunfo durante los últimos 27 años. Hacemos ejercicio vigoroso casi todos los días, seleccionamos nuestros alimentos con prudencia, tenemos una actitud mental positiva y vivimos con alegría y pasión. Somos los mejores ejemplos de que las peronas pueden superar su susceptibilidad fisiológica al tomar las decisiones correctas para su salud en sus vidas cotidianas, ya que ambos gozamos un estado maravilloso de vitalidad y salud auténtica. Para nosotros, elegir las opciones más saludables en cuanto a estilo de vida y alimentación es un precio muy bajo a cambio de poder disfrutar la riqueza de la vida todos los días.

Volver a disfrutar de un estado de salud vigoroso y evitar problemas físicos catastróficos requiere cierta disciplina y voluntad para cambiar. Si bien es posible que algunos de los cambios resulten desagradables o difíciles al principio (cualquier cambio verdadero lo es), la recompensa bien vale la pena. La posibilidad de disfrutar de cada día con el placer profundo que brinda la vitalidad auténtica brinda un deleite mucho mayor que cualquiera de los gustos temporales que degradan nuestra salud. Además, al aplicar los principios bien fundados que se explican en este libro usted reducirá considerablemente sus probabilidades de sufrir una muerte prematura o incapacidad. Si usted supiera que un ladrón cruel planea invadir su hogar con la plena intención de golpearlo y robarle, ¿no tomaría medidas drásticas para evitar que esto sucediera? ¡Claro que lo haría! La diabetes definitivamente puede ser un ladrón cruel de la salud; no obstante, en este libro encontrará una estrategia efectiva que podrá usar para frustrar su plan despiadado de degradar y en algún momento destruir la vida placentera y productiva que usted estaba destinado a vivir.

La decisión de emprender un nuevo rumbo en la vida

A lo largo de nuestros años de actividad profesional, hemos tenido frecuentemente la oportunidad de detectar la diabetes por primera vez en nuestros pacientes. Cualquier médico que se interese en la medicina preventiva debe estar atento a las señales que delatan la diabetes en todos sus pacientes. Cuando se establece el primer diagnóstico, por lo común se obtiene más éxito siendo realmente franco con el paciente al comunicarle que necesita tomar varias decisiones importantes.

Padecer diabetes es como recorrer una autopista que empieza en buen estado y sin límites de velocidad. Conforme transcurre el tiempo y surgen problemas de salud, el camino empieza a volverse accidentado (muchas veces cuando comienza a darse cierta resistencia a la insulina y la salud empieza a deteriorarse, años antes de detectarse la diabetes). Posteriormente, al desarrollarse la diabetes, aparecen agujeros en el asfalto que pueden dañar el coche (como los daños a los órganos que a veces empiezan a darse desde antes de diagnosticarse la enfermedad). Si el diabético continúa por la autopista, tal vez se encuentre con desperfectos importantes en el camino que pongan fin al viaje de manera inesperada y catastrófica (por ejemplo a través de un infarto, un derrame cerebral, una amputación, la ceguera o la insuficiencia renal; todo ello puede dar por resultado una discapacidad profunda o la muerte prematura).

Como médicos, nuestro fin principal es ayudar a los pacientes diabéticos, prediabéticos o resistentes a la insulina a que abandonen la autopista por la primera salida segura que encuentren para emprender un rumbo completamente nuevo en su vida. Desde luego es posible que también a lo largo del camino nuevo se topen con algunos tramos difíciles, pero podrán reducir considerablemente el riesgo de dañar su salud y quizá incluso terminen por disfrutar la nueva ruta más que la autopista accidentada.

Desarrollar una actitud triunfante

Ayudar a un individuo que sufre diabetes o una afección prediabética por lo común comienza con un fuerte llamado de atención. Aceptar el hecho de que se va derecho hacia el desastre es un punto de partida importante, pero resulta igualmente significativo darse cuenta de que se tiene el poder para alterar el futuro por completo, lograr un desenlace mucho mejor y disfrutar una vida también mucho mejor. Al tratar la diabetes es importante comprender que si se depende tan sólo de la medicina convencional se echa a andar el deterioro implacable de la enfermedad sin grandes probabilidades de modificar con éxito el desenlace final.

Los diabéticos o quienes padezcan una afección prediabética —como una tolerancia reducida a la glucosa o el síndrome X— necesitan hacer cambios radicales en toda su manera de vivir. En lugar de pensar en la diabetes como una gran carga o una discapacidad amenazadora, nos ha resultado mucho más útil que los pacientes la consideren como un entrenador atento a todas sus acciones que les ayuda a tomar las decisiones que necesitan para ganar. Si el entrenador está parado frente a usted cuando tenga que decidir si va a comer ese gran trozo de pastel (bizcocho, torta, *cake*) o si se va a quedar a ver la televisión en lugar de salir a caminar, comprenderá que ha tomado la decisión triunfante y hará lo que sea necesario para alcanzar sus metas positivas.

Cómo romper las barreras al cambio

Si usted padece diabetes o una afección prediabética, tendrá que aceptar la necesidad de cambiar. Los diabéticos del tipo I tienen que aceptar la necesidad de medidas como la vigilancia intensiva de su nivel de glucosa sanguínea o bien la terapia insulínica intensiva. Los diabéticos del tipo II o los que sufren prediabetes o resistencia a la insulina deben estar dispuestos a analizar varios factores que desempeñan un papel clave en la determinación de su futuro. Diversas investigaciones han demostrado que los individuos que sufren enfermedades crónicas y mantienen un punto de vista optimista sobre su vida y circunstancias tienden a lograr mejores resultados. En el caso de las enfermedades crónicas también se logran mejores resultados cuando los individuos establecen metas realistas para el cambio y así logran controlar su enfermedad.[1] En este caso la diabetes representa el camino perfecto hacia la salud, porque el diabético cuenta con mucho poder en sus manos para cambiar el rumbo de su enfermedad.

La negación es una gran barrera al cambio. Al igual que en el caso de las personas con padecimientos adictivos, el primer paso hacia la recuperación es estar dispuesto a ver la situación tal como es. Los diabéticos necesitan asimilar el hecho de que su estilo de vida está destruyendo su existencia. La mayoría de los diabéticos tienen que bajar de peso; si fuman deben dejar de hacerlo; no pueden llevar una vida sedentaria y tienen que cuidar todo lo que se metan a la boca. Tales son los hechos y negarlos no los cambiará, así que es mejor encarar la realidad.

La depresión, otra barrera común contra el cambio, es común en los diabéticos.[2] De hecho, el cerebro del diabético está susceptible a sufrir una depresión clínica desde años antes de que la diabetes se detecte. Es probable que la resistencia a la insulina contribuya a los cambios bioquímicos que aumentan aún más la susceptibilidad del cerebro a la depresión. Además, la obesidad por lo común hace que baje la autoestima de una persona, lo cual también incrementa la probabilidad de que se deprima.[3] En todo caso, la depresión erosionará el sentido de autovalía de la persona y le dificultará mucho al diabético crear una actitud triunfante positiva hacia sus circunstancias. Es más probable que los diabéticos que sufran aunque sea una depresión leve mantengan una actitud fatalista y les resulte muy difícil mantenerse motivados para tomar decisiones disciplinadas día tras día. La paradoja es la siguiente: si la diabetes se controla, la depresión con frecuencia disminuirá en intensidad o desaparecerá. Por el contrario, si la depresión no se trata, tal vez resulte imposible hacer los cambios necesarios para controlar la diabetes. Por lo tanto, si es evidente que existe una depresión clínica, lo mejor probablemente sea obtener un tratamiento adecuado a través del médico a la vez que se emprendan los cambios necesarios para lograr un control óptimo de la glucosa y otros aspectos de la diabetes.

¿Qué necesito para cambiar?

La clave más importante para derrotar la diabetes radica en hacer cambios positivos en el estilo de vida. Es preciso llevar a cabo cinco cambios fundamentales y mantenerlos de manera consistente para adquirir buena salud y evitar que la diabetes tenga consecuencias catastróficas. Si usted cumple exitosamente con estas cinco áreas clave que trataremos a continuación, habrá dado pasos gigantescos hacia la meta de lograr y mantener un estado de buena salud:

1. Cambie de actitud
2. Aprenda a manejar el estrés
3. No fume
4. Logre su peso ideal
5. Haga ejercicio con regularidad

La importancia de una actitud positiva

El primer paso para manejar la diabetes es desarrollar una actitud positiva. Los investigadores han demostrado que la actitud de una persona influye de manera determinante en su capacidad para manejar la diabetes y controlar la glucosa. Y en vista de que controlar la glucosa sanguínea significa evitar complicaciones significativas como infartos, ceguera y amputaciones, resulta fácil concluir que la actitud también determina la calidad de vida de los diabéticos.

Según lo hemos observado una y otra vez en las vidas de nuestros pacientes (y en las nuestras), lo que determina nuestro rumbo en la vida

¿Será posible que usted esté sufriendo una depresión?

Es posible que exista un estado de depresión clínica si varios de los síntomas siguientes han estado presentes de manera consistente durante por lo menos 2 semanas:

- Se siente deprimido
- Le resulta difícil no fijarse nada más que en lo negativo
- Se siente triste, con poca energía o interés en las cosas que solían interesarlo
- Le cuesta trabajo concentrarse
- Tiene muchos problemas para levantarse por la mañana y se siente letárgico a lo largo del día
- Se siente incapaz de dormir o se despierta muy temprano y no vuelve a conciliar el sueño
- Ha perdido el apetito o sólo come por "nervios"

Consulte a su médico si ha notado estos síntomas u otros semejantes. Converse con él acerca de la posibilidad de ver a un experto en salud mental especializado en la terapia cognitiva (vea la página 244). Si necesita apoyo adicional, considere utilizar tratamientos naturales seguros y eficaces para la depresión, como el extracto de corazoncillo (hipérico, campasuchil, yerbaniz, *St. John's wort*) o el 5-HTP. (Para mayor información sobre estas opciones naturales para combatir la depresión, vea www.doctormurray.com).

no son los sucesos externos. Es nuestra *respuesta* a los desafíos externos lo que moldea la calidad de nuestras vidas y lo que en muy gran medida determina el nivel de salud que disfrutamos. Las dificultades, la angustia, la decepción y el fracaso con frecuencia se convierten, sorprendentemente, en el punto de partida para la alegría, el éxtasis, la compasión y el éxito. El factor determinante es el hecho de que veamos estos desafíos como trampolín o bien como escollo.

Afortunadamente, de acuerdo con el Dr. Martin Seligman, la autoridad mundial más importante en cuestiones de actitud y estilo explicativo (la forma en que explicamos los sucesos en nuestras vidas), los seres humanos somos optimistas por naturaleza. El optimismo no sólo es un paso necesario en el camino hacia la salud óptima, sino que resulta crítico para alcanzar la felicidad y una calidad más alta de vida.

Existen pruebas amplias para respaldar el punto de vista de que los optimistas disfrutan vidas más largas, sufren menos enfermedades y males menos graves y son mucho más saludables que los pesimistas. En un

La importancia del apoyo psicológico para la diabetes

Ayudar a los diabéticos a aceptar su diagnóstico, investirse de poder y realizar cambios importantes en su estilo de vida constituye un aspecto sumamente importante de la atención médica adecuada. Un tipo de terapia psicológica que se conoce como terapia cognitiva se está revelando como el mejor enfoque para lograrlo, sobre todo en el caso de las personas que muestran señales de depresión. Las cogniciones abarcan todo el sistema personal de pensamientos, opiniones, imágenes mentales y sentimientos. Al tratar la depresión moderada, la terapia cognitiva puede ser tan eficaz como los fármacos antidepresivos y el riesgo de recaer —volver a caer en la depresión— es menor en el caso de la terapia cognitiva. Una razón es que la terapia cognitiva les enseña a las personas habilidades prácticas que pueden utilizar para combatir la depresión en cualquier momento y en cualquier lugar: todos los días por el resto de sus vidas. La terapia cognitiva ha resultado particularmente eficaz para ayudar a los adolescentes afectados por la diabetes del tipo I a manejar su enfermedad, lo cual ha producido mejorías tanto en su estado de ánimo como en su control de la glucosa.

Los especialistas en salud mental capacitados en la terapia cognitiva buscan modificar la forma en que la persona deprimida piensa estudio llevado a cabo a lo largo de 30 años por investigadores de la prestigiosa Clínica Mayo de Rochester, Minnesota, el índice de supervivencia entre los optimistas superó en un 19 por ciento el de los pesimistas.[5]

Para determinar su nivel de optimismo, lo alentamos a autoevaluarse según el cuestionario desarrollado por el Dr. Seligman; vea el Apéndice E en la página 353.

La actitud es como el cuerpo físico: para que sea fuerte y positiva, debe estar en buena forma. Y para ponerla en buena forma, positiva y optimista, hay que adoptar ciertos hábitos saludables. Los tres hábitos

---

conscientemente sobre el fracaso, la derrota, la pérdida y la impotencia. Para lograrlo emplean cinco tácticas básicas que les ayudan a los pacientes a hacer lo siguiente:

- Reconocer los pensamientos negativos automáticos que revolotean por la conciencia en los momentos en que peor se sienten
- Rechazar los pensamientos negativos concentrándose en las pruebas de lo contrario
- Aprender otra explicación para cuestionar los pensamientos negativos automáticos
- Evitar rumiar los pensamientos (dar vueltas constantes a un pensamiento mentalmente) ayudando al paciente a controlar sus pensamientos mejor
- Cuestionar los pensamientos y las opiniones negativos que causan la depresión y sustituirlos por pensamientos y opiniones positivos que empoderen

La terapia cognitiva evita el proceso largo, prolongado (y caro) del psicoanálisis. Se trata de una forma de psicoterapia práctica y orientada a encontrar soluciones que trasmite habilidades que una persona puede aplicar para mejorar su calidad de vida. Si a sus procesos de pensamiento les hace falta un pequeño ajuste, considere consultar a un profesional de la salud mental especializado en la terapia cognitiva.

clave que enumeramos a continuación le ayudarán a desarrollar una actitud positiva:

- *Mejore la forma en que se dirige la palabra.* Todos sostenemos un diálogo constante con nosotros mismos. Con el tiempo las cosas que nos decimos se filtran hasta nuestro subconsciente. Desde ahí afectan la forma en que pensamos y sentimos. Por lo tanto, si usted se alimenta con una corriente continua de pensamientos negativos, naturalmente causará un impacto negativo en su estado anímico, sistema inmunitario y calidad de vida. La solución está primero en cobrar conciencia de lo que se dice a sí mismo y luego en esforzarse de manera consciente por alimentar su mente subconsciente de mensajes positivos.
- *Plantee preguntas mejores.* Anthony Robbins, un experto en motivación, opina que la calidad de vida de una persona es igual a la calidad de las preguntas que suele plantearse. ¿Qué piensa, por ejemplo, cuando sufre un revés?: "¿Por qué soy tan estúpido? ¿Por qué siempre me pasan cosas malas?". O quizás piense: "Bien, ¿qué puedo aprender de esta situación para que no se repita jamás? ¿Qué puedo hacer para mejorar la situación?". Evidentemente esta última respuesta es la más saludable. Independientemente de la situación, plantearse preguntas mejores de manera inevitable también mejorará su actitud. He aquí algunas para empezar:
    - ¿Qué me produce la mayor felicidad en mi vida actual?
    - ¿Qué de mi vida me emociona más en este momento?
    - ¿Por qué cosa en mi vida me siento más agradecido en este momento?
    - ¿Qué es lo que más disfruto de mi vida actual?
    - ¿Con qué cosa estoy más comprometido en mi vida actual?
    - ¿A quién amo? ¿Quién me ama?
    - ¿Qué debo hacer hoy para lograr mi meta a largo plazo?
- *Fíjese metas positivas.* Aprender a fijar metas que pueda alcanzar es un método poderoso para desarrollar una actitud positiva y mejorar su autoestima. Lograr las metas crea un ciclo de éxito: se sentirá mejor consigo mismo y, entre mejor se sienta consigo mismo, más probabilidad hay de que alcance el éxito. A continuación algunas pautas para fijar metas de salud:

- Exprese la meta en términos positivos y en tiempo presente; evite las palabras negativas. Es mejor decir: "Disfruto alimentarme de comida saludable, baja en calorías y nutritiva" que decir: "No voy a comer azúcar, dulces, helado ni otros alimentos que engorden".
- Fíjese metas alcanzables y realistas. Empiece con objetivos que pueda lograr fácilmente, como tomar seis vasos de agua al día y cambiar de pan blanco a pan de trigo integral. Al elegir inicialmente metas que pueda alcanzar con facilidad, creará un ciclo de éxito que le ayudará a construir una imagen positiva de sí mismo. Las cosas pequeñas se suman para influir de manera importante en la forma en que se siente acerca de sí mismo.
- Sea específico. Entre más claro sea a la hora de definir su meta, más probabilidad hay de que la alcance. Por ejemplo, si quiere bajar de peso, ¿qué peso quiere alcanzar? ¿Qué porcentaje de grasa corporal o medidas quiere lograr?

Manejar el estrés

El estrés afecta el control de la glucosa de manera adversa, ya que tanto en la diabetes del tipo I como en la del tipo II un nivel más alto de estrés se relaciona con niveles más altos de esta sustancia.[6] Sin embargo, este fenómeno tiene una explicación sencilla. La presencia de estrés, ya sea de tipo físico, mental o emocional, activa la "respuesta de estrés" del cuerpo y causa un aumento en el nivel de las hormonas producidas por la gándula adrenal, la adrenalina y el cortisol. Entre sus múltiples efectos, estas hormonas elevan los niveles de glucosa y reducen la respuesta a la insulina. También afectan el sistema inmunitario de manera negativa al inhibir los glóbulos blancos y hacer que el órgano principal del sistema inmunitario —la glándula del timo— se encoja (involucione). Ya que el estrés parece ser inevitable en nuestra vida moderna, resulta crítico desarrollar métodos eficaces para manejarlo. De acuerdo con algunos estudios realizados, ciertos métodos —como el entrenamiento en relajamiento— llegan a mejorar el control de la glucosa, particularmente en los individuos que sufren de angustia o que experimentan mucho estrés en sus vidas.[7,8]

Tabla 10.1. Cómo hacer frente al estrés

PATRONES NEGATIVOS	ESTRATEGIAS POSITIVAS

Dependencia de sustancias químicas
   Drogas, legales o ilícitas
   El alcohol
   Fumar
	Calmar la mente
	   La oración
	   La meditación
	   Ejercicios de relajación

Escaparse mediante distracciones (p. ej., ver la televisión)	Ejercicio físico
Sensación de impotencia	Yoga o *tai chi*
Estallidos emocionales	Comunicación constructiva de sentimientos

Comportamiento excesivo
   Comer de más
   Gastar de más
	Apoyar la capacidad del cuerpo para
	enfrentar el estrés comiendo
	saludablemente

Ya sea que esté consciente de ello o no, usted ha desarrollado un patrón para asimilar el estrés. Desafortunadamente la mayoría de las personas establecen patrones y métodos que en última instancia no promueven la buena salud. Es preciso identificar los patrones negativos con los que se enfrenta el estrés y reemplazarlos con estrategias positivas. Entre los patrones negativos o destructivos para asimilar el estrés que se enumeran en la tabla 10.1, procure identificar cualquiera que usted haya desarrollado y sustitúyalo con medidas más positivas, tales como se mencionan en la misma tabla. Hemos observado que en la mayoría de los diabéticos del tipo II, el patrón más común para asimilar el estrés es comer demasiado, un patrón poco productivo.

El mecanismo más importante para asimilar el estrés es aprender a tranquilizar la mente y el cuerpo. De hecho, esto resulta esencial para aliviar el estrés y fomentar la salud de la mente, el cuerpo y las actitudes. Entre los métodos más sencillos para aquietar al cuerpo y a la mente figuran los ejercicios de relajación. La meta de las técnicas de relajación es producir una respuesta fisiológica conocida como la *respuesta de relajación*, según el término acuñado a comienzos de los años 70 por el Dr. Herbert Benson, profesor de la Universidad Harvard y cardiólogo, para describir una respuesta fisiológica. Si bien una persona puede simplemente dormir, ver la televisión o leer un libro para relajarse, las técnicas de relajación están diseñadas de manera específica para producir la respuesta de relajación.

Para producir la respuesta de relajación hay que respirar con el diafragma, lo cual cambia la fisiología de la persona de manera dramática al activar los centros de relajación en el cerebro y así ayudar a establecer el equilibrio correcto en el cuerpo y la mente. Se ha demostrado que los ejercicios de relajación no sólo ayudan a mejorar el control de la glucosa en los diabéticos, sino que también mejoran el estado de ánimo y alivian la angustia, dos metas críticas para muchos diabéticos. A continuación describimos una técnica popular de relajación que implica respirar a partir del diafragma.

1. Encuentre un sitio cómodo y tranquilo para acostarse o sentarse.
2. Separe los pies un poco. Coloque una mano sobre el abdomen cerca de su ombligo. Ponga la otra sobre su pecho.
3. Inhalará a través de la nariz y exhalará por la boca.
4. Concéntrese en su respiración. Observe qué mano sube y baja cada vez que inhale o exhale.
5. Expulse suavemente la mayor parte del aire de sus pulmones.
6. Inhale a la cuenta lenta de 4. Al inhalar extienda el abdomen un poco, de manera que se levante más o menos 1 pulgada (2,5 cm). Asegúrese de no mover el pecho ni los hombros.
7. Al inhalar, imagínese la afluencia del aire tibio a sus pulmones. Imagínese que esta tibieza fluye hacia todas las partes de su cuerpo.
8. Haga una pausa de 1 segundo y exhale lentamente a la cuenta de 4. Al exhalar, su abdomen debe encogerse.
9. Al sacar el aire, imagínese que toda su tensión y estrés abandonan su cuerpo.
10. Concéntrese en relajar los dedos de los pies y suba poco a poco por su cuerpo, imaginándose que el estrés desaparece.
11. Repita el proceso hasta lograr una sensación de relajación profunda.

Fumar y diabetes: una fórmula para el desastre

¡El fumar y la diabetes se llevan como el nitro y la glicerina! Si usted es diabético y fuma, debe hacer que dejar el vicio sea la meta principal de su vida. Tiene que darse cuenta de que los efectos perjudiciales de la diabetes se multiplican una y otra vez si fuma. No vaya a pensar que esta advertencia no le corresponde por sólo fumar "un poco". Para nosotros, un diabético fuma mucho si se pasa de un solo cigarrillo a la semana. Si usted entra en contacto con humo de segunda mano de manera regular, es fundamental que observe nuestras estrategias dietéticas y de suplementos para protegerse contra los compuestos perjudiciales a los que se encuentra expuesto.

Dejar de fumar nunca es fácil, pero siempre puede lograrse: si 40 millones de estadounidenses lo hicieron a lo largo de la última década, usted también puede hacerlo. Unos cuantos principios sencillos podrán traducirse en el triunfo sobre este hábito horrible y degradante. En primer lugar, olvídese de su negación de la realidad y dése cuenta de que fumar prácticamente le garantiza una muerte y discapacidad prematuras, con mayor razón si es diabético. Fumar acelera de manera considerable el progreso de las enfermedades finales de los órganos (retinopatía, enfermedad renal y neuropatía). Asimismo incrementa en gran medida la probabilidad de que las arterias de sus piernas terminen por bloquearse, obligando a amputárselas. Por si fuera poco, aumenta enormemente su riesgo de sufrir sucesos cardiovasculares catastróficos como un infarto o un derrame cerebral. El simple hecho de que no le duela el pecho en este momento no significa que esté a salvo. Por lo menos el 25 por ciento de las veces el primer síntoma de enfermedades cardíacas es la muerte repentina. ¡Un instante está aquí y al siguiente ya no!

Una vez que haya aceptado el hecho de que debe dejar de fumar tiene que fijar una fecha para hacerlo, con la ayuda y el apoyo de su médico. Elija la fecha con cuidado, anótela en su calendario y comuníquela a su médico, amigos y familiares. Entre más responsabilidad pública asuma y más importancia dé al hecho, más probabilidad hay de que tenga éxito. Lo mejor es dejar por lo menos 2 semanas entre el momento en que decida dejar de fumar y la fecha límite para ello. En lo que esta fecha llegue, lo más probable es que no le servirá reducir el número de cigarrillos que fume. Si intenta dejar de fumar reduciendo lo que fuma poco a poco, por lo común alcanzará un punto en que sólo esté fumando los cigarrillos que realmente se le antojen mucho. A estas alturas cada cigarrillo resultará especialmente placentero y reforzará su hábito mucho. Probablemente sea mejor seguir fumando igual que siempre hasta su fecha límite y luego dejarlo de golpe. Sí, será difícil por un tiempo, pero el dolor pasará y al cabo de unas cuantas semanas se habrá librado de su prisión llena de humo.

Mientras esté contando los días hasta su fecha límite, haga un inventario por escrito de su hábito de fumar. Fumar es tanto una adicción (a la droga nicotina así como probablemente también a otros cientos de químicos tóxicos contenidos en el humo del cigarrillo) como un cúmulo de hábitos profundamente arraigados en el estilo de vida. Es importante que analice de manera minuciosa los diversos hábitos que ha desarrollado en torno al fumar para desarrollar estrategias que le permitan enfrentar el abandono de cada uno de ellos. Por ejemplo, si suele encender un cigarrillo al hablar por teléfono, busque una estrategia que pueda aplicar cuando haya dejado de fumar y necesite hablar por teléfono. Por ejemplo, en lugar de prender un cigarrillo vaya por un vaso con agua y tómesela lentamente mientras escucha a su interlocutor. La clave radica en concentrarse en disfrutar la sensación de tomar el agua en lugar de fumar y en convencer a su cerebro de que la nueva opción resulta del todo satisfactoria.

En otros momentos es posible que tenga que evitar las circunstancias que despiertan en usted el deseo de fumar. Por ejemplo, muchos fumadores quieren encender un cigarrillo inmediatamente en cuanto empiezan a tomar una taza de café. La mejor estrategia sería dejar de tomar café y cambiarlo por té verde, el cual de todas formas es mejor para la salud. Se sorprenderá al ver lo fácil que resulta dejar de tomar café si empieza a tomar té verde. En esencia, lo que tiene que hacer es identificar cada subhábito incrustado en el de fumar y hallar la manera de evitar la conducta que lo impulsa a fumar; o bien sustituir el hábito por otra cosa. Por ejemplo, si siente que necesita sostener algo con la mano, compre una de las pelotitas blandas antiestrés (*stress balls*) que suelen verse en las cajas de las tiendas de artículos para oficina o de computación. Por algo se les llama "pelotas antiestrés", pues aplastarlas una y otra vez en los momentos de estrés resulta extraordinariamente tranquilizador. Si cree que necesita sentir algo en la boca, mastique palillos o chicle (goma de mascar).

Conforme se aproxime su fecha límite para dejar de fumar, le recomendamos que se compre una dotación de parches de nicotina. Si los usa correctamente podrá reducir muchísimo el sufrimiento causado por la privación de nicotina. Póngase el primer parche la mañana del primer día que no fume; por lo general se utiliza un parche al día durante un período de hasta 12 semanas. Es importante tener en cuenta que no se debe fumar mientras se usa el parche. Si suele fumar una cajetilla a diario, comience con un parche de 21 mg y utilice uno diario durante 4 semanas; luego pase al parche de 14 mg por 4 semanas y siga con el de 7 mg por 4 semanas. Si fuma media cajetilla al día, deberá empezar con el parche de 14 mg. Si suele fumar un cuarto de cajetilla al día, comience con el parche de 7 mg. En todos los casos suele ser prudente seguir usando el parche a lo largo de 12 semanas; sólo asegúrese de reducir la potencia del parche cada 4 semanas hasta llegar a uno de 7 mg y luego continuar con este hasta cumplir las 12 semanas en total. En términos generales se requieren 12 semanas para que desaparezcan la mayoría de los antojos adictivos y para eliminar los hábitos importantes relacionados con el fumar.

El beneficio de utilizar el parche de nicotina radica en el hecho de que separa la adicción a la nicotina del hábito complejo de fumar. Cuando se deja de fumar de golpe y se empieza a usar el parche, no se sufren síntomas importantes de reajuste a la falta de nicotina durante las semanas que se utilice el parche; a lo largo de este tiempo es posible trabajar en eliminar los hábitos complejos mediante los cuales el fumar se ha entretejido con su estilo de vida. Una vez que lleve 4 semanas con el parche de 7 mg, por lo común puede dejar de usarlo prácticamente sin sufrir síntomas de reajuste a la falta de nicotina. Los beneficios profundos que se logran al dejar de fumar son muchísimo mayores que cualquier inquietud o peligro menor que pudiera derivarse del uso del parche de nicotina. Aunque padezca alguna enfermedad cardiovascular, cuando deje de fumar probablemente sea mejor utilizar un parche de nicotina que inhalar una sola bocanada más del humo contaminante de un cigarrillo.

Cómo lograr su peso ideal: la clave para el control metabólico de la diabetes

Sin duda alguna, el sobrepeso o la obesidad constituye la clave de la epidemia de diabetes que se sufre en este país. La mayoría de las personas que padecen la diabetes del tipo II, sobre todo, están pasadas de peso u obesas, lo cual conlleva implicaciones profundas para el manejo de su enfermedad.[9] Determinar la necesidad de adelgazar es uno de los primeros —y más importantes— pasos para establecer las prioridades de tratamiento del diabético. Una medición sencilla conocida como el índice de masa corporal (IMC) representa actualmente la norma

10 sugerencias para dejar de fumar

1. Enumere todas las razones por las que quiere dejar de fumar y repáselas a diario.
2. Fije una fecha específica para dejar de fumar, cuénteles a por lo menos 10 amigos que dejará de fumar y entonces ¡HÁGALO!
3. Sustitúyalo. En lugar de fumar, mastique verduras crudas, frutas o chicle (goma de mascar). Si siente vacía la mano, juegue con un lápiz o utilice una de las pelotas antiestrés blandas.
4. Evite las situaciones que asocie con fumar.
5. Cuando necesite relajarse, haga ejercicios de respiración profunda en lugar de buscar un cigarrillo.
6. Dése cuenta de que 40 millones de estadounidenses han dejado de fumar. ¡Si ellos pudieron lograrlo, usted también lo hará!
7. Imagínese a sí mismo como una persona que no fuma y que dispone de más dinero, tiene el aliento agradable, dientes sin manchas y la satisfacción que se obtiene de controlar la propia vida.
8. Únase a un grupo de apoyo. Comuníquese a la sede local de la Sociedad Estadounidense contra el Cáncer y pida referencias. No se encuentra solo.
9. Dése un premio positivo diariamente. Cómprese algo con el dinero que ha ahorrado o planee una recompensa especial para celebrar el haber dejado de fumar.
10. Viva un día a la vez.

establecida para clasificar a los individuos de acuerdo con su composición corporal. Por lo común es posible trazar una correlación clara entre el IMC y el total de grasa corporal de una persona. Usted puede calcular su IMC de la siguiente forma:

1. IMC $= kg/m^2$ (kg = kilogramos; m = estatura en metros) o
2. IMC $= (lbs \times 703)/pul^2$ (lbs = libras; pul = estatura en pulgadas)

Tabla 10.2. Cómo se clasifica el índice de masa corporal (IMC)

Peso insuficiente	< 18,5
Normal	18,5–24,9
Sobrepeso	24,9–29,9
Obesidad	30.0–39,9
Obesidad extrema	> 40.0

Ahora calcule su IMC y consulte la tabla 10.2 para conocer su clasificación.

En la diabetes del tipo II se da un nivel elevado de glucosa en la sangre al combinarse la resistencia a la insulina con la producción excesiva de glucosa por el hígado así como cierto grado de insuficiencia en la secreción de insulina (incluso al existir niveles excesivos de insulina, las células beta secretan una cantidad insuficiente de insulina en relación con la cantidad de glucosa en la sangre).[10] Cuando los pacientes de diabetes del tipo II pasados de peso u obesos bajan de peso, se revierten parcialmente casi todas las anormalidades fisiológicas relacionadas con la enfermedad. En términos generales, la resistencia a la insulina empieza a mejorar casi de inmediato —a veces a niveles normales— y en muchos casos todos los síntomas de la diabetes se revierten por completo.[11] Incluso cuando la pérdida de peso por sí sola no da por resultado un control óptimo de la glucosa, el diabético del tipo II que baja de peso tiene una respuesta mucho más favorable a otras terapias como los suplementos o los medicamentos.

Los diabéticos del tipo II, al igual que los del tipo I que comienzan a padecer resistencia a la insulina, deben aspirar a tres objetivos principales en relación con el manejo del peso: evitar subir de peso, lograr su peso ideal y no volver a subir de peso.[12]

EVITAR SUBIR DE PESO | El sobrepeso y la obesidad son estados progresivos y significa un logro importante evitar subir más de peso. Sin privarse de calorías, es posible empezar a hacer conciencia de dónde proviene el exceso de peso y desarrollar estrategias para evitar subir más. Una de las cosas más importantes que alguien con sobrepeso u obeso puede hacer es empezar a anotar todo lo que come o bebe en un diario dietético. El hecho de apuntar todo lo que ingiere puede ayudar enormemente a superar el hábito de "comer en exceso sin darse cuenta". Muchas personas con sobrepeso comen rápido o de manera impulsiva y con frecuencia consumen una cantidad importante de calorías sin darse cuenta siquiera de haberlo hecho. Llevar un diario dietético y revisarlo de manera regular junto con el médico también puede ayudar a fomentar un sentido de la responsabilidad y motivar a la persona a adquirir nuevos hábitos de salud.

LOGRAR SU PESO IDEAL | Si bien todo el mundo quiere verse como estrella de cine, los pacientes con sobrepeso y obesos tienen que fijarse metas más razonables, sobre todo cuando apenas vayan a comenzar con un programa para bajar de peso. De hecho, bajar más o menos el 10 por ciento del peso corporal inicial a lo largo de un período de aproximadamente 6 meses constituye una meta realista para la mayoría de los diabéticos y da por resultado mejorías profundas para su salud. La mayoría de las personas podrán perder el 10 por ciento de su peso corporal si consistentemente aprenden a elegir sus alimentos con prudencia, evitan a toda costa excederse en la comida y concluyen cada día con un déficit modesto de calorías comiendo un poco menos de lo que requieren para conservar su peso, además de quemar algunas calorías adicionales mediante la práctica moderada de ejercicio. En términos generales se logra bajar de peso y mantener el nuevo peso a largo plazo al bajar de ½ a 2 libras (250 a 900 g) por semana, según la cantidad total de peso que se deba perder (con una pérdida mayor de peso por semana cuando haga falta bajar más). Si tras perder el 10 por ciento de su peso inicial la persona es capaz de mantener su nuevo peso durante varios meses, podrá luego seguir adelgazando hasta alcanzar un IMC ideal. Por el contrario, si este proceso se lleva a cabo muy rápido, será mayor la probabilidad de que vuelva a subir de peso. Por lo general, el enfoque que mayores probabilidades de éxito tiene a largo plazo es fijarse la meta de perder el 10 por ciento del peso inicial lentamente a lo largo de varios meses a través de ajustes prudentes y sostenibles a la alimentación así como un programa regular de ejercicio moderado.

NO VOLVER A SUBIR DE PESO | Es posible que la meta más difícil de lograr sea la de mantener el nuevo peso a largo plazo. Una vez más, la clave para el éxito radica, por una parte, en desarrollar buenos hábitos alimentarios siguiendo los principios dietéticos que se describen en este libro, y por otra en hacer ejercicio moderado con regularidad. El plan alimentario que se presenta en el capítulo 7 brinda una base excelente para evitar subir de peso, adelgazar y mantener el nuevo peso. Al basarse en alimentos que cuentan tanto con valores bajos en el índice glucémico como con una carga glucémica baja, este plan evita las elevaciones repentinas y extremas en el nivel de insulina después de comer. Por lo tanto, también evita que el nivel de la glucosa se dispare repentinamente 2 ó 3 horas después de comer. Esto resulta importante, porque es precisamente este aumento en el nivel de glucosa lo que nos hace tener un apetito voraz y, acto seguido, comer demasiada comida. Otra virtud de este plan es que es de "alto volumen", lo cual quiere decir que consiste en muchos alimentos ricos en fibra que llenan el estómago con mucho volumen. . . pero pocas calorías. Asimismo, complementarla con un suplemento de fibra soluble en agua como el de la marca PGX™ (que comentamos en las páginas 215-218) producirá una sensación de saciedad profunda. O sea, se sentirá lleno y al mismo tiempo agregará muy pocas calorías a la cuota diaria. De hecho, las investigaciones llevadas a cabo por el Centro para la Modificación de los Factores de Riesgo de la Universidad de Toronto han demostrado que el PGX™, cuando se ingiere en dosis más altas, efectivamente elimina el hambre al grado de que es posible consumir muy pocas calorías a lo largo del día y sentir muy poca o nada de hambre.

El ejercicio y la diabetes

Hacer ejercicio resulta esencial para prevenir y manejar la diabetes, las afecciones prediabéticas, la intolerancia a la glucosa y el síndrome X. Resulta significativo, según se ha demostrado con estudios, que hacer ejercicio contribuya de manera más eficaz a evitar subir de nuevo de peso que cualquier otro tratamiento.[13] Además de quemar calorías durante la sesión de ejercicio, la actividad produce una elevación en el ritmo metabólico aun en estado de descanso. En esencia, hacer ejercicio —siempre y cuando sea casi todos los días— hace que suba el termostato personal y que se quemen más calorías las 24 horas del día, 7 días a la semana.

Asimismo, hacer ejercicio mejora de manera directa la sensibilidad a la insulina y los niveles de glucosa, probablemente al combinarse una mayor cantidad de masa muscular no adiposa con una mejoría en el metabolismo de las células musculares.[14] La actividad física también beneficia el sistema cardiovascular de manera profunda, tanto directa como indirectamente, al mejorar los niveles de lípidos de la sangre y en particular de colesterol LAD o "bueno". También hace que disminuyan los síntomas de ansiedad y de depresión y mejora el funcionamiento sexual, la confianza y la autoestima.

Opinamos que hay tres tipos importantes de ejercicio para las personas con diabetes: el ejercicio aeróbico, las pesas y los estiramientos.

El ejercicio aeróbico —como caminar, correr, tomar clases de aeróbicos, andar en bicicleta y nadar— acelera los ritmos cardíaco y respiratorio. Estas actividades resultan fundamentales tanto para prevenir la diabetes como para tratarla. Definitivamente debe incorporar por lo menos de 20 a 40 minutos de ejercicio aeróbico en su rutina diaria. Si no sigue un programa regular de ejercicio, por favor vea las recomendaciones importantes del Apéndice G. Las actividades aeróbicas deben durar de ½ a 1 hora 4 ó 5 días a la semana. En su versión más sencilla, un programa de ejercicio aeróbico incluiría caminar con regularidad además de andar en bicicleta, nadar o utilizar algún aparato de bajo impacto para hacer ejercicio bajo techo, como una máquina elíptica.

Los ejercicios con pesas deben hacerse dos o tres veces por semana y tienen que consistir en pesas de ligeras a moderadas. Es posible hacerlos en casa con mancuernas (pesas de mano), un aparato compacto de pesas o incluso tubo quirúrgico de goma (hule). Las tiendas de artículos para mantener la buena forma física son excelentes para conocer una amplia gama de posibilidades en cuanto a ejercicios con pesas. Un gran problema para los diabéticos —que crece con la edad— es la pérdida de masa corporal no adiposa. Al perder masa corporal no adiposa se cuenta con menos tejido que absorba la glucosa de manera activa. Entre más masa muscular se posea, más fácil resulta controlar la glucosa en la sangre. Además, los diabéticos son particularmente propensos a desarrollar molestias musculoesqueléticas crónicas. La mayoría de estos problemas están relacionados con una mayor susceptibilidad a lesiones de las articulaciones, los ligamentos y los músculos a causa de la pérdida de masa muscular.

Los estiramientos deben realizarse diariamente. Si nunca los ha hecho, le recomendamos que asista a una clase de yoga para principiantes. Si no le es posible, podrá adquirir un video de yoga o un libro bien ilustrado

De los expedientes de nuestros pacientes

Janine era una mujer de 69 años de edad que llevaba 18 años tratándose con insulina. Al definir su historial médico minuciosamente, lo primero que realmente me llamó la atención fue que le habían recetado insulina inmediatamente al encontrar glucosa en su orina 18 años atrás. En el momento del diagnóstico sólo medía 5'2" (1.57 m), pero pesaba 160 libras (72,6 kg). Cuando la conocí pesaba 172 libras (78 kg). Seguía su rutina diaria escrupulosamente. Sus dosis de insulina eran siempre las mismas y se administraban dos veces al día. Había hecho de su alimentación una fina ciencia, al evitar el azúcar a toda costa y medir las porciones de comida cuidadosamente con una pesa (báscula). Sorprendentemente nunca se le había hecho una prueba de hemoglobina A_1C y nadie le había sugerido tampoco que bajara de peso ni hiciera ejercicio. Tampoco tenía idea de lo que era el índice glucémico y no estaba consciente de que los productos de harina blanca en esencia eran idénticos al azúcar, sólo que sin la dulzura.

El nivel de hemoglobina A_1C de Janine estaba en 9,8, lo cual indicaba que tenía un muy mal control de la glucosa a pesar de que tomaba insulina y llevaba una alimentación muy "controlada". Le revisé los niveles de péptidos C y los encontré un poco elevados. Esto confirmó mi sospecha de que su páncreas seguía produciendo insulina de manera bastante adecuada aun después de 18 años de inyecciones. Por desgracia un médico demasiado meticuloso le había recetado insulina sin hacer caso de lo que causaba sus niveles altos de glucosa. La aconsejé con respecto a la importancia de hacer ejercicio y la necesidad de bajar de peso y la ayudé a entender los principios de una alimentación a base de comidas con valores bajos en el índice glucémico más una carga glucémica baja.

Armada de estos nuevos conocimientos, Janine efectuó varios cambios extraordinarios en su estilo de vida. Empezó a asistir a clases de gimnasia acuática cuatro veces a la semana y salía a caminar los días restantes cuando el clima se lo permitía. Le enseñé a hacer algunos ejercicios básicos de fortalecimiento muscular con tubos quirúrgicos y repasamos algunos estiramientos sencillos. También empezó a comer alimentos con valores bajos en el índice glucémico que también tuvieran una carga glucémica baja. Fijamos como meta reducir su consumo de calorías en entre 250 y 300 al día, además de que hiciera ejercicio. Janine también tuvo que vigilar sus niveles de glucosa con cuidado y a lo largo de las semanas siguientes debió disminuir su dosis de insulina varias veces. Al cabo de 3 meses Janine ya sólo tomaba 5 unidades de insulina de acción intermedia cada mañana, y a esas alturas le sugerí que dejara de tomar insulina. Su nivel de glucosa en ocasiones subía un poco, pero nunca al grado de obligarme a recetarle medicamentos tomados por vía oral ni insulina otra vez. Al cabo de seis meses Janine había bajado 25 libras (11 kg) y se sentía mejor que en muchos años. Para esas alturas ya estaba siguiendo un programa de suplementos y sus niveles de glucosa se mantuvieron de manera consistente dentro del rango óptimo. Después de 6 meses su hemoglobina A_1C se ubicó en 6,9, una prueba clara de que tenía bien controlados los niveles de glucosa.

Janine adoptó una actitud triunfante y pudo cambiar el curso de su vida de manera profunda. ¡Sólo hubiera querido haberla aterdido 18 años antes!

sobre el tema. Hacer estiramientos resulta sumamente importante, ya que la mayoría de los diabéticos padecen un anquilosamiento prematuro de la columna y las articulaciones. Hacer estiramientos a diario le ayuda a mantener su flexibilidad y a evitar los problemas de dolor crónico que con frecuencia se dan en los diabéticos a causa de la rigidez de sus músculos y articulaciones.

En el Apéndice G le ofrecemos algunos consejos clave acerca de cómo mantenerse realmente fiel a un programa regular de ejercicio. Uno de los errores más graves que las personas cometen es pensar que pueden repetir exactamente la misma rutina de ejercicio día tras día y mes tras mes. Desafortunadamente realizar los mismos ejercicios todos los días resultará de manera casi invariable en un aburrimiento intolerable y en la pérdida de interés en el ejercicio. Además, si repite una rutina de ejercicio de manera monótona, es mucho más probable que sufra lesiones por desgaste o por esfuerzo repetido. Le recomendamos incorporar la mayor variedad posible en su rutina de ejercicio. Por ejemplo, puede salir a caminar dos veces a la semana, nadar una vez a la semana, utilizar una bicicleta fija frente a la televisión una vez a la semana, levantar pesas en casa dos veces a la semana y hacer estiramientos todas las mañanas.

La vida está llena de opciones

En la vida moderna, la disyuntiva entre la salud y la enfermedad con frecuencia se resuelve a través de las elecciones habituales que se realizan a diario a lo largo de los años. Estas decisiones pequeñas se nos hacen algo natural, pero se van sumando a lo largo de la vida. Desafortunadamente muchos de nuestros hábitos de salud y los factores de nuestro estilo de vida se basan en la costumbre y en la publicidad exagerada. Los hábitos de salud y los estilos de vida de nuestros padres por lo común se entretejen de manera intrincada con la tela de nuestro propio estilo de vida. Mientras tanto, se invierte mucho tiempo, energía y dinero en hacerles publicidad a hábitos que son malos para la salud. Los medios masivos de comunicación nos bombardean de manera constante con mensajes que afectan la salud, la alimentación y el estilo de vida. Lo instamos a hacer caso omiso de estos mensajes y a comprometerse, en cambio, a la meta de lograr un estado de salud óptimo. Construya una base fuerte al tomar decisiones saludables en lugar de otras menos saludables. Al optar por ser positivo, por comer para lograr un estado de salud óptimo, por llevar un estilo de vida que fomente la salud y por apoyar la química de su cuerpo a través de los suplementos alimentarios adecuados, estará construyendo cimientos fuertes para lograr un estado de salud ideal y una vida larga, además de preparar la escena, de ser necesario, para una posible cura.

Comentarios finales

En términos generales se tiende actualmente a aplicar tratamientos más agresivos para manejar el nivel de glucosa en los diabéticos. Con frecuencia se recetan medicamentos tomados por vía oral en combinaciones de dos o tres; además, la insulina, que rara vez se utilizaba con los diabéticos del tipo II hace algunos años, ha reaparecido conforme los estudios comprueban de manera incontestable los beneficios de un control óptimo de la glucosa sanguínea. En términos generales, le sugerimos aprovechar lo más posible las recomendaciones que hacemos en cuanto a estilo de vida, alimentación y pérdida de peso. Asimismo le recomendamos utilizar los programas para tomar suplementos que hemos descrito y que vigile su nivel de glucosa con cuidado. Si su control sobre la glucosa aún es deficiente, es posible que requiera medicamentos y/o insulina. Nuestra meta es ayudarle a encontrar la manera de mejorar su diabetes a través de todos los medios posibles, siempre y cuando dé por resultado beneficios para su salud a largo plazo. Es posible que la medicina natural no ofrezca todas las respuestas a las dudas de los diabéticos, pero ninguno debe depender sólo de drogas convencionales o de insulina para manejar su diabetes. Siempre deben ocupar un lugar importante la alimentación, el estilo de vida y los suplementos tomados con prudencia.

Tercera Parte

Cómo prevenir y tratar las complicaciones diabéticas

Capítulo 11

Una mirada a las complicaciones relacionadas con la diabetes

La diabetes es una enfermedad tan grave porque causa estragos en el intento del cuerpo de mantener la homeostasis. La definición literal de este término, que procede del griego, es "igual posición". Fundamentalmente, la homeostasis se refiere a los mecanismos inherentes de control y equilibrio dentro del cuerpo y de sus células diseñados para mantener un entorno interno estable. Todos los organismos del planeta, desde la más simple ameba unicelular hasta un ser humano, dependen de la homeostasis para mantener la vida.

En la diabetes, los niveles elevados de azúcar en la sangre (glucosa) y la pérdida de la sensibilidad a la insulina hacen que sea difícil o casi imposible que las células mantengan la homeostasis. El resultado es

---

Complicaciones agudas y a largo plazo de la diabetes

Complicaciones agudas

- Hipoglucemia
- Cetoacidosis diabética
- Hiperglucemia hiperosmolar no cetósica

Complicaciones a largo plazo (crónicas)

- Arteroesclerosis y otras lesiones vasculares
- Retinopatía y cataratas
- Neuropatía
- Nefropatía
- Sanación deficiente de las heridas
- Úlceras en los pies

---

enfermedad y complicaciones. Las complicaciones de la diabetes se dividen en dos categorías principales: agudas y crónicas.

Complicaciones agudas

Las complicaciones agudas de la diabetes representan una emergencia médica y posiblemente una situación de vida o muerte. Toda persona diabética que experimente cualquier síntoma que sugiera —aunque sea remotamente— que puede tratarse de una complicación aguda de la diabetes deberá buscar ayuda médica inmediatamente. Las principales complicaciones agudas de la diabetes son la hipoglucemia, la cetoacidosis y la hiperglucemia hiperosmolar no cetósica.

La *hipoglucemia*, que normalmente se da en la diabetes del tipo I, se origina por tomar demasiada insulina, saltarse una comida o hacer demasiado ejercicio. También se puede producir una hipoglucemia grave de manera imprevisible en pacientes con diabetes del tipo I "lábil" o en cualquier diabético que tome insulina o sulfonilureas y que no se controle adecuadamente la glucosa. Los episodios diurnos de hipoglucemia normalmente se reconocen por los siguientes síntomas: sudoración, nerviosismo, temblor y hambre. La hipoglucemia nocturna puede producirse sin síntomas o puede manifestarse como sudores nocturnos, sueños desagradables o dolor de cabeza a primera hora de la mañana. Para obtener información sobre la prevención y el tratamiento de la hipoglucemia, vea las páginas 198-199.

La cetoacidosis diabética también es más probable que se produzca en la diabetes del tipo I mal controlada o no tratada. La falta de insulina provoca una subida extremada de la glucosa y la formación de cuerpos cetónicos ácidos en el cuerpo. Si es continua, la cetoacidosis puede tener como consecuencia numerosos problemas metabólicos e incluso el coma o la muerte. Puesto que la cetoacidosis es una emergencia médica, es imprescindible llevar a cabo un reconocimiento rápido. El coma es normalmente precedido por un día o más de un aumento de la orina y la sed, así como fatiga, náusea y vómitos acusados. Para medir el nivel de cuerpos cetónicos en la orina, los diabéticos pueden utilizar en casa una simple tira reactiva. Este procedimiento debería realizarse durante una enfermedad o un estrés intenso. El personal médico no experimentado algunas veces comete el error de no suministrar insulina a un diabético del tipo I que está ayunando antes de una cirugía. Este error también lo puede cometer en casa un diabético mal informado que está demasiado enfermo para comer. Generalmente, el agobio causado por la enfermedad o por una cirugía es suficiente para elevar la glucosa aunque no se tome ningún alimento. Esto sucede porque las hormonas del estrés cortisol y epinefrina (adrenalina) provocan una liberación masiva de glucosa del hígado y de los músculos, y generalmente son necesarias las dosis habituales de insulina.

La *hiperglucemia hiperosmolar no cetósica* es una enfermedad muy grave que se produce cuando la glucosa se eleva a niveles extremados, normalmente en diabéticos del tipo II con alguna producción de insulina o en diabéticos del tipo I que están recibiendo niveles inadecuados de insulina para su situación aguda. Normalmente esto sucede en diabéticos ya debilitados y a menudo se desarrolla a lo largo de días o semanas, ocasionando una deshidratación grave y alteraciones de los electrolitos como el sodio y el potasio. Si el paciente se encuentra en estado comatoso, esta afección tiene un índice de mortalidad de más del 50 por ciento. Generalmente es el resultado de un consumo insuficiente de líquidos y de dosis de insulina inadecuadas para compensar acontecimientos precipitantes como neumonía, quemaduras, derrames cerebrales, una operación reciente o ciertos fármacos como la fenitoína, la diazoxida, los glucocorticoides y los diuréticos. Los síntomas de esta enfermedad incluyen debilidad, aumento de la orina y la sed y signos de deshidratación que empeoran progresivamente (pérdida de peso, pérdida de la elasticidad de la piel, membranas mucosas secas, latidos del corazón rápidos y presión arterial baja). Esta afección se puede prevenir totalmente mediante controles regulares de la glucosa, especialmente durante épocas de enfermedad o estrés.

Complicaciones a largo plazo (crónicas)

Mucho más comunes que las complicaciones agudas de la diabetes son ciertas complicaciones crónicas.

La arterosclerosis y otras lesiones vasculares son los factores subyacentes en el desarrollo de muchas complicaciones crónicas de la diabetes. Las personas con diabetes tienen un riesgo de dos a tres veces superior al de una persona no diabética de morir prematuramente de una enfermedad cardíaca o un derrame cerebral; el 55 por ciento de las muertes en pacientes diabéticos son provocadas por enfermedades cardiovasculares. Las lesiones en los sistemas microvasculares (pequeños vasos sanguíneos) hacen que se produzca una menor liberación de oxígeno y nutrientes a tejidos importantes como los nervios, los ojos y los riñones.

La retinopatía diabética es una grave enfermedad ocular que afecta a la retina; el grupo de células fotosensibles que recubren la mitad trasera de cada ojo. La retinopatía diabética es la principal causa de ceguera en los Estados Unidos para las personas con edades comprendidas entre los 20 y los 64 años. En la retinopatía diabética, la retina resulta dañada por microhemorragias, cicatrices y la adhesión de moléculas de glucosa (glicosilación) en las proteínas estructurales de la retina. Los estudios han demostrado que 20 años después del diagnóstico de la diabetes, el 80 por ciento de los diabéticos del tipo I y el 20 por ciento de los diabéticos del tipo II tienen una importante retinopatía. Los diabéticos también son propensos a sufrir *cataratas*: opacidades que se producen en el cristalino del ojo como resultado del daño que sufren las delicadas estructuras proteínicas del cristalino.

La neuropatía (enfermedad de los nervios) normalmente se refiere a la pérdida de la función nerviosa periférica y se caracteriza por sensaciones de hormigueo, entumecimiento, pérdida de funcionalidad y un característico dolor ardiente conocido como dolor neuropático. La neuropatía diabética primero implica una leve pérdida de sensación en las manos y los pies en un patrón llamado la parestesia en manos y pies. Si progresa, la neuropatía puede afectar a los nervios más profundos del sistema nervioso autonómico, ocasionando alteraciones en la evacuación intestinal, y más tarde, problemas cardíacos, alternando episodios de diarrea y estreñimiento, así como incapacidad para vaciar la vejiga. La impotencia ocurre con mucha frecuencia y está causada por el daño a los pequeños vasos sanguíneos del pene junto con la neuropatía de los nervios autonómicos que controlan la circulación sanguínea hacia este órgano. Con el tiempo, aproximadamente el 60 por ciento de todas las personas con diabetes desarrollarán la neuropatía.

La nefropatía (enfermedad renal) debida a la diabetes representa el 40 por ciento de los casos de enfermedad renal grave y es la razón más común para hemodiálisis y transplante de riñón. Además de controlar los niveles de glucosa, es importante monitorear la función renal mediante diversos análisis: microalbuminuria, proteínas en la orina en una muestra de 24 horas (*24-hour urine protein*), análisis de nitrógeno ureico en la sangre (*BUN*), ácido úrico (*uric acid*), creatinina y eliminación de creatinina (*creatinine* y creatinine clearance); vea las páginas 308–310 para obtener más información.

La sanación deficiente de las heridas es común en la diabetes por diversas razones, como los cambios microvasculares que ocasionan una mala circulación y una deficiencia funcional de la vitamina C (vea la página 311 para obtener más información).

Las úlceras en los pies también son habituales en personas con diabetes debido a los cambios microvasculares que provocan una falta de riego sanguíneo, neuropatía periférica, lenta cicatrización de las heridas y disfunción del sistema inmunitario que ocasiona infecciones crónicas en los pies. Más del 50 por ciento de los casos de amputaciones de las extremidades inferiores en los Estados Unidos (70.000 cada año) son debidos a úlceras diabéticas en los pies.

La disfunción del sistema inmunitario a menudo comienza a ocurrir mucho antes de que se lleve a cabo un diagnóstico de diabetes. De hecho, en muchos casos una infección por levaduras vaginal o cutánea recurrente es la clave que conduce a la detección de la diabetes. Los problemas del sistema inmunitario empeoran si no se controla adecuadamente la glucosa, lo cual pone al diabético en riesgo de sufrir graves infecciones o complicaciones de infecciones simples. Por ejemplo, los diabéticos tienen muchas más probabilidades de desarrollar neumonía secundaria mientras se recuperan de una gripe. En los diabéticos, la propensión a infecciones crónicas ocultas puede ser una razón fundamental para enfrentar un riesgo más elevado de padecer enfermedades cardíacas. La proteína C reactiva, un marcador de inflamación aguda, a menudo es elevada en estas personas; esto puede deberse, al menos en parte, a infecciones crónicas de la cavidad oral, el tracto respiratorio o la sangre.

La depresión y las dificultades cognitivas son muy habituales en los diabéticos. De hecho, la depresión puede comenzar a ocurrir décadas antes de la aparición de la diabetes del tipo II cuando la persona desarrolla por primera vez resistencia a la insulina. El cerebro es más sensible que cualquier otro órgano a su necesidad de glucosa, y parece ser que las células del cerebro (neuronas) pueden sufrir de alguna falta de glucosa cuando se produce la resistencia a la insulina.[1] La depresión es también mucho más habitual en personas con sobrepeso u obesas, probablemente debido a un efecto conjunto de la resistencia a la insulina y una autoestima más baja. Los cambios cognitivos comienzan a ocurrir después del primer episodio hipoglucémico grave. La hipoglucemia es extremadamente agobiante para el cerebro y, si se produce una hipoglucemia grave muchas veces, es inevitable que se origine un importante deterioro cognitivo. La capacitación sobre cómo monitorear continuamente los niveles de glucosa ha ayudado satisfactoriamente a miles de diabéticos a evitar una hipoglucemia grave. Medir los niveles de glucosa con frecuencia, así como las nuevas insulinas de acción inmediata y de larga duración, ha permitido que se mantenga un monitoreo óptimo de la glucosa sanguínea sin aumentar el riesgo de sufrir la hipoglucemia grave.

Factores que contribuyen a las complicaciones a largo plazo de la diabetes

Aunque lograr un buen control de la glucosa es una meta fundamental para prevenir las complicaciones diabéticas, también lo es asegurar un estado nutricional óptimo y utilizar los productos naturales para tratar algunos de los mecanismos clave que crean estos problemas. Por lo tanto, a continuación indicamos los factores principales que contribuyen a las complicaciones a largo plazo de la diabetes, seguidos de una breve descripción de cada uno junto con varias medidas para tratarlos:

- Control inadecuado de la glucosa
- Glicosilación de proteínas
- Acumulación intracelular de sorbitol
- Mayor daño oxidativo
- Deficiencia de nutrientes
- Homocisteína
- Presión arterial alta (hipertensión)

Control inadecuado de la glucosa

Un amplio conjunto de pruebas indica que un buen control de la glucosa reduce considerablemente el desarrollo de complicaciones. El estudio más grande y extenso hasta la fecha sobre diabetes del tipo I es el Ensayo sobre el Control y las Complicaciones de la Diabetes, mientras que el estudio más amplio y largo sobre pacientes con diabetes del tipo II es el Estudio Prospectivo de la Diabetes del Reino Unido. Ambos estudios demostraron de manera concluyente que un mejor control de la glucosa reduce el riesgo de desarrollar complicaciones a largo plazo, especialmente retinopatía, nefropatía y neuropatía. Mantener sus niveles de hemoglobina A_1C (*hemoglobin A_1C*) cerca de lo normal (un 7,0 por ciento o menos) puede ayudar espectacularmente a reducir sus riesgos de sufrir problemas oculares (hasta en un 76 por ciento), daños a los nervios (hasta en un 60 por ciento) y enfermedades renales (hasta en un 56 por ciento).

Glicosilación de proteínas

Tal como describimos previamente, la glicosilación se refiere a la unión de la glucosa con las proteínas. Entre más deficiente sea el control de la glucosa, mayor será la unión, lo cual provoca cambios en la estructura y en la función de las proteínas. Una glicosilación excesiva tiene muchos efectos adversos: inactivación de las enzimas, inhibición de la fijación molecular reguladora y la formación de estructuras proteínicas anormales, por mencionar unos pocos. Por ejemplo, cuando las moléculas de glucosa se unen a las moléculas de lipoproteínas de baja densidad (LBD) que transportan el colesterol, impiden que las LBD se unan a los receptores del hígado, cuya función es decirle a este que deje de fabricar colesterol. Como resultado, el hígado cree que hay una escasez de colesterol en el cuerpo y continúa haciendo más y bombeándolo a la sangre. Esa es una de las razones por las cuales la diabetes casi siempre está relacionada con niveles elevados de colesterol.

Además de mantener los niveles de glucosa lo más cerca posible de los ideales, un consumo elevado de antioxidantes —especialmente las vitaminas C y E, los flavonoides y el ácido alfalipoico (el cual trataremos en la página 276)— ayuda a reducir la glicosilación.

Acumulación intracelular de sorbitol

El sorbitol es una molécula de azúcar que se forma a partir de la glucosa dentro de las células. En las personas sin diabetes, cuando se forma el sorbitol se descompone rápidamente en fructosa, otro azúcar simple. Esta conversión en fructosa es esencial porque permite que se excrete de la célula cualquier exceso de sorbitol, ya que el sorbitol no puede salir de la célula una vez se ha formado. Si hay mayores niveles de sorbitol en las células se crea un efecto osmótico.

La ósmosis se refiere al movimiento de las moléculas de agua desde una zona de alta concentración hasta una zona de baja concentración. La célula trabaja arduamente para mantener la concentración de agua dentro de las células. Cuando hay un aumento en la concentración de compuestos solubles (como el sorbitol) de los que la célula no se puede deshacer, la célula dejará salir pequeñas moléculas como aminoácidos, inositol, glutatión, niacina, vitamina C, magnesio y potasio para man-

Sorbitol: el edulcorante

Puede que reconozca el sorbitol como edulcorante en numerosos productos alimentarios; especialmente en chicles sin azúcar, porque deja una suave sensación en la boca con un sabor dulce, fresco y agradable. También se utiliza en muchos dulces sin azúcar o "dietéticos", preparados comerciales para hacer pasteles (bizcochos, tortas, *cakes*), almíbares (siropes) y otros alimentos. El sorbitol es aproximadamente un 60 por ciento tan dulce como la sacarosa y tiene un tercio menos de calorías (2,6 calorías por gramo mientras que el azúcar tiene 4,0). No provoca caries, y debido a que se absorbe bastante lentamente y, además, tiene un valor bajo en el índice glucémico, es un edulcorante perfecto para los diabéticos al igual que otros edulcorantes "polioles" como el xilitol, el manitol y el maltitol.

Los edulcorante polioles son extremadamente seguros en dosis moderadas. Sin embargo, ya que no se absorben bien en dosis más elevadas (más de 10 gramos diarios) pueden causar síntomas gastrointestinales, que van desde una leve molestia a diarrea aguda. Los niños, por su tamaño más reducido, pueden verse afectados incluso por cantidades más pequeñas. En la actualidad, la Dirección de Alimentación y Fármacos exige que se advierta sobre sus propiedades laxantes en los pocos productos que puedan llevar a un consumo de 50 gramos o más de sorbitol al día, aunque algunas compañías advierten de forma voluntaria este efecto en las etiquetas de más productos.

tener el equilibrio osmótico. Puesto que estos compuestos actúan para proteger a las células del daño, su pérdida provoca una mayor vulnerabilidad frente al daño.

La acumulación intracelular de sorbitol es un factor principal en el desarrollo de la mayoría de las complicaciones de la diabetes, tal como lo demuestra el hecho de que se encuentren niveles elevados de sorbitol en altas concentraciones en los tejidos que se ven afectados

Vitamina C: una manera eficaz de reducir los niveles de sorbitol

Los intentos de prevenir la acumulación de sorbitol con fármacos han fracasado debido a sus graves efectos secundarios. Por contraste, la vitamina C es capaz de lograr lo que estos fármacos no pudieron: una inhibición segura y eficaz de la acumulación de sorbitol.

En un estudio de jóvenes adultos con diabetes del tipo I, la medida base de sorbitol en los glóbulos rojos era casi el doble en estos pacientes a pesar de las ingestas dietéticas "adecuadas" de vitamina C. Los suplementos de vitamina C a una dosis de 100 o de 600 mg normalizaron el sorbitol en los glóbulos rojos en 30 días. Esta corrección de la acumulación de sorbitol no estuvo relacionada con los cambios en el control de la diabetes medidos mediante la glucosa en ayunas o la hemoglobina A_1C. De hecho, el control general de la diabetes durante el estudio fue de moderado a deficiente, lo que indica que el efecto de la vitamina C no dependía de la concentración de glucosa.

Estos resultados demuestran que la vitamina C puede inhibir la reductasa aldosa, la enzima que convierte la glucosa en sorbitol. Se llevó a cabo un estudio en tubo de ensayo para determinar la concentración necesaria de vitamina C para inhibir la reductasa aldosa en los glóbulos rojos.[2] En concentraciones superiores a 100 micromoles, la vitamina C redujo la producción de sorbitol en un 30 por ciento aproximadamente. Niveles entre 600 y 900 micromoles redujeron la producción de sorbitol aproximadamente en un 50 por ciento. ¿Se pueden conseguir estas concentraciones de vitamina C con suplementos de esta vitamina? Claro que sí; de hecho, el nivel normal de vitamina C en el plasma y en los glóbulos rojos es de 40 a 120 micromoles. Una de las razones por las que recomendamos de 500 a 1.500 mg diarios de vitamina C es para aumentar los niveles sanguíneos hasta el rango más elevado para inhibir la producción de sorbitol. Recuerde que el transporte de vitamina C al interior de las células se facilita mediante la insulina, y como consecuencia de ello, muchos diabéticos no tienen suficiente vitamina C intracelular. Por lo tanto, muchos diabéticos sufren una relativa deficiencia de vitamina C a pesar de un adecuado consumo dietético. Es necesario tomar suplementos.

habitualmente en las principales complicaciones diabéticas: el cristalino del ojo, las células de los nervios, las células renales y las células que cubren los vasos sanguíneos.

Además de controlar los niveles de glucosa, la vitamina C, los flavonoides como la quercetina (*quercetin*), el extracto de semilla de uva (*grapeseed extract*) y el extracto de mirtillo (*bilberry extract*) pueden ayudar a reducir los niveles intracelulares de sorbitol.

Mayor daño oxidativo

Un mayor estrés oxidativo es un factor muy importante en el riesgo de sufrir las complicaciones crónicas de la diabetes. Tal como dijimos previamente, las personas con diabetes normalmente tienen niveles elevados de radicales libres y compuestos oxidativos.[3] Estos compuestos sumamente reactivos se unen a los compuestos celulares y los destruyen. También aumentan en gran medida el proceso inflamatorio al avivar su destructivo fuego mediante una mayor formación de mediadores inflamatorios como la proteína C reactiva.[4] Una de las principales metas en la prevención y el tratamiento de la diabetes es inundar el cuerpo de compuestos antioxidantes para contrarrestar los efectos negativos de los radicales libres y los prooxidantes. Esta meta se consigue al seguir las estrategias dietéticas y de suplementos que ofrecemos en este libro. Además del programa básico de suplementos, complementar la alimentación con archiantioxidantes como el ácido alfalipoico y los extractos ricos en flavonoides a menudo resulta útil para mejorar aún más la protección antioxidante.

Ácido alfalipoico: el antioxidante perfecto de la Naturaleza

El ácido alfalipoico (*alpha-lipoic acid*) es una sustancia parecida a una vitamina que a menudo se la describe como "el antioxidante perfecto de la Naturaleza". En primer lugar, esta sustancia tiene unas moléculas muy pequeñas que se absorben eficazmente y atraviesa con facilidad las membranas celulares. A diferencia de la vitamina E, la cual es principalmente liposoluble (soluble en grasa), y la vitamina C, la cual es hidrosoluble (soluble en agua), el ácido alfalipoico puede combatir tanto los radicales libres solubles en agua como los solubles en grasa. Y lo puede hacer tanto al interior de las células como al exterior en los espacios intracelulares. Además, el ácido alfalipoico amplía la vida bioquímica de las vitaminas C y E, así como la de otros antioxidantes.

El ácido alfalipoico es un fármaco aprobado en Alemania para el tratamiento de la neuropatía diabética. De hecho, se ha utilizado satisfactoriamente en Alemania durante más de 30 años. Los efectos beneficiosos del ácido alfalipoico en la neuropatía diabética se han confirmado en diferentes estudios doble ciego que emplearon una dosis de 300 a 600 mg diarios.[5,6] Aunque se cree que el efecto principal del ácido alfalipoico en la mejora de la neuropatía diabética se debe a sus propiedades antioxidantes, también se ha demostrado que mejora el metabolismo de la glucosa, mejora la circulación sanguínea a los nervios periféricos y estimula la regeneración de las fibras nerviosas. Su capacidad para mejorar el metabolismo de la glucosa es resultado de sus efectos sobre el metabolismo de esta sustancia y una tendencia de aumentar la sensibilidad a la insulina. No obstante, su importancia en el tratamiento de la neuropatía diabética no puede exagerarse.

Deficiencia de nutrientes

Como se detalló en el Capítulo 7, las personas con diabetes tienen mayores necesidades de muchos nutrientes. Se ha demostrado que una deficiencia de cualquiera de los diversos nutrientes contribuye a la aparición de varias complicaciones crónicas de la diabetes. En general, se puede decir sin temor a equivocarse que el riesgo de sufrir complicaciones de la diabetes a largo plazo es inversamente proporcional al estado de micronutrientes. O sea, el riesgo de sufrir complicaciones de la diabetes aumenta en proporción al grado de deficiencia de nutrientes. Por ejemplo, entre más bajos sean los niveles de magnesio, mayor será la gravedad de la retinopatía diabética.

Algunas veces los síntomas de una deficiencia de nutrientes pueden adquirir la apariencia de una complicación crónica de la diabetes. Por ejemplo, la deficiencia de vitamina B_{12} se caracteriza por sensación de entumecimiento y hormigueo o una sensación de ardor en las manos y/o pies: síntomas prácticamente idénticos a la neuropatía diabética. Aunque tomar suplementos de vitamina B_{12} ha tenido algo de éxito en el tratamiento de la neuropatía diabética, no está realmente claro si este éxito se debe a la corrección de una deficiencia de vitamina B_{12} o a la normalización del trastornado metabolismo de la vitamina B_{12} que se da en los diabéticos.

De nuevo, afirmamos con total convicción que es absolutamente necesario tomar complejos multivitamínicos y de minerales de elevada potencia para manejar la diabetes. Proporcionar al diabético nutrientes clave adicionales mejora el control de la glucosa y reduce la aparición de las principales complicaciones crónicas de la diabetes. Sigua las pautas que le damos en el Apéndice H, páginas 371-374, para asegurarse de que ingiera un nivel óptimo de micronutrientes.

Homocisteína

La homocisteína es un compuesto potencialmente perjudicial que se forma en la conversión del aminoácido metionina en cisteína. Si una persona tiene una relativa deficiencia de folato, vitamina B_6 o vitamina B_{12}, se producirá un aumento en el nivel de homocisteína. Este compuesto está implicado en numerosas enfermedades, entre ellas la arterosclerosis. Se cree que la homocisteína contribuye a provocar arterosclerosis al dañar directamente la arteria y al reducir la integridad de la pared del vaso, así como al obstaculizar la formación de colágeno (la principal proteína del tejido conectivo y del hueso).

Los niveles elevados de homocisteína son un factor de riesgo independiente de ataques al corazón, derrames cerebrales y enfermedad vascular periférica. Además, investigaciones recientes han relacionado las elevaciones de homocisteína con el desarrollo de las complicaciones a largo plazo de la diabetes, sobre todo la retinopatía diabética.[7]

Aunque el folato es el suplemento nutricional que más atención ha recibido para bajar los niveles de homocisteína, diversos estudios han demostrado con bastante claridad que las mejores reducciones se consiguen cuando se toman suplementos de vitamina B_6 y B_{12} junto con folato. Un buen complejo multivitamínico y de minerales de alta potencia debería de proporcionar niveles suficientes para que se produjeran reducciones significativas en los niveles de homocisteína.

Presión arterial alta (hipertensión)

El control de la presión arterial es esencial para prevenir las complicaciones de la diabetes, especialmente las enfermedades renales, la retinopatía y el derrame cerebral. Mantener la presión arterial en el rango normal (120/80) puede reducir el riesgo de sufrir enfermedades cardíacas y derrames cerebrales en aproximadamente de un 33 a un 50 por ciento y puede reducir las enfermedades microvasculares (enfermedades oculares, renales y de los nervios) en aproximadamente un 33 por ciento en pacientes con diabetes. Más de la mitad de todos los diabéticos tienen la presión arterial alta.

En definitiva, la salud de las arterias es fundamental para mantener una presión arterial normal. La disfunción de las células endoteliales (las células que cubren las arterias) puede provocar el endurecimiento de las arterias porque normalmente estas células producen óxido nítrico, el cual relaja la pared del vaso sanguíneo. Además, cuando las arterias se endurecen debido a la formación de placa aretomatosa que contiene colesterol y calcio, la presión arterial aumenta como consecuencia del endurecimiento y estrechamiento arterial. Por lo tanto, es muy importante

Enfoques especiales para la presión alta

Los estudios clínicos Enfoques Dietéticos para Detener la Hipertensión (o *DASH* por sus siglas en inglés) han marcado un hito y están financiados por el Instituto Nacional del Corazón, los Pulmones y la Sangre para evaluar de manera global la eficacia de un sistema de recomendaciones dietéticas en el tratamiento de la hipertensión. La dieta DASH es rica en frutas, verduras y lácteos bajos en grasa, y es baja en grasa saturada y total. También es baja en colesterol; alta en fibra dietética, potasio, calcio y magnesio; y moderadamente alta en proteínas. Es bastante similar al programa dietético que describimos en el Capítulo 7.

El primer estudio DASH demostró que una dieta rica en frutas, verduras y lácteos bajos en grasa puede reducir la presión arterial en la población general y en personas con hipertensión.[8] La dieta DASH original no exigía ni una restricción de sodio ni adelgazar — las dos herramientas dietéticas tradicionales para controlar la presión arterial— para ser eficaz. El segundo estudio del grupo de investigación DASH averiguó que unir la dieta DASH original con una restricción de sodio resulta más eficaz que cualquier manipulación dietética sola.[9] En el primer ensayo, la dieta DASH produjo una reducción neta de la presión arterial sistólica de 11,4 puntos y 5,5 puntos de la diastólica en pacientes con hipertensión. En el segundo ensayo, la ingesta de sodio fue también cuantificada a un consumo "superior" de 3.300 mg al día; un consumo "intermedio" de 2.400 mg al día; y un consumo "inferior" de 1.500 mg al día.

Comparada con la dieta de control, la dieta DASH se relacionó con una presión arterial sistólica significativamente inferior en cada nivel de sodio. La dieta DASH con el nivel de sodio inferior produjo una presión arterial sistólica promedio 7,1 puntos inferior en participantes sin hipertensión, y 11,5 puntos inferior en participantes con hipertensión. Estos resultados son clínicamente significativos e indican que un consumo de sodio por debajo del nivel recomendado de 2.400 mg diarios puede bajar la presión arterial de manera significativa y rápida.

mantener unas arterias sanas. La aparición de presión arterial alta está estrechamente relacionada con factores dietéticos y del estilo de vida. Algunos factores importantes del estilo de vida que pueden provocar presión arterial alta son el estrés, la falta de ejercicio y fumar. Algunos de los factores dietéticos incluyen la obesidad; una elevada proporción de sodio/potasio; una alimentación baja en fibra y alta en azúcar; un consumo elevado de grasa saturada, una ingesta baja de ácidos grasos omega-3 y una alimentación baja en calcio, magnesio y vitamina C.

Los alimentos especiales para las personas con presión arterial alta incluyen el apio, el ajo y las cebollas, los frutos secos y las semillas o sus aceites por su contenido en ácidos grasos esenciales, el pescado de aguas frías (salmón, caballa/macarela/escombro, etc) o los concentrados de aceite de pescado por su contenido en ácido eicosapentanoico, las verduras de hoja verde porque son ricas en calcio y magnesio, los cereales integrales y las legumbres por su fibra y los alimentos ricos en vitamina C como el brócoli y las frutas cítricas.

El apio es una recomendación particularmente interesante para la presión arterial alta. Dos investigadores del Centro Médico de la Universidad de Chicago han llevado a cabo estudios sobre un compuesto que se encuentra en el apio, el 3-n-butylphtalido (o *3nB* por sus siglas en inglés), y descubrieron que podía bajar la presión arterial. En animales, una cantidad muy pequeña de 3nB redujo la presión arterial en un 12 a un 14 por ciento.[10] La investigación fue inducida por el padre de uno de los investigadores, quien tras comer un cuarto de libra (113 g) de apio todos los días durante una semana observó que su presión arterial se reducía de 158/96 a un valor normal de 118/82. Si usted no quiere comer tanto apio, puede tomar extracto de semilla de apio estandarizado (*standardized celery seed extract*) que contenga un 85 por ciento de 3nB en una dosis de 150 mg al día. El 3nB parece ayudar a reducir la presión arterial al actuar como diurético y como vasodilatador, produciendo un efecto similar al de unos fármacos que se conocen como bloqueadores del canal del calcio. También se ha descubierto que el 3nB reduce los niveles de colesterol sanguíneo y la formación de placa aretomatosa en estudios experimentales (estudios con animales y en tubo de ensayo).[11] Este efecto aumenta la elasticidad de los vasos sanguíneos y reduce la presión arterial.

El ajo y la cebolla también son alimentos importantes para bajar la presión arterial. Aunque los estudios más recientes se han centrado en las propiedades reductoras del colesterol del ajo y la cebolla, también se ha demostrado que ambos bajan la presión arterial. Tanto el ajo como la cebolla se deberían agregar generosamente a la alimentación. Además, tomar un suplemento de ajo que proporcione al menos 4.000 mcg de alicina (*allicin*) al día también puede ser beneficioso.[12]

POTASIO | Es un hecho demostrado que un consumo excesivo de cloruro sódico dietético, unido a una menor ingesta de potasio dietético, es una causa habitual de presión arterial alta, especialmente en personas "sensibles a la sal". No obstante, numerosos estudios han demostrado que una restricción de sodio solamente no mejora de manera significativa el control de la presión arterial en la mayoría de las personas; debe ir acompañada por una elevada ingesta de potasio. En la alimentación occidental típica, solamente el 5 por ciento del consumo de sodio procede de los componentes naturales de los alimentos. Los alimentos preparados contribuyen al 45 por ciento del consumo de sodio, un 45 por ciento se agrega mientras se cocina y otro 5 por ciento se agrega como condimento.

En la actualidad muchos estudios han demostrado que aumentar la ingesta de potasio dietético o tomar un suplemento de potasio puede reducir la presión arterial.[13] En un análisis se utilizaron los resultados de 33 ensayos clínicos con 2.609 participantes en los cuales los suplementos de potasio eran la única diferencia entre los grupos sometidos a intervención y los de control. La ingesta de suplementos de potasio se relacionó con reducciones significativas en la presión arterial promedio (4,44 puntos en la sistólica y 2,45 puntos en la diastólica). Sin embargo, algunos de los estudios demostraron que tomar suplementos de potasio puede reducir la presión sistólica y diastólica un promedio de 12 a 16 puntos.

Los suplementos de potasio se pueden conseguir con receta y sin receta. No obstante, la Dirección de Alimentación y Fármacos limita la cantidad de potasio que se encuentra en los suplementos que se venden sin receta a solamente 99 mg por dosis, debido a los problemas relacionados con las sales de altas dosis de potasio que se venden con receta que, aunque se llaman sustitutos de la sal, como las populares marcas *NoSalt* y *Nu-Salt*, son en realidad cloruro potásico y proporcionan 530 mg de potasio por ⅙ de cucharadita. Las sales de potasio se recetan normalmente en dosis de 1,5 a 3,0 gramos al día. Esa dosis sería de ½ a

1 cucharadita de *NoSalt* o *Nu-Salt*. Tomar suplementos de potasio es relativamente seguro, excepto para pacientes con enfermedades renales. Su incapacidad para mantener una adecuada homeostasis del potasio puede provocar arritmias cardíacas y otras consecuencias derivadas de la toxicidad del potasio. Tomar suplementos de potasio también está contraindicado cuando se ingieren varios medicamentos que se venden con receta, como la digital, los diuréticos ahorradores de potasio y los fármacos contra la hipertensión del tipo de los inhibidores de la enzima conversora de la angiotensina (inhibidores ECA).

MAGNESIO | El potasio interactúa en muchos sistemas del cuerpo con el magnesio, además, los niveles intracelulares bajos de potasio pueden ser el resultado de una baja ingesta de magnesio. Por lo tanto, es adecuado que los diabéticos con la presión arterial alta tomen suplementos de magnesio (de 400 a 1.200 mg al día en dosis divididas) junto con potasio. Un minucioso análisis de 14 ensayos clínicos que examinó los efectos de los suplementos de magnesio sobre la hipertensión demostró que el magnesio puede reducir la presión arterial sistólica y diastólica de 4 a 10 puntos.[14] Sin embargo, nuestra experiencia y los resultados de otros estudios indican que los pacientes hipertensos que mejor responden son aquellos que tienen diabetes del tipo II o que están tomando un diurético, tienen niveles bajos de magnesio y una proporción elevada de sodio/potasio.

PÉPTIDOS DE PESCADO ANTI ECA | El producto natural más eficaz para reducir la presión arterial en la actualidad es una mezcla de nueve pequeños péptidos (proteínas) derivados del bonito (un miembro de la familia del atún). Reduce la presión arterial al inhibir la ECA (enzima conversora de la angiotensina) y por lo tanto, impedir la formación de angiotensina II, una sustancia que aumenta tanto el volumen de fluidos como el grado de constricción de los vasos sanguíneos. Si utilizamos el ejemplo de la manguera del jardín, la angiotensina II sería similar a pellizcar la manguera mientras se abre la llave (grifo, canilla, pila) al máximo. Al inhibir la formación de este compuesto, los péptidos anti ECA (*anti-ACE fish peptides*) relajan las paredes arteriales y reducen el volumen de líquido. Los péptidos de pescado anti ECA ejercen la inhibición más fuerte de ECA que se conoce para cualquier sustancia natural y disponible en la actualidad.

Se han llevado a cabo tres estudios clínicos importantes con péptidos de pescado anti ECA.[15,16] La sustancia parece ser eficaz en cerca de dos tercios de las personas con presión arterial alta; casi el mismo porcentaje que muchos fármacos que se venden con receta. La reducción de la presión arterial en estos estudios fue bastante significativa, normalmente se redujo la sistólica al menos en 10 puntos y la diastólica en 7 puntos en personas con hipertensión al límite de la normalidad. La dosis habitual es de 3 cápsulas de 500 mg al día. No se comunicaron efectos secundarios en los estudios clínicos y un estudio de seguridad demostró que no se producían efectos secundarios con dosis tan elevadas como 30 gramos al día.

Los péptidos de pescado anti ECA no afectan la presión arterial en personas sin hipertensión, no interactúan negativamente con el potasio y no tienen interacciones adversas con fármacos, de manera que se pueden utilizar en combinación con los fármacos convencionales contra la hipertensión.

SI NECESITA MÁS AYUDA PARA BAJAR LA PRESIÓN ARTERIAL |
Es extremadamente importante lograr una presión arterial por debajo de 135/85 para reducir el riesgo de que aparezcan complicaciones diabéticas. Para lograr esta meta, a veces se necesitan fármacos convencionales. En la actualidad la mayoría de los pacientes con diabetes del tipo II toman al menos 3 fármacos para intentar controlar su presión. Esto no es bueno, ya que estos fármacos no carecen de efectos secundarios. Las cuatro principales categorías de fármacos que reducen la presión arterial son los diuréticos, los betabloqueadores, los bloqueadores del canal de calcio y los inhibidores ECA.

Los diuréticos (*diuretics*) bajan la presión arterial al reducir el volumen de líquido en la sangre y los tejidos corporales y al favorecer la eliminación de sal y agua al hacer que los pacientes orinen con frecuencia. Los diuréticos también relajan las arterias más pequeñas del cuerpo, permitiéndoles expandirse y aumentar la capacidad de fluido total del sistema arterial. El resultado global de los diuréticos es una presión más baja debido a un volumen reducido en un espacio ampliado.

Todos los diuréticos presentan efectos secundarios. Los más comunes son niveles más altos de glucosa, mareo o aturdimiento, niveles de ácido úrico más elevados y agravación de la gota, y debilidad y calambres musculares causados por niveles bajos de potasio. También se ha comunicado una disminución de la libido e impotencia. Entre los efectos secundarios

Suplementos diarios para bajar la presión arterial

Para la hipertensión al límite de la normalidad (130-139/85-89)

Suplementos básicos
Cloruro de potasio (*potassium chloride*): de 1.500 a 3.000 mg
Magnesio: de 150 a 400 mg tres veces al día
PGX™: 1.000 mg antes de las comidas tres veces al día
Ajo: 4.000 mcg de alicina (*allicin*)

Nota: si después de 2 meses no se produce ningún cambio, agregue péptidos de pescado anti ECA (*anti-ACE fish peptides*): 1.500 mg diarios. Si después de 2 meses sigue sin producirse ningún cambio, deje de tomar los péptidos de pescado anti ECA y sustitúyalos por extracto de semilla de apio (*celery seed extract*): 150 mg diarios.

Para la hipertensión de leve (140-160/90-104) a moderada (140-180/105-114)

Suplementos básicos
Cloruro de potasio (*potassium chloride*): de 1.500 a 3.000 mg
Magnesio: de 150 a 400 mg tres veces al día
PGX™: 1.000 mg antes de las comidas tres veces al día
Ajo: 4.000 mcg de alicina (*allicin*)
Péptidos de pescado anti ECA: 1.500 mg diarios

Nota: si después de 2 meses no se produce ningún cambio, agregue extracto de semilla de apio (*celery seed extract*): 150 mg diarios. Si continúa sin producirse ningún cambio, agregue coenzima Q10: 100 mg diarios. Si la presión arterial no se ha reducido por debajo de 140/ 105, tendrá que consultar a un médico para seleccionar el medicamento más apropiado. Si necesita un medicamento que se vende con receta, los bloqueadores del canal del calcio (*calcium channel blockers*) o los inhibidores ECA (*ACE inhibitors*) parecen ser los más seguros para los diabéticos.

Para la hipertensión grave (160+/115+)

Consulte a un médico inmediatamente.
Suplementos básicos
Cloruro de potasio (*potassium chloride*): de 1.500 a 3.000 mg
Magnesio: de 150 a 400 mg tres veces al día
PGX™: 1.000 mg antes de las comidas tres veces al día
Ajo: 4.000 mcg de alicina (*allicin*)
Péptidos de pescado anti ECA: 1.500 mg diarios
Extracto de semilla de apio (*celery seed extract*): 150 mg diarios
Coenzima Q10: 100 mg diarios

Nota: puede que necesite un fármaco para lograr el control inicial. Cuando haya controlado satisfactoriamente la presión arterial alta, consulte a su médico para reducir el medicamento.

menos frecuentes están las reacciones alérgicas, el dolor de cabeza, la visión borrosa, las náuseas, los vómitos y la diarrea.

Los betabloqueadores (*beta-blockers*) son fármacos que bloquean la unión de la adrenalina (catecolaminas) en los receptores beta en el corazón y los vasos sanguíneos, dando por resultado un ritmo cardíaco y fuerza de contracción del corazón menores, así como la relajación de las arterias. Los betabloqueadores han caído en desgracia por su ineficacia al reducir la mortalidad cardiovascular y porque provocan un riesgo un 30 por ciento más elevado de desarrollar diabetes.[17]

Los betabloqueadores producen algunos efectos secundarios importantes en muchos pacientes. Puesto que se reduce la cantidad de sangre bombeada por el corazón en un sistema arterial más relajado, con frecuencia resulta difícil obtener suficiente sangre y oxígeno en las manos, pies y cerebro. Esto provoca algunos síntomas típicos como manos y pies fríos, cosquilleo nervioso, problemas en la función mental, fatiga, mareo, depresión, letargo, líbido disminuida e impotencia. Los betabloqueadores también pueden reducir el LAD (el colesterol "bueno"). Este hecho puede explicar algunos de los efectos negativos en los estudios clínicos que no lograron demostrar ningún beneficio significativo de los betabloqueadores en la reducción de la mortalidad por enfermedades cardiovasculares.

La otra preocupación con los betabloqueadores en diabéticos es que pueden ocultar los primeros síntomas de la hipoglucemia ocasionados por la adrenalina (sudor, temblores, ritmo cardíaco más elevado, debilidad). Esto significa que puede producirse una hipoglucemia y un diabético que tome un betabloqueador quizá no perciba la hipoglucemia hasta que sea demasiado tarde para hacer algo. Los betabloqueadores también pueden empeorar la resistencia a la insulina.

Es sumamente importante que no deje de tomar un betabloqueador bruscamente. Suspender el medicamento de repente puede producir un síndrome de abstinencia: los pacientes pueden experimentar el dolor de cabeza, un ritmo cardíaco acelerado y un dramático aumento de su presión arterial.

Los bloqueadores del canal del calcio (*calcium channel blockers*), junto con los inhibidores ECA, han tomado los primeros puestos en el tratamiento farmacológico de la presión arterial alta porque son mejor tolerados que los diuréticos y los betabloqueadores. Aunque los bloqueadores del canal del calcio han demostrado reducir el riesgo de derrames cerebrales, comportan el mismo riesgo aumentado de ataques al corazón que los diuréticos y los betabloqueadores.

Los bloqueadores del canal de calcio actúan al bloquear el paso normal del calcio a través de ciertos canales en las paredes de las células. Puesto que el calcio es necesario en la función de la transmisión nerviosa y la contracción muscular, el efecto de bloquear el canal del calcio es ralentizar la conducción nerviosa e inhibir la contracción del músculo. En el corazón y el sistema vascular, esta acción da por resultado la reducción de la velocidad y fuerza de la contracción, relajando las arterias y haciendo más lentos los impulsos nerviosos en el corazón.

Aunque se toleran mucho mejor que los betabloqueadores y los diuréticos, los bloqueadores del canal del calcio aún producen algunos efectos secundarios leves, entre ellos estreñimiento, reacciones alérgicas, retención de líquidos, mareo, dolor de cabeza, fatiga e impotencia (en cerca del 20 por ciento de los consumidores). Entre los efectos secundarios más graves se encuentran alteraciones del ritmo o la función cardíaca, insuficiencia cardíaca y angina.

Los inhibidores ECA (*ACE inhibitors*) actúan al bloquear la ECA (enzima conversora de la angiotensina) en la formación de angiotensina II, una sustancia que aumenta tanto el volumen de líquido como el grado de constricción de los vasos sanguíneos. Los inhibidores ECA relajan las paredes arteriales y reducen el volumen de líquido. A diferencia de los betabloqueadores y los bloqueadores del canal del calcio,

Ahora se administran profilácticamente los inhibidores ECA

En la actualidad es muy común que se les suministre a los diabéticos una dosis muy baja de un fármaco inhibidor ECA (como 2,5 mg de *Vasotec* al día) por los efectos que estos agentes tienen para proteger el riñón diabético de la nefropatía (enfermedad renal diabética). Puesto que las pruebas a favor de esta intervención son tan contundentes, y debido a que las dosis empleadas son tan pequeñas que los efectos secundarios son muy poco probables, quizás sea sensato pedir a su médico que considere recetarle una dosis baja de un inhibidor ECA si padece usted diabetes aunque no tenga la presión arterial alta. Los péptidos de pescado anti ECA bien pueden muy bien brindar los mismos beneficios, pero hasta que esto no se demuestre, probablemente se debería utilizar un inhibidor ECA para este fin. Además de esto, puede tomar también péptidos de pescado anti ECA y otros productos naturales como el extracto de semillas de apio si necesita un mayor control de la presión arterial.

los inhibidores ECA realmente mejoran la función cardíaca y aumentan el flujo de sangre y oxígeno hacia el corazón, el hígado y los riñones. Este efecto puede explicar por qué los inhibidores ECA son los únicos fármacos contra la hipertensión que parecen reducir el riesgo de sufrir un ataque al corazón.[18] Desgraciadamente, no reducen el riesgo de sufrir derrames cerebrales.

Los inhibidores ECA más nuevos son generalmente muy bien tolerados, pero comparten muchos de los efectos secundarios de los otros antihipertensivos, entre ellos mareos, aturdimiento y dolor de cabeza. El efecto secundario más común es la aparición de tos seca nocturna. Los inhibidores ECA también pueden provocar acumulación de potasio y problemas renales (sólo si las arterias hacia los riñones están estrechadas debido a la arterosclerosis), de modo que se deberán controlar los niveles de potasio y la función renal.

FARMACOTERAPIA ACTUAL PARA LA HIPERTENSIÓN | Durante muchos años, el fármaco de primera elección para tratar la presión arterial alta era un diurético tiazida solo o en combinación con un betabloqueador. Tal como mencionamos antes, debido a su ineficacia para reducir el índice de muertes cardiovasculares y de efectos secundarios observados en numerosos estudios, este enfoque ha caído en desgracia en cierta medida. Hoy en día la mayoría de las veces se utiliza un diurético solo o en combinación con medicamentos más nuevos diseñados para relajar las arterias, como los bloqueadores del canal del calcio y los inhibidores ECA o los fármacos bloqueadores del receptor de la angiotensina más recientes.

Cuando un diurético o cualquiera de estos otros fármacos se utilizan solos, se les llama fármacos de "Fase Nº1". Los diuréticos tiazidas siguen siendo los fármacos de Fase Nº1 más populares, pero puede que pronto sean desplazados por los bloqueadores del canal del calcio, los inhibidores ECA o los bloqueadores del receptor de la angiotensina. Los betabloqueadores no se emplean a menudo como fármacos de Fase Nº1 por sus conocidos efectos secundarios, excepto en pacientes que ya han tenido ataques cardíacos porque reducen el riesgo de un segundo ataque. Un tratamiento farmacológico de Fase Nº2 emplea dos fármacos, uno de Fase Nº3 utiliza tres y uno de Fase Nº4, cuatro. A los médicos se les instruye para que prueben terapias individuales antes de combinar fármacos.

La importancia de los flavonoides para prevenir las complicaciones diabéticas

Deseamos terminar este capítulo señalando que uno de los compuestos naturales más importantes para combatir las complicaciones de la diabetes son los flavonoides, un grupo de pigmentos vegetales responsables de muchos de los colores de las frutas, flores y hierbas medicinales. A los flavonoides a veces se les llama "modificadores de la respuesta biológica de la naturaleza" por sus propiedades antiinflamatorias, antialergénicas, antivirales y anticancerígenas. Investigaciones recientes sugieren que los flavonoides pueden ser útiles en el tratamiento de la diabetes, así como en la prevención de sus complicaciones a largo plazo. Los flavonoides como la quercetina favorecen la secreción de insulina y son potentes inhibidores de la glicosilación y la acumulación de sorbitol, mientras que los extractos ricos en flavonoides como los extractos de arándano y espino (marzoleto, *hawthorn*) han demostrado ser útiles en la retinopatía diabética y las anormalidades microvasculares.[19]

Los efectos beneficiosos de los flavonoides para combatir las complicaciones de la diabetes son numerosos, incluyendo el hecho de que como antioxidantes, los flavonoides son generalmente más potentes y eficaces contra un número mayor de oxidantes que los nutrientes antioxidantes tradicionales, las vitaminas C y E, el betacaroteno, el selenio y el zinc. Entre sus otros efectos beneficiosos, aumentan los niveles intracelulares de vitamina C, reducen el goteo y la rotura de los pequeños vasos sanguíneos, evitan que aparezcan moretones (cardenales) con facilidad, favorecen la sanación de heridas y proporcionan apoyo al sistema inmunitario. Entre las buenas fuentes dietéticas de flavonoides se encuentran las frutas cítricas, las bayas, las cebollas, el perejil, las legumbres, el té verde y el vino tinto.

Para las personas con diabetes que ya están mostrando signos de una complicación crónica, creemos que es sumamente importante tomar un extracto rico en flavonoides. Puesto que ciertos flavonoides se concentran en tejidos específicos, es posible tomar flavonoides que actúen sobre tejidos corporales específicos. Por ejemplo, ya que los flavonoides del mirtillo (*bilberry*) tienen una afinidad con el ojo, incluida la retina, el mirtillo es probablemente la mejor elección para un diabético que ya presente síntomas de retinopatía diabética. Identifique qué flavonoide o

Tabla 11.1. Escoja el extracto rico en flavonoides adecuado

EXTRACTO RICO EN FLAVONOIDES	DOSIS DIARIA	INDICACIÓN
Extracto de mirtillo (*bilberry*) con un 25 por ciento de antocianidinas (*anthocyandins*)	De 160 a 320 mg	La mejor elección para la retinopatía diabética o las cataratas.
Extracto de *ginkgo biloba*; debe tener un 24 por ciento de glicósidos flavonoides de *ginkgo* (*ginkgo flavonglycosides*)	De 120 a 240 mg	La mejor elección para la mayoría de personas de más de 50 años. Protege las paredes cerebrales y vasculares. Muy importante para mejorar el riego sanguíneo a las extremidades, la neuropatía y las úlceras en los pies.
Extracto de semilla de uva (*grapeseed extract*) o extracto de corteza de pino (*pine bark extract*) con un 95 por ciento de oligómeros procianidólicos (*procyanidolic oligomers*)	De 150 a 300 mg	Antioxidante sistémico; la mejor elección para la mayoría de las personas de menos de 50 años, especialmente para la retinopatía, la presión arterial alta, la facilidad para sufrir moretones y la sanación deficiente de las heridas. También es específico para los pulmones, las venas varicosas y además protege contra las enfermedades cardíacas.
Extracto de té verde (*green tea extract*), con 60-70 por ciento de polifenoles (*polyphenols*) totales	De 150 a 300 mg	La mejor elección en la primera fase de la diabetes del tipo I o si hay antecedentes familiares de cáncer.
Extracto de espino (*hawthorn extract*), con un 10 por ciento de procianidinas (*procyanidins*)	De 150 a 300 mg	La mejor elección para las enfermedades cardíacas o la presión arterial alta.
Extracto de cardo de leche (*milk thistle extract*), con un 70 por ciento de silimarina (*silymarin*)	De 100 a 300 mg	La mejor elección si muestra signos de problemas de la función hepática.
Flavonoides de cítricos mixtos (*mixed citrus flavonoides*)	De 1.000 a 2.000 mg	La elección más barata, pero puede que no brinde los mismos beneficios. Está bien si no hay complicaciones.
Quercetina (*Quercetin*)	De 150 a 300 mg	Buena elección si también hay alergias, síntomas de aumento de la próstata o irritación de la vejiga o eczemas.

extracto rico en flavonoides es más apropiado para usted y tómelo según la dosis recomendada. Los mecanismos de acción y los beneficios de los extractos ricos en flavonoides tienen muchos elementos en común; la clave consiste en tomar el que sea más específico para sus necesidades personales (vea la tabla 11.1).

(*Nota*: si encuentra en este capítulo términos que no entiende o que jamás ha visto, favor de remitirse al glosario en la página 415).

Capítulo 12

Recomendaciones para complicaciones crónicas específicas

Ya hemos presentado muchas de las herramientas naturales útiles para tratar algunas de las complicaciones específicas de la diabetes. Recuerde, el método más importante para reducir el riesgo de estas complicaciones es lograr un control óptimo de la glucosa.

Uno de los objetivos clave al tratar complicaciones crónicas específicas es mejorar la circulación sanguínea y la llegada de nutrientes esenciales y oxígeno a todos los tejidos. La diabetes está relacionada con un daño significativo en el sistema vascular del cuerpo.[1] Todos los mecanismos descritos en el Capítulo 11 desempeñan un papel importante, especialmente la glicosilación de las proteínas y el mayor daño oxidativo, pero hay otro trastorno clave que aumenta enormemente la aparición de enfermedades vasculares en diabéticos: la disfunción de las células endoteliales. Una sola capa de células endoteliales cubre todos los vasos sanguíneos para actuar como una superficie de contacto metabólicamente activa entre los componentes de la sangre y los vasos sanguíneos. Es activa en el sentido de que regula muchos aspectos importantes de la circulación sanguínea, la coagulación, la formación de coágulos y la formación de compuestos reguladores clave, incluyendo los que controlan la presión arterial. Las células endoteliales son susceptibles de ser dañadas por el colesterol LBD (vea el fondo de la página) oxidado y otros radicales libres; de ahí la importancia de una elevada ingesta de antioxidantes dietéticos, flavonoides y suplementos de antioxidantes clave como la vitamina C y E y el ácido alfalipoico. Todos estos factores han demostrado mejorar la función de las células endoteliales y son fundamentales en la batalla contra las enfermedades vasculares de la diabetes.[2-5]

Además del objetivo de mejorar la función de las células endoteliales, la mayoría de diabéticos tendrán que ocuparse del colesterol alto.

Productos naturales para reducir los niveles de colesterol

Hay una serie de remedios naturales específicos que podríamos recomendar para bajar los niveles de colesterol, pero vamos a limitar nuestras recomendaciones a tres: el PGX™ (u otra fibra soluble), el ajo y la niacina.

Antes de echar un vistazo a los efectos de estos compuestos para reducir los niveles de colesterol, es importante que usted comprenda exactamente lo que representan las diferentes formas de colesterol. En primer lugar, el colesterol es una sustancia natural fabricada por el hígado para ayudar a varias funciones corporales importantes, entre las que se incluye ser la base de importantes hormonas como el estrógeno, la testosterona y la cortisona.

El colesterol viaja desde el hígado hasta su circulación pidiendo un pon (aventón, botella) a unas moléculas de las proteínas llamadas lipoproteínas de baja densidad (LBD). Luego el colesterol es retirado de los tejidos y llevado de vuelta al hígado a bordo de lipoproteínas de alta densidad (LAD). A su vez, tanto las LBD como las LAD son tipos de colesterol. Niveles altos de LBD son malos para la salud mientras que niveles altos de LAD son beneficiosos. Por eso se llama al colesterol LBD "el colesterol malo" y al LAD "el colesterol bueno".

Entre más LBD tenga uno, más colesterol hay en circulación y mayor es el riesgo de sufrir enfermedades cardíacas. En la actualidad, los expertos recomiendan que nuestro nivel total de colesterol sea de menos de 200 mg/dL. El nivel de LBD debería ser inferior a 130 mg/dL y el nivel de LAD debería ser superior a 35 mg/dL. Por cada descenso de un 1 por ciento en los niveles de LBD, hay un descenso del 2 por ciento en el riesgo de ataque al corazón. De la misma manera, por cada aumento de un 1 por ciento en el LAD, el riesgo de ataque al corazón desciende en un 3 o en un 4 por ciento.

La proporción de nuestro colesterol total con respecto al LAD y la proporción de nuestro LBD con respecto al LAD son pistas que indican si el colesterol se está depositando en los tejidos o se está descomponiendo y excretando. La proporción del colesterol total con respecto al LAD no debería ser superior a 4,2, y la proporción del LBD con respecto al LAD no debería ser superior a 2,5.

Otra importante lipoproteína de la que hay que estar consciente es una forma de LBD llamada lipoproteína (a), o Lp(a). Esta forma de LBD tiene una molécula adicional de una proteína adhesiva llamada apolipoproteína. Esa proteína hace que sea más probable que la molécula se pegue a las paredes de las arterias y cause daños. Nuevas investigaciones sugieren que niveles elevados de Lp(a) constituyen otro factor de riesgo de ataque al corazón. Por ejemplo, parece que niveles elevados de Lp(a) tienen diez veces más probabilidades de causar enfermedades cardíacas que niveles altos de LBD. Los niveles de Lp(a) inferiores a 20 mg/dL están relacionados con un menor riesgo de enfermedades cardíacas; los niveles entre 20 y 40 mg/dL suponen un riesgo moderado y los niveles superiores a 40 mg/dL son considerados extremadamente riesgosos.

Fibra soluble

En el Capítulo 9 subrayamos la importancia de tomar suplementos de fibra soluble para reducir los niveles de glucosa después de las comidas. Los suplementos de fibra dietética, sobre todo fibra soluble, también

Tabla 12.1. Impacto de diferentes fuentes de fibra en los niveles de colesterol sérico

FIBRA	DOSIS (G)	REDUCCIÓN TÍPICA EN COLESTEROL TOTAL
Salvado de avena (seco)	50-100	10-15 por ciento
Goma guar	9-15	10 por ciento
Pectina	6-10	5 por ciento
PGXTM	3	15-20 por ciento
Psyllium	10-20	10-15 por ciento
Fibra vegetal	25-30	10 por ciento

son muy eficaces para reducir los niveles de colesterol (vea la tabla 12.1). Un artículo de revisión halló una significativa reducción del nivel de colesterol total en suero en 68 de los 77 estudios revisados (el 88 por ciento). El efecto de la fibra, en particular la fibra soluble, es claramente dependiente de la dosis y, al igual que su efecto en reducir los niveles de colesterol, está relacionado con el nivel de viscosidad.

Creemos que los resultados más significativos se obtienen más fácilmente con un producto llamado PGX™, un complejo especial de fibra basado en el trabajo del Dr. Vladimir Vuksan y sus colegas del Centro de Modificación de Factores de Riesgo de renombre internacional, que pertenece a la Universidad de Toronto. Las personas con síndrome X o diabetes que tomaron un complejo similar a PGX™ redujeron su colesterol total y LBD hasta en un 19 por ciento y en un 29 por ciento, respectivamente, aunque estos pacientes siguieron tomando su medicamento normal para bajar el colesterol a lo largo de todo el estudio. Además, el complejo de fibra demostró reducir la presión sistólica en 8 puntos, un efecto que no se ha visto con las fibras solubles.[6]

Niacina

La actividad reductora del colesterol de la niacina (*niacin*) se describió por primera vez durante los años 50. Ahora se sabe que la niacina hace mucho más que bajar el colesterol total. Concretamente, se ha demostrado que la niacina reduce los niveles de colesterol LBD, lipoproteínas Lp(a), triglicéridos y fibrinógenos mientras aumenta simultáneamente

Figura 12.1. La lovastatina comparada con la niacina en un estudio de 26 semanas

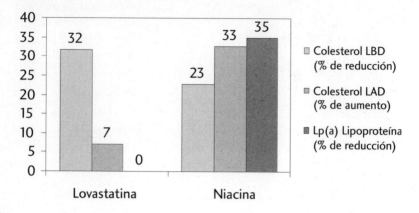

los niveles de colesterol LAD. A pesar de que la niacina ha demostrado mejores resultados globales en la reducción de los factores de riesgo para enfermedades coronarias comparada con otros agentes para bajar el colesterol, los médicos a menudo se muestran reacios a recetar niacina. La razón es una extendida percepción de que es difícil trabajar con la niacina debido al molesto enrojecimiento de la piel que produce. Además, puesto que la niacina es un agente "genérico" muy disponible, ninguna compañía farmacéutica puede llegar a generar las enormes ganancias de los que han disfrutado otros agentes para reducir los lípidos. Como resultado, la niacina no se beneficia de la intensiva publicidad que se centra en los fármacos llamados estatinas (*statins*). A pesar de las ventajas de la niacina sobre otros fármacos para reducir los lípidos, representan menos del 10 por ciento de todas las recetas de medicamentos para bajar el colesterol.

Varios estudios han comparado la niacina con fármacos estándar para reducir los lípidos, incluyendo los fármacos estatinas. Estos estudios han demostrado ventajas significativas a favor de la niacina. Por ejemplo, en un estudio de 26 semanas, los pacientes recibieron un tratamiento asignado al azar con lovastatina (cuyo nombre de marca es *Mevacor*) o niacina.[7] Los resultados se muestran en la Figura 12.1.

Estos resultados indican que mientras la lovastatina produjo una mayor reducción del colesterol LBD, la niacina proporcionó mejores resultados globales a pesar de que menos pacientes pudieron tolerar una

Tabla 12.2. El efecto de la atorvastatina (*Lipitor*) y la niacina sobre los perfiles de lípidos

PARÁMETRO	Atorvastatina		Niacina		Atorvastatina + Niacina	
	ANTES	DESPUÉS	ANTES	DESPUÉS	ANTES	DESPUÉS
LBD total (mg/dL)	110	56	111	89	123	55
Diametro máximo de LBD	251	256	253	263	250	263
Lipoproteína (a) (mg/dL)	45	44	37	23	54	35
LAD (mg/dL)	42	43	38	54	38	54
LAD2 (%)	30	42	29	43	32	37
Triglicéridos (mg/dL)	186	100	194	108	235	73

dosis completa de niacina debido al enrojecimiento de la piel. El incremento porcentual de colesterol LAD, un indicador más significativo de enfermedad cardíaca coronaria, estuvo espectacularmente a favor de la niacina (un 33 por ciento en comparación con el aumento modesto del 7 por ciento que produjo la lovastatina). Igualmente impresionante fue la reducción porcentual de Lp(a) para la niacina. Mientras la niacina produjo una reducción del 35 por ciento en los niveles de la lipoproteína Lp(a), la lovastatina no produjo ningún efecto. Otros estudios han demostrado que la niacina puede bajar los niveles de Lp(a) en un 38 por ciento en promedio.[8,9]

El estudio comparativo más reciente analizó la niacina frente a la atorvastatina (cuyo nombre de marca es *Lipitor*).[10] La dosis promedio fue de 3.000 mg al día de niacina y 80 mg al día de atorvastatina. Los pacientes seleccionados tenían un tamaño de las partículas LBD anormal, las moléculas eran pequeñas y densas: estas moléculas LBD son considerablemente más aterogénicas que las LBD más grandes y menos densas. Los pacientes seleccionados también tenían niveles bajos (de menos del 40 por ciento) de una fracción específica del LAD relacionada con un mayor efecto protector que el LAD solo. Aunque la atorvastatina redujo los niveles de colesterol LBD total considerablemente más que la niacina, la última fue más eficaz que la atorvastatina en aumentar el tamaño de las partículas LBD y en elevar tanto el LAD como la subfracción incluso más protectora, la cual se llama LAD2.

Dado que tomar niacina en dosis más elevadas (3.000 mg diarios o más) puede afectar la tolerancia a la glucosa, muchos médicos han evitado la terapia con niacina en diabéticos, pero estudios de investigación más nuevos con dosis un poco más bajas de niacina (de 1.000 a 2.000 mg) no han demostrado que afecte negativamente la regulación de la glucosa.[11] Por ejemplo, durante un ensayo doble ciego controlado con placebo, el cual duró 16 semanas, a 148 pacientes con diabetes del tipo II se les administró al azar un placebo o bien 1.000 ó 1.500 mg diarios de niacina. En los grupos tratados con niacina no hubo una pérdida significativa del control glucémico y los efectos favorables sobre los lípidos sanguíneos aún eran aparentes.[12] Otros estudios han demostrado que baja la hemoglobina A_1C, lo que indica una mejora del control glucémico.[13]

La anormalidad de los lípidos sanguíneos más común en los pacientes con diabetes del tipo II son niveles elevados de triglicéridos, niveles más reducidos de colesterol LAD y un predominio de partículas LBD más pequeñas y densas. Se ha demostrado que la niacina aborda todos estos problemas de una manera mucho más significativa que las estatinas u otros fármacos para bajar los lípidos. Sin embargo, hay un efecto secundario de la niacina que quizás sea responsable de que no es tan popular que digamos: esta provoca el enrojecimiento de la piel. Es como un sarpullido que produce picor y ardor. Aparece normalmente de 20 a 30 minutos después de tomar la niacina y desaparece más o menos en el mismo período de tiempo. Entre los otros efectos secundarios ocasionales de la niacina están la irritación gástrica, las náuseas y el daño hepático.

Para reducir el efecto secundario del enrojecimiento de la piel uno puede tomar algunas de las fórmulas más nuevas de liberación prolongada, incluyendo la versión que se obtiene con receta médica, cuyo nombre de marca es *Niaspan*. Además, parece ser de ayuda tomar la niacina justo antes de irse a la cama. La mayoría de las personas duermen mientras tienen la reacción del enrojecimiento. Tomar los agentes para bajar el colesterol por la noche es lo mejor porque el hígado fabrica la mayor parte de su colesterol por la noche. Otro procedimiento para reducir el enrojecimiento es tomar hexaniacinato de inositol (*inositol hexaniacinate*). Esta forma de niacina se ha utilizado desde hace mucho tiempo en Europa para bajar los niveles de colesterol y también para mejorar la circulación sanguínea en la claudicación intermitente, una enfermedad vascular periférica que es bastante común en la diabetes. Produce resultados clínicos ligeramente mejores que la niacina estándar, pero es mucho mejor tolerada, en lo referente tanto a enrojecimiento como a, lo que es más importante, efectos secundarios a largo plazo.[14] Si usted comienza con hexaniacinato de inositol y no funciona, pruebe la niacina normal. Nuestra experiencia es que algunas personas solamente responden a la niacina normal.

Si toma niacina normal o hexaniacinato de inositol, comience con una dosis de 500 mg por la noche antes de irse a la cama durante una semana. Aumente la dosis a 1.000 mg la siguiente semana y a 1.500 mg la siguiente semana. Manténgase con la dosis de 1.500 mg durante 2 meses antes de comprobar su reacción; la dosis se puede aumentar o reducir dependiendo de su reacción. Si está tomando un producto de niacina de liberación prolongada como la marca *Niaspan*, comience con la dosis completa de 1.500 mg por la noche.

La aspirina infantil reduce los índices de ataques al corazón en diabéticos

Tomar una aspirina infantil justo antes de cada dosis de niacina es otra manera eficaz de evitar el enrojecimiento de la piel que provoca la niacina. Puesto que muchos médicos ahora recomiendan dosis bajas de aspirina a sus pacientes diabéticos para reducir el riesgo de sufrir ataques al corazón y derrames cerebrales, tomar aspirina junto con niacina es un modo de "matar a dos pájaros de un tiro". En la diabetes existe un mayor riesgo de que se produzcan acontecimientos catastróficos a causa de los coágulos sanguíneos (principalmente derrames cerebrales y ataques al corazón). Tomar una aspirina infantil (80 mg) todos los días ha demostrado reducir el riesgo en un 10 por ciento aproximadamente sin producir efectos secundarios importantes.[15]

Sea cual sea la forma de niacina que tome, le recomendamos encarecidamente que compruebe su colesterol A_1C y su función hepática periódicamente (como mínimo, cada 3 meses).

Ajo

El ajo tiene un gran número de efectos bien documentados útiles para el diabético, entre ellos ayudar a mejorar el control de la glucosa, bajar el colesterol y la presión arterial e inhibir algunos de los factores relacionados con un mayor riesgo de complicaciones vasculares de la diabetes, como mayores niveles de fibrinógeno.

Los efectos cardiovasculares del ajo se atribuyen a sus compuestos que contienen azufre, especialmente la alicina: el compuesto responsable de su olor acre. La alicina se forma gracias a la acción de la enzima aliinasa sobre el compuesto aliina. La enzima se activa por el calor, el oxígeno o el agua. Esto explica el hecho de que ni el ajo cocinado ni las preparaciones de ajo añejo ni los productos de aceite de ajo produzcan ni un olor tan fuerte como el ajo crudo. Tampoco tienen efectos medicinales tan potentes como el ajo natural.

Puesto que la alicina es el componente del ajo responsable de su olor fácilmente identificable, algunos fabricantes han desarrollado métodos altamente sofisticados en un esfuerzo por proporcionar todos los beneficios del ajo; ofrecen productos de ajo "inodoros" concentrados de aliina porque la aliina es relativamente "inodora" hasta que se convierte en alicina en el cuerpo. Los productos concentrados de aliina y otros componentes de azufre brindan todos los beneficios del ajo fresco si se fabrican correctamente, pero son más "aceptables" a nivel social.

Como la aliina y la aliinasa son muy estables cuando el ajo se procesa adecuadamente, los fabricantes recubren el ajo especialmente preparado de manera que la pastilla no se descomponga hasta después de haber pasado por el estómago, para asegurarse de que no se produzca la alicina hasta que el ajo en polvo se mezcle con los fluidos del tracto intestinal. Esto se conoce como una capa entérica (*enteric coating*).

Si se utiliza un preparado de ajo no recubierto entéricamente, el ácido del estómago destruirá la mayoría de la alicina formada. Por eso estos preparados no suelen producir tan buenos resultados como los productos de alta calidad recubiertos entéricamente. Lo mismo se puede decir del ajo envejecido y los productos a base de aceite de ajo, ya que estas formas de ajo no contienen en absoluto alicina ni productos de la degradación de la alicina.

Hay un par de consideraciones muy importantes a la hora de elegir un producto de ajo. En primer lugar, es importante asegurarse de que el producto proporcione un nivel suficiente de alicina (*allicin*). Dado que la alicina no se encuentra en el producto en ningún nivel significativo, los fabricantes a menudo se refieren al total posible de alicina o rendimiento de alicina. Estos términos expresan la cantidad de alicina producida cuando se activa la aliinasa en la pastilla o el polvo de ajo.

La siguiente cuestión, que no resulta fácil de averiguar sólo leyendo la etiqueta, es la calidad y el carácter del recubrimiento entérico de la pastilla. A fin de que la alicina pueda liberarse dentro del tracto intestinal, la pastilla no solamente debería ser resistente a los ácidos estomacales, sino que también debe desintegrarse rápidamente cuando llegue al intestino delgado. Según una investigación llevada a cabo por el afamado experto en ajo, el Dr. Larry D. Lawson, cuando se analizaron 24 marcas de ajo recubierto entéricamente para determinar la disolución de la pastilla utilizando un método autorizado (el método de disolución de la Farmacopea Estadounidense o *USP* por sus siglas en inglés 724A), sólo hubo una marca que liberaba la cantidad de alicina que aseveraba en la etiqueta.[16] La segunda mejor marca liberaba tan sólo el 44 por ciento de lo que decía la etiqueta, y el 75 por ciento de las marcas liberaban menos del 10 por ciento de lo que indicaban las etiquetas. Si no se consigue liberar una dosis eficaz de alicina, con casi total seguridad no se logrará bajar el colesterol ni la presión arterial.

El Dr. Lawson descubrió dos problemas principales con los suplementos de ajo. En primer lugar, muchos de los productos de ajo contenían poca actividad de la aliinasa. Había mucha aliina, pero puesto que la actividad de la aliinasa era baja, el nivel de la alicina formada también era bajo. En segundo lugar, el Dr. Lawson descubrió que muchas de las pastillas contenían sustancias aglutinantes y de relleno que en realidad inhiben la actividad de la aliinasa. La actividad de la aliinasa en el 63 por ciento de las marcas era inferior al 10 por ciento de la actividad esperada. La incapacidad de liberar una dosis eficaz de alicina explicaría por qué tantos estudios de suplementos de ajo no logran demostrar sus beneficios para reducir el colesterol o la presión arterial.[17]

Recomendaciones para la evaluación cardiovascular completa

En el Capítulo 6 destacamos cuáles eran las pruebas más importantes para evaluar el riesgo de enfermedades cardíacas en personas con diabetes. Las recomendaciones generales sobre la alimentación y el estilo de vida por sí solas han demostrado mejorar todos estos parámetros, pero deseamos darle algunas recomendaciones específicas adicionales cuando estos valores son anormales:

- Colesterol total por encima de 200 mg/dL o colesterol LBD por encima de 135 mg (100 mg si tiene antecedentes de ataques al corazón):

  PGX™: 1.000 mg tres veces al día antes de las comidas
  Niacina (*niacin*) o hexaniacinato de inositol (*inositol hexaniacinate*): 1.500 mg por la noche antes de acostarse
  Ajo: un mínimo de 4.000 mcg diarios de alicina (*allicin*)

  Normalmente, este programa reducirá el colesterol total de 50 a 75 mg/dL en pacientes con niveles iniciales de colesterol total por encima de 250 mg/dL en los 2 primeros meses. Cuando el nivel inicial de colesterol esté por encima de 300 mg/dL pueden ser necesarios de 4 a 6 meses antes de que el colesterol comience a alcanzar los niveles recomendados. Una vez que el nivel de colesterol se reduzca por debajo de 200 mg/dL, disminuya la dosis de niacina a 1.000 mg diarios durante 2 meses. Si los niveles de colesterol suben por encima de 200 mg/dL, aumente la dosis de niacina de nuevo a 1.500 mg diarios. Si el nivel de colesterol permanece por debajo de 200 mg/dL, deje de tomar niacina por completo y compruebe los niveles de colesterol en 2 meses. Reinicie la terapia con niacina si los niveles suben por encima de 200 mg/dL. Puede continuar tomando ajo indefinidamente, si lo desea.

- Colesterol LAD por debajo de 45 mg/dL: niacina (o hexaniacinato de inositol): 1.500 mg por la noche antes de acostarse
- Lipoproteína (a) por encima de 40 mg/dL: niacina (o hexaniacinato de inositol): 1.500 mg por la noche antes de acostarse
- Triglicéridos por encima de 150 mg/dL: niacina (o hexaniacinato de inositol): 1.500 mg por la noche antes de acostarse
- Proteína C reactiva por encima de 1,69 mg/L: siga las recomendaciones del Capítulo 8, haga más ejercicio y agregue ajo y un extracto rico en flavonoides
- Fibrinógeno por encima de 400 mg/L: siga las recomendaciones del Capítulo 7, haga más ejercicio y agregue ajo.
- Homocisteína por encima de 16 micromoles/L: asegúrese de tomar un complejo multivitamínico y de minerales de alta potencia.
- Ferritina (una proteína fijadora del hierro) por encima de 200 mcg/L: elimine la carne de res de su dieta, evite los suplementos de hierro y aumente el consumo de cereales integrales. Asegúrese de que le hagan un análisis de hemocromatosis (incluyendo saturación de transferrina y pruebas genéticas si están indicadas).
- Peróxidos lipídicos elevados: siga las recomendaciones del Capítulo 7 y agregue ajo y un extracto rico en flavonoides

Los estudios que muestran un efecto positivo del ajo y de los preparados de ajo son aquellos en los que se liberan una dosis suficiente de alicina. Los estudios negativos no lo hacen. En los estudios doble ciego positivos en pacientes con niveles iniciales de colesterol superiores a 200 mg/dL, al tomar suplementos de preparados de ajo que brindaban una dosis diaria de al menos un total posible de alicina de 4.000 mcg, los niveles de colesterol sérico total bajaron de un 10 a un 12 por ciento, el colesterol LBD se redujo en aproximadamente un 15 por ciento, los niveles de colesterol LAD normalmente aumentaron en un 10 por ciento y los niveles de triglicéridos bajaron en un 15 por ciento. La presión arterial también bajó, con reducciones típicas de 11 puntos en la sistólica y 5,0 puntos en la diastólica en un período de 1 a 3 meses.[18–20]

En la actualidad sólo conocemos dos marcas que utilicen el método de la USP 724A para asegurar el total posible de alicina que indican las etiquetas: *Garlicin* (de la empresa *Nature's Way*) y *Garlic Factors* (de la empresa *Natural Factors*). Por lo tanto, si usted quiere obtener resultados, le recomendamos que consuma una de estas dos marcas.

Si necesita ayuda adicional

Si el programa natural descrito aquí no lleva sus niveles de colesterol a donde deberían estar, necesita ayuda adicional. Esto significa que deberá tomar uno de los fármacos estatinas. Estos fármacos actúan al inhibir una enzima clave del hígado, la reductasa HMG-CoA, la cual es necesaria para la fabricación del colesterol. Entre las estatinas más populares se encuentran la atorvastatina (*Lipitor*); la fluvastatina (*Lescol*); la lovastatina (*Mevacor*); la pravastatina (*Pravachol*) y la simvastatina (*Zocor*). La lovastatina, el primer fármaco de la familia de las estatinas, se aisló originariamente a partir del arroz de levadura roja. El arroz de levadura roja ha demostrado beneficios en estudios clínicos, pero en un esfuerzo por proteger a las compañías farmacéuticas, la Dirección de Alimentación y Fármacos ha limitado estos productos para que no tengan ningún compuesto activo.

Las estatinas se recetan mucho a los diabéticos, pero como ya vimos anteriormente, la niacina puede ser más eficaz. No obstante, algunas personas podrán conseguir unos niveles de colesterol adecuados sólo con la ayuda de una estatina.

Las estatinas también están ganando popularidad como medicamento recetado para reducir la proteína C reactiva (PCR), un marcador de inflamación y del riesgo de sufrir enfermedades cardíacas. En un estudio, se seleccionó un grupo de 186 personas con diabetes del tipo II para recibir 10 mg diarios de atorvastatina (*Lipitor*), 80 mg diarios de atorvastatina o un placebo diario durante 30 semanas. Los niveles de PCR de las personas a las que se les suministró el placebo aumentaron un 6,6 por ciento. Los niveles de PCR disminuyeron en un 15 por ciento en el grupo de los 10 mg y en un 47 por ciento en el grupo de los 80 mg. En un estudio con pravastatina, 40 mg diarios redujeron los niveles de PCR en un 13 por ciento.[21] Mientras muchos médicos parecen estar conscientes del efecto del *Lipitor* y el *Pravachol* sobre la proteína C reactiva, parecen no darse cuenta de que la vitamina E (800 U. I. diarias) redujo la proteína C reactiva en un 49 por ciento y la niacina (1.500 mg por la noche) la redujo en un 20 por ciento.[22,23]

Si toma un fármaco estatina, consuma CoQ10

Las estatinas no sólo inhiben la fabricación de colesterol, también impiden la de la coenzima Q10 (CoQ10), uno de los nutrientes más importantes para la salud cardíaca. Su papel en el corazón es similar al de una bujía en el motor de un auto. Del mismo modo en que un auto no puede funcionar sin esa chispa inicial, el corazón no puede funcionar sin la CoQ10. Más de 20 estudios doble ciego han demostrado que los suplementos de CoQ10 mejoran la función cardíaca al aumentar la producción de energía en el músculo cardíaco y actuar como antioxidante.[24]

Aunque el cuerpo fabrica alguna de su propia CoQ10, bastantes investigaciones demuestran beneficios significativos con los suplementos. Además, se sabe que las personas con cualquier tipo de enfermedad cardíaca, entre ellos niveles elevados de colesterol y presión arterial alta o aquellas que toman fármacos para bajar el colesterol, tienen niveles bajos de CoQ10.

Tomar suplementos de CoQ10 (de 50 a 100 mg al día) es necesario para prevenir la disminución de CoQ10 en los tejidos corporales mientras se consumen estos fármacos.[25] La coenzima Q10 está disponible principalmente en pastillas o cápsulas. Basándose en estudios de biodisponibilidad, los mejores preparados parecen ser las cápsulas de gelatina blanda que contienen CoQ10 en una base de aceite o en forma soluble. Para mejorar aún más la absorción, la CoQ10 debe tomarse con los alimentos.

Retinopatía y cataratas

La retinopatía diabética tiene dos formas: la retinopatía "simple", que consiste en la rotura de los vasos sanguíneos, hemorragias e hinchazón; y la retinopatía proliferativa, con vasos recién formados, cicatrices, hemorragias más graves y desprendimiento de retina. El desarrollo de la terapia de fotocoagulación con láser es un importante tratamiento para la retinopatía proliferativa más grave, pero aún no está indicada en formas

Figura 12.2. Riesgo de progresión de la retinopatía por nivel de HbA$_{1c}$ y años de seguimiento

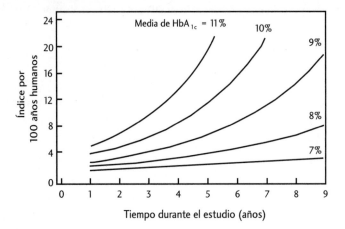

más leves de retinopatía debido al riesgo de pérdida visual porque los efectos secundarios normalmente son mayores que los beneficios.

Al igual que sucede con otras complicaciones de la diabetes, la prevención es el mejor tratamiento, y el factor clave es mantener un control óptimo de la glucosa. En especial, vigile su hemoglobina A_1C. Tal como se muestra en la Figura 12.2, entre más alto sea el nivel de A_1C, mayor es el riesgo de retinopatía.

En la lucha contra la retinopatía son extremadamente importantes los extractos ricos en flavonoides, sobre todo los de arándano, corteza de pino y semillas de uva. Los flavonoides de estos extractos brindan muchos beneficios a los diabéticos, entre ellos la capacidad de aumentar los niveles intracelulares de vitamina C, la reducción del goteo y la rotura de pequeños vasos sanguíneos, la prevención de la formación de moretones (cardenales) con facilidad y además, tienen potentes efectos antioxidantes. Estos efectos tienen un especial valor para tratar las anormalidades microvasculares de la diabetes. Puesto que los flavonoides de los extractos de arándano, corteza de pino y semillas de uva tienen una afinidad con los vasos sanguíneos del ojo y mejoran la circulación a la retina, son particularmente útiles para frenar la progresión de la retinopatía diabética, tal como se demuestra en los resultados positivos de más de una docena de ensayos clínicos.[26,27] Siga las recomendaciones en cuanto a las dosis que se dan en la página 290.

Neuropatía

Además del ácido alfalipoico y el programa básico de suplementos (el magnesio es particularmente importante), le recomendamos algunos remedios naturales adicionales para la neuropatía diabética.

El ácido gammalinolénico (*gamma-linolenic acid*) ha demostrado mejorar y prevenir la neuropatía diabética. La diabetes está relacionada con una importante alteración del metabolismo de los ácidos grasos esenciales. Una de las alteraciones clave son que las personas tienen problemas para convertir el ácido linoleico en ácido gammalinolénico (AGL). Como resultado, consumir AGL puede evitar algunas de estas alteraciones. Puede consumir este aceite al tomar aceite de borraja (*borage oil*), aceite de prímula (primavera) nocturna (*evening primrose oil*) o bien aceite de grosella negra (*black currant oil*). En el Ensayo Multicéntrico sobre el Ácido Gammalinolénico, a 111 pacientes con neuropatía diabética leve se les suministró AGL en una dosis de 480 mg al día o un placebo durante un año. Se evaluaron 16 parámetros diferentes, entre ellos las velocidades de conducción, los umbrales de calor y frío, la sensación, los reflejos de los tendones y la fuerza muscular. Después de un año, los 16 parámetros mejoraron, 13 de ellos hasta un grado estadísticamente significativo. El tratamiento fue más eficaz en pacientes diabéticos relativamente bien controlados que en los mal controlados. El último hallazgo destaca la necesidad de un enfoque integral en el control de los niveles de glucosa más que esperar una sola ayuda fisiológica (como el AGL) para compensar el control inadecuado.

La capsaicina (*capsaicin*) es el componente activo de la pimienta de Cayena (*Capsicum frutescens*): es lo que hace que los chiles sean picantes. Cuando se la aplica de manera tópica sobre la piel, la capsaicina estimula y luego bloquea las pequeñas fibras nerviosas que transmiten el impulso del dolor. Actúa al reducir en estas fibras una sustancia de transmisión conocida como *sustancia P* ("P" en este caso significa "*pain*" o "dolor").[28] Aplicada tópicamente la capsaicina ha demostrado ser muy beneficiosa para aliviar el dolor de la neuropatía diabética en numerosos estudios doble ciego. Aproximadamente el 80 por ciento de las personas con neuropatía diabética experimentan un tremendo alivio del dolor.[29] Hay pomadas comerciales que contienen un 0,025 por ciento o un 0,075 por ciento de capsaicina disponibles sin receta (las marcas *Capzaicin* y

Zostrix son las más populares). Le recomendamos que se aplique la crema del 0,75 por ciento dos veces al día en el área afectada (cubra su mano con envoltura autoadherente de plástico para evitar que la capsaicina entre en contacto con los ojos o las membranas mucosas). La crema puede tardar unos cuantos días en comenzar a funcionar y solamente continuará funcionando si se la aplica regularmente.

El ácido alfalipoico (*alpha-lipoic acid*), tal como mencionamos en el capítulo anterior, es un fármaco aprobado en Alemania para el tratamiento de la neuropatía diabética. De hecho, se ha utilizado con éxito en Alemania durante más de 30 años para este fin. Los efectos beneficiosos del ácido alfalipoico en la neuropatía diabética han sido confirmados en varios estudios doble ciego a una dosis de 300 a 600 mg diarios.[30,31] Aunque se cree que el efecto principal del ácido alfalipoico para mejorar la neuropatía es el resultado de sus propiedades antioxidantes, también ha demostrado mejorar el metabolismo de la glucosa, mejorar la circulación sanguínea a los nervios periféricos y estimular la regeneración de las fibras nerviosas. Su capacidad para mejorar el metabolismo del azúcar en la sangre es resultado de sus efectos sobre el metabolismo de la glucosa y su capacidad para aumentar la sensibilidad a la insulina. Su importancia en el tratamiento de la neuropatía diabética no puede exagerarse.

Si está curioso sobre lo que la medicina convencional ofrece para la neuropatía diabética, la respuesta es solamente atención paliativa (analgésicos, fármacos antiepilépticos y antidepresivos).

Nefropatía

Asegúrese de someterse a revisiones regulares para detectar la proteína albúmina en la orina, ya que su presencia en una persona con diabetes es un factor de predicción muy poderoso de progresión a una enfermedad renal de última fase que requiera diálisis o transplante de riñón.

Muchas de las recomendaciones previas también sirven para prevenir la nefropatía diabética. De hecho, otra poderosa razón para seguir los principios dietéticos expuestos en este libro es por la protección del riñón diabético. Las dietas que pretenden controlar el azúcar en la sangre basándose en una ingesta muy baja de carbohidratos y alta de proteínas (las dietas al estilo de Atkins) funcionan a corto plazo para

Acupuntura para la neuropatía diabética

La acupuntura es quizás el tratamiento más conocido utilizado en la medicina tradicional china. Consiste en insertar agujas de acero inoxidable extremadamente finas en puntos a lo largo de lo que tradicionalmente se cree que son canales energéticos llamados meridianos para dirigir el flujo de energía. La investigación científica de la acupuntura en la diabetes incluye tanto estudios experimentales como clínicos. Por ejemplo, experimentos con animales han demostrado que la acupuntura puede actuar sobre el páncreas para mejorar la síntesis de la insulina, aumentar el número de receptores en las células blanco y acelerar la utilización de la glucosa, lo que da por resultado la reducción del azúcar en la sangre.[32] Sin embargo, la mejor documentación disponible para la aplicación clínica de la acupuntura es en el tratamiento de la neuropatía diabética dolorosa crónica. En un estudio clínico, el 77 por ciento de los pacientes tratados con acupuntura notaron una mejoría significativa en sus síntomas, y el 21 por ciento notó que sus síntomas se habían eliminado completamente.[33] Ese índice de éxito es excelente si consideramos la naturaleza crónica de la enfermedad en la mayoría de los casos y el hecho de que no se observaron efectos secundarios.

Cuando se realiza adecuadamente y por personal entrenado, la acupuntura es extremadamente segura y los efectos secundarios son raros. Asegúrese de que el acupunturista con el que vaya haya sido acreditado por la Comisión Nacional para la Certificación de Acupuntura y Medicina Oriental (o *NCCAOM* por sus siglas en inglés), la cual se asegura de que tenga la formación adecuada.

mantener bajo control los niveles de glucosa, pero agobian a los riñones demasiado, por lo que estos son obligados a deshacerse de muchos más desechos. Los principales productos de desecho que los riñones tienen que excretar son productos nitrogenados derivados del metabolismo proteínico (como el amoníaco y la urea). Cuando se consumen un exceso de proteínas, aumenta en gran medida la cantidad de desechos nitrogenados que hay que excretar. Aunque no es necesario seguir una dieta baja en proteínas a menos que la nefropatía haya progresado significativamente, es sensato consumir una cantidad moderada de proteínas.[34] El programa alimentario de comidas con valores bajos en el índice glucémico y una carga glucémica baja —el cual tratamos en las páginas 317–337— es la ideal para ayudar a preservar una función renal normal en los diabéticos.

Otra característica de este programa que lo hace excelente para los riñones es que es muy alto en fibra dietética. La fibra dietética (sobre todo las fibras solubles al agua) se fermenta en el colon para producir ácidos grasos de cadena corta. Estos productos derivados son el combustible principal de las células del colon y, si están presentes en grandes cantidades, aumentan en gran medida la capacidad de excreción de desechos del colon. Se ha demostrado que en presencia de una dieta alta en fibra fermentable, el colon se convierte en el "segundo riñón", ya que saca los desechos nitrogenados de la sangre y los elimina a través de las heces. También se ha demostrado que esto reduce enormemente la labor que realizan (y el agobio que sufren) los riñones.[35] Por lo tanto, aparte de mantener la glucosa bien regulada, seguir el programa alto en fibra que hemos descrito y tomar suplementos como el de la marca PGX™ también les brindará beneficios a los riñones.

Para destacar qué tan importantes son algunas recomendaciones de suplementos básicos para detener la progresión de la nefropatía diabética, veamos los resultados de un estudio de 30 pacientes con diabetes del tipo II con albúmina elevada en su orina que recibieron vitamina C (1.250 mg) y vitamina E (680 U. I.) diarias o un placebo equivalente durante 4 semanas, seguido de un período de reposo farmacológico de 3 semanas antes de cambiar al otro tratamiento.[36] Los resultados fueron que las vitaminas redujeron los niveles de albúmina en un promedio de casi un 20 por ciento, lo cual indica que la terapia con antioxidantes puede detener o ralentizar la progresión de la enfermedad renal de los diabéticos.

Finalmente, conseguir una presión arterial normal es de importancia crítica en la prevención de la nefropatía diabética. Si necesita fármacos, los inhibidores ECA (vea la página 287) ofrecen los mayores beneficios en la prevención de la nefropatía diabética. Tal como expusimos en el capítulo anterior, a menudo se recetan en dosis muy bajas para prevenir la nefropatía incluso en ausencia de presión arterial alta.

Sanación deficiente de las heridas

Una deficiencia de prácticamente cualquier nutriente esencial puede ocasionar problemas con la sanación de heridas. Entre los nutrientes clave están la vitamina C y el zinc, y el diabético a menudo presenta deficiencia de ambas. Tomar un complejo multivitamínico y de minerales de alta potencia debería mejorar el estado nutricional y favorecer la adecuada sanación de las heridas. Para la aplicación tópica le recomendamos utilizar gel de áloe vera (zábila, sábila, atimorreal, azíbar) puro (al 100 por ciento). Los efectos en la sanación de heridas del áloe vera son bien conocidos. El áloe vera contiene diversos compuestos necesarios para la cicatrización de las heridas, como vitamina C, vitamina E y zinc y se ha demostrado que estimula muchos factores importantes para la cicatrización de las heridas. Aplíquelo a las zonas afectadas (no heridas abiertas) dos o tres veces al día.

Úlceras en los pies

Los factores clave del desarrollo de úlceras diabéticas en los pies son la mala circulación sanguínea, la cicatrización lenta de las heridas y la neuropatía periférica. Las estrategias clave en la prevención y el tratamiento son un cuidado de los pies adecuado, incluyendo cuidado profesional de uñas y callos, preferiblemente por un podólogo; un examen de los pies regular realizado por un médico; evitar las heridas, evitar el tabaco en cualquier forma y emplear métodos para mejorar la circulación local. Un cuidado de los pies adecuado también incluye mantener los pies limpios, secos y calientes y calzar zapatos que le queden bien. El consumo de cualquier forma de tabaco estrecha los vasos sanguíneos periféricos y puede provocar enfermedades vasculares periféricas más graves con bloqueos arteriales severos. Recuerde, la diabetes y el fumar son como el nitrato y la glicerina: una receta segura para la catástrofe.

La circulación se puede mejorar haciendo ejercicio regularmente y evitando sentarse con las piernas cruzadas o en otra posición que comprometa la circulación, así como masajeando los pies ligeramente hacia arriba. También le recomendamos que consulte a su médico para un cuidado adecuado de las heridas (incluso los rasguños o cortadas de poca importancia necesitan atención inmediata) y tomar extracto de *ginkgo biloba* o de semillas de uva (*grapeseed extract*) para lograr una circulación óptima.

El extracto de *ginkgo biloba* (o *GBE* por sus siglas en inglés) probablemente sea más conocido por su capacidad para mejorar el riego sanguíneo al cerebro, pero también mejora la circulación a las manos y a los pies. Los síntomas más comunes de enfermedad arterial periférica son entumecimiento, sensación de hormigueo y claudicación intermitente; un calambre doloroso o tensión producida por el esfuerzo. La claudicación intermitente normalmente afecta el músculo de la pantorrilla. Más de 20 ensayos clínicos doble ciego han demostrado que el GBE es muy eficaz para mejorar la enfermedad vascular periférica y la claudicación intermitente. La dosis recomendada es de 120 a 240 mg al día.

Pautas prácticas

Recuerde, la clave para que cualquier programa contra la diabetes sea eficaz es controlar los niveles de glucosa y los niveles de hemoglobina A_1C. Además, recuerde que la alimentación y el estilo de vida son las claves reales para prevenir las complicaciones de la diabetes, y los suplementos son simplemente eso —suplementos— para las recomendaciones dietéticas y del estilo de vida. Para obtener un resumen de nuestras recomendaciones de suplementos y productos naturales, vaya al Apéndice B o C.

(*Nota*: si encuentra en este capítulo términos que no entiende o que jamás ha visto, favor de remitirse al glosario en la página 415. Hay una lista de tiendas de productos naturales de habla hispana en la página 412).

Apéndices

Plan diario para prevenir y tratar la diabetes

Construir su plan diario personal para prevenir o tratar la diabetes incluye estrategias para fortalecer los "cuatro pilares de la buena salud". Puede comparar estos pilares con las cuatro patas de una silla o mesa. Si quiere que esa silla o mesa permanezca de pie cuando le ponga peso encima, las cuatro patas deben estar intactas y fuertes. Del mismo modo, si desea tener una buena —o mejor aún, una salud ideal— es esencial que las siguientes cuatro áreas sean fuertes:

- Una actitud mental positiva
- Un estilo de vida saludable
- Una alimentación que promueva la salud
- Medidas adicionales (suplementarias)

Cuando su salud está comprometida por una enfermedad como la diabetes, necesita ser aún más diligente en el área de las medidas adicionales. ¿Qué queremos decir con medidas adicionales? Bueno, hoy en día creemos que todo el mundo necesita un poco más de ayuda para complementar una actitud, alimentación y estilo de vida que promuevan la salud. Entre los ejemplos de medidas suplementarias se encuentran los medicamentos, los suplementos nutricionales, los remedios herbarios y cualquier otro tratamiento diseñado para apoyar o mejorar la salud. Un ejemplo de una medida suplementaria esencial es la utilización de insulina en el tratamiento de personas con diabetes insulinodependiente. En ese momento, la insulina es absolutamente esencial para estos individuos. Sin ella, morirían o sufrirían enormemente. Hay muchos otros ejemplos en los que un medicamento correctamente utilizado o una cirugía son absolutamente esenciales para promover una buena salud. También creemos que varios suplementos nutricionales clave son absolutamente esenciales para prevenir y tratar la diabetes.

Si desea tener una salud ideal, es muy buena idea desarrollar una rutina diaria que apoye y fortalezca estos cuatro pilares de la buena salud. Aquí tiene un ejemplo de rutina diaria basada en un día laboral de 9 a 5.

6:30 A.M.: levantarse

6:40 A.M. a 7:30 A.M.: ejercicio (incluyendo estiramiento, calentamiento, entrenamiento en el rango cardíaco objetivo de 20 a 30 minutos y 5 minutos de enfriamiento)

7:30 A.M. a 9:00 A.M.: tiempo personal para bañarse, desayunar, revisar las noticias, prepararse para el día y viajar al trabajo

10:30 A.M. a 10:45 A.M.: descanso saludable

12:30 A.M. a 1:30 P.M.: almuerzo

3:00 P.M. a 3:15 P.M.: descanso saludable

5:45 P.M. a 6:00 P.M.: tiempo de calma para hacer respiraciones profundas, oración o meditación

6:00 P.M. a 6:30 P.M.: preparación de la cena

6:30 P.M. a 7:15 P.M.: cena

7:15 P.M. a 10:30 P.M.: participar en actividades sociales, desarrollar relaciones y disfrutar de intereses personales

10:30 P.M.: acostarse a dormir

Es muy probable que este ejemplo de rutina se parezca poco a su rutina diaria; sin duda hay obstáculos temporales en su vida que requerirán que la modifique. El punto clave es que usted debe comprometerse absolutamente a tener una rutina que apoye la salud óptima y el bienestar. Hay muchas variables al construir su rutina personal; lo que no es variable es que con el fin de tener una vida saludable y plena necesitará forjar relaciones sociales y personales positivas, hacer ejercicio regularmente, tener tiempo suficiente para dormir, tener una alimentación saludable y tomar suplementos nutricionales.

Recomendaciones alimentarias

La alimentación es un verdadero pilar de la buena salud. Nuestro programa alimentario está basado en pruebas científicas sobre lo que constituye la alimentación más saludable para cualquiera, pero especialmente para las personas con diabetes (vea la tabla A.1).

Tabla A.1. Recomendaciones diarias de grupos de alimentos

ALIMENTOS	PORCIONES DIARIAS
	(ALIMENTACIÓN DE 2.000 CALORÍAS)
Porciones totales de verduras	de 5 a 7
Verduras de hoja verde y crucíferas	de 2 a 4
Verduras con valores bajos en el índice glucémico	de 2 a 3
Otras verduras	de 1 a 2
Aceites buenos	
Porciones totales	4
Frutos secos y semillas	1
Aceite de oliva, de nuez de macadamia, de semilla de lino (linaza) o de *canola*	de 2 a 3
Cereales integrales	de 3 a 5
Legumbres	de 2 a 3 (de 4 a 5 si es vegetariano)
Proteínas de alta calidad	de 2 a 3
Fruta	de 2 a 3
Lácteos	de 1 a 2 (opcional)

Alimentos que debe evitar totalmente

- Productos de harina blanca refinada: pastas, pasteles (bizcochos, tortas, *cakes*), *muffins*, *pretzels*, etc.
- Cereales, golosinas y productos panificados cargados de azúcar refinada, etc.
- Alimentos procesados empaquetados llenos de calorías vacías (azúcar y grasa) o sal (sopas enlatadas, palomitas/rositas de maíz/cotufo, frituras, etc.)
- Margarina, mantequilla y manteca vegetal

- Carnes ahumadas o curadas: tocino, perritos calientes, carnes ahumadas de cerdo tipo fiambre, salchichas, jamón, *Spam*, etc.
- Carnes cocinadas a temperaturas extremadamente elevadas o bien cocidas
- Refrescos altamente azucarados o con edulcorantes artificiales, como por ejemplo el *Kool-Aid*, las bebidas con sabor a frutas, etc.
- Alimentos fritos, entre ellos papas a la francesa, papitas fritas, frituras de maíz y *donuts*

Ejemplos de menús y recetas

Para ayudarle a comenzar a planificar sus menús diarios, le proporcionamos un programa de 4 días con menús y recetas incluidos. Puesto que la mayoría de personas no tienen tiempo de ir a la tienda de comestibles todos los días, queremos mostrarle cómo comprar para un período de 4 días. De esa manera puede habituarse a planificar sus comidas con suficiente antelación y reponer sus productos perecederos cada 3 ó 4 días.

DÍA Nº1	
DESAYUNO Licuado de crema de almendra y trufa de chocolate **MERIENDA DE MEDIA MAÑANA** Jugo de verduras Una taza de palitos de apio **ALMUERZO** Ensalada de *mesclun* con Aliño saludable de aceite Sopa de tomate y frijoles rojos Galletas de centeno integral de la marca *Ry-Vita* o *WASA* **MERIENDA DE MEDIA TARDE** Una naranja mediana	**CENA** Ensalada de *mesclun* con pimientos, zanahorias y rábanos Zanahorias a la menta con semillas de calabaza Brócoli al vapor Salmón al estilo asiático Pan o panecillo integral Frambuesas frescas **TÉ DE LA NOCHE** Una o dos tazas de té herbario (sin cafeína)

DÍA Nº2

DESAYUNO
Avena con proteínas de suero
de leche y aceite de semilla de
lino o de nuez de macadamia

MERIENDA DE MEDIA MAÑANA
Jugo de verduras
Tres cucharadas de almendras

ALMUERZO
Sándwich tipo *wrap* de ensalada
de atún

MERIENDA DE MEDIA TARDE
Dos ciruelas medianas

CENA
Ensalada de jícama
Chili con frijoles negros
Tortillas de trigo integral
Piña picada

TÉ DE LA NOCHE
Una o dos tazas de té herbario
(sin cafeína)

DÍA Nº3

DESAYUNO
Licuado energético a las tres bayas

MERIENDA DE MEDIA MAÑANA
Jugo de verduras
Piña picada

ALMUERZO
Sopa italiana de frijoles blancos

MERIENDA DE MEDIA TARDE
1 pera roja mediana

CENA
Ensalada de naranja e hinojo
Las verduras favoritas del Dr.
Murray
Pollo o *tofu* al curry con arroz
integral
Arándanos

TÉ DE LA NOCHE
Una o dos tazas de té herbario
(sin cafeína)

DÍA Nº4

DESAYUNO
Cereal integral con frutos secos
y semillas con leche de soya
o yogur sin grasa

MERIENDA DE MEDIA MAÑANA
Jugo de verduras
Una taza de palitos de
zanahoria

ALMUERZO
Ensalada de frijoles negros

MERIENDA DE MEDIA TARDE
Una manzana roja mediana

CENA
Ensalada mediterránea
Acorn Squash a lo rapidito
Polenta Puttanesca con *tofu*
Rodajas de mango fresco

TÉ DE LA NOCHE
Una o dos tazas de té herbario
(sin cafeína)

Hemos escogido recetas fáciles que pueden prepararse y cocinarse en 30 minutos o menos. También hemos seleccionado recetas que tienen una lista de ingredientes corta o ingredientes que se pueden conseguir fácilmente sin pasos difíciles de seguir. En nuestras experiencias nos hemos sentido frustrados por recetarios vegetarianos y otros diseñados para comer de manera saludable cuyas recetas estaban repletos de ingredientes difíciles (o casi imposibles de conseguir) y cuya preparación tomaba demasiado tiempo y requería demasiados pasos.

Hemos diseñado los menús para aprovechar alimentos como los aceites, los frutos secos, las legumbres y los alimentos altos en fibra que ralentizan el vaciado gástrico, por lo que se reduce significativamente la carga glucémica, ya que los carbohidratos de las comidas se absorben lentamente.

Recetas

Las recetas que le brindamos también le permiten hacer sustituciones y modificaciones basadas en sus gustos personales. Por ejemplo, si una receta contiene una verdura que a usted no le gusta, sustitúyala por una que sí le guste. Las recetas rinden dos porciones; puede aumentar o disminuir el número de porciones como sea necesario (por ejemplo, para cuatro porciones, simplemente doble la receta).

Lista de compras

La siguiente lista de compras representa los ingredientes que necesita para los próximos 4 días.

TÉ HERBARIO

La mayoría de las marcas principales de té herbario (*Celestial Seasonings, Bigelow, Republic of Tea, Traditional Medicinals*, etc.) proporcionan un paquete de muestra para ayudarle a identificar los tés que le gustan. En general, evite los tés negros. Intente escoger variedades descafeinadas, especialmente para su taza de té de la noche. Si siente que necesita un poco de cafeína por la mañana, tómese una taza de té verde normal.

FRUTAS Y VERDURAS

Intente comprar frutas y verduras orgánicas, si es posible, y asegúrese de lavar todos los alimentos antes de consumirlos.

Acorn squash: 1

Ajo: 2 cabezas

Albahaca: 1 manojo

Apio: 2 manojos

Arándanos: 1 taza

Brócoli: 2 cabezuelas

Cebollas: 4

Cebollas verdes: 1 manojo

Cilantro (fresco): 1 ramillete

Ciruelas: 4 medianas

Col rizada: 1 manojo grande

Ensalada de *mesclun*: 8 tazas

Frambuesas: 1 taza

Hinojo: 1 bulbo pequeño

Hongos: 2 onzas (57 g)

Hongos *shiitake*: 2 tazas

Jícama: 1

Lechuga romana (orejona): 1

Limones: 4

Mango: 1

Menta (hierbabuena) fresca: ½ taza

Naranjas (chinas): 4

Pepino: 2

Pera: 1 roja

Perejil (fresco): 1 ramillete

Pimiento (ají, pimiento morrón): 3 verdes, 2 rojos

Piña (ananá): 1 mediana

Rábanos: 1 manojo

Repollo (col): ½ cabeza

Tomates, frescos: 6 medianos

Tomates, pequeños: 6

Tomates tipo *Roma* o tomates de pera: 2 medianos

Uvas rojas o verdes: 1 taza

Zanahorias: 1 bolsa grande

PESCADO Y CARNE DE AVE

Atún: 1 lata (o bolsa de papel de aluminio) de trozos de atún blanco (albacora) en agua mineral sin pellejo y bajo en sodio

Pechuga de pollo: 1 deshuesada

Salmón: ½ libra (227 g) de salmón fresco

ALIMENTOS VARIOS DE LA TIENDA DE COMESTIBLES

Leche de soya, leche descremada (*nonfat milk*) o yogur sin grasa: 32 onzas

Miel (cruda): 8 onzas

Mostaza *Dijon*: 8 onzas

Aceitunas *kalamata*: 1 bote pequeño

Proteínas a base de suero de leche con sabor a chocolate y vainilla

Tofu: 1 envase (de 15 onzas) de 8 a 12 onzas de la variedad firme

Vinagre balsámico: 8 a 12 onzas

FRUTOS SECOS, SEMILLAS Y FRUTA SECA

Almendras crudas: 1 taza

Crema de almendra: 8 onzas
(227 g)

Nueces (nueces de nogal)
crudas: 1 taza

Semillas de calabaza (pepitas)
crudas: 1 taza

Semillas de girasol crudas:
1 taza

Semillas de lino (linazas)
crudas: 1 taza

ACEITES

Aceite de oliva (extra virgen) o
aceite de nuez de maca-
damia: de 12 a 16 onzas

Aceite de semilla de lino: de
12 a 16 onzas

CEREALES Y PASTA

Arroz integral (de cocción
rápida): 1 caja

Copos de avena: 1 paquete
pequeño

Galletas de centeno integral de
las marcas *Ry-Vita* o *WASA*:
1 paquete

Panecillos integrales: 2

Polenta (de cocción rápida):
1 caja

Tortillas de trigo integral:
1 paquete de ocho

ALIMENTOS CONGELADOS

Maíz (elote, choclo) (congelado): 2 tazas

ALIMENTOS ENLATADOS

Consomé de pollo o verduras:
6 latas de 11 onzas

Frijoles (habichuelas) negros:
2 latas de 15 onzas

Garbanzos: 1 lata de 8 onza

Frijoles colorados:
1 lata de 11 onzas

Tomates, en cubitos:
1 lata de 7,5 onzas

Frijoles colorados:
1 lata de 8 onzas

Salsa de tomate (baja en
sodio): 1 lata de 4 onzas
más 1 lata de 12 onzas

Sopa de tomate (baja en
sodio): 1 lata de 11 onzas

Frijoles negros refritos:
1 lata de 15 onzas

Habas blancas: 1 lata de 15
onzas

ESPECIAS Y SAZONADORES

Alcaparras

Canela

Chile rojo machacado

Comino

Curry en polvo

Hierbas italianas (sazonador)

Jengibre (seco)

No Salt o *Nu-Salt*: marcas de sales de cloruro de potasio para usar como sustituto de sal normal (cloruro de sodio)

Pimienta de Jamaica (*allspice*) o nuez moscada

Pimienta negra molida

Polvo de chile

Salsa de soya (baja en sodio)

Tomillo

Recetas para el Día N°1

• DESAYUNO •

Licuado de crema de almendra y trufa de chocolate

Ingredientes:

De 25 a 30 gramos de proteínas en polvo a base de suero de leche con sabor a chocolate (sin azúcar)

1 cucharadita de crema de almendra cremosa

8 onzas (237 ml) de leche descremada (nonfat milk*) o de leche de soya (con sabor a chocolate)*

4 onzas (118 ml) de agua

3 ó 4 cubitos de hielo

1 cucharadita de aceite de semilla de lino (linaza) o de nuez de macadamia

Preparación:

Ponga todos los ingredientes en una licuadora (batidora) y licúelos.

• ALMUERZO •

Ensalada de mesclun

Ingredientes:

4 tazas de mesclun

Preparación:

La mayoría de los supermercados y tiendas de comestibles tienen ahora *mesclun* —también llamado *field greens*— en la sección de frutas y verduras o en bolsas de plástico preempaquetadas. El *mesclun* es una mezcla de diferentes tipos de verduras que se cosechan cuando están en un estado immaduro. Típicamente el *mesclun* consiste en *arugula*, una lechuga italiana, lechuga *machê*, *radicchio*, endibia y varias otras verduras para ensalada. Dado que sus ingredientes se venden preempaquetados, una ensalada de *mesclun* se puede preparar fácil y rápidamente. El tamaño de la porción debería ser de 2 tazas junto con 1 cucharada de aliño (aderezo) de aceite de oliva (o de semilla de lino/linaza).

Aliño saludable de aceite

Ingredientes:

4 onzas (118 ml) de aceite de oliva o de nuez de macadamia
4 onzas de aceite de semilla de lino orgánico
2 cucharadas de jugo de limón
2 cucharadas de vinagre balsámico
2 dientes de ajo, picados en trocitos muy finos
1 cucharada de hierbas italianas
1 cucharadita de sal (utilice la marca No Salt *o bien* Nu-Salt*)*
1 cucharadita de pimienta negra

Preparación:

Ponga todos los ingredientes en una licuadora (batidora) y licúelos de 2 a 3 minutos. Guárdelo en su refrigerador para tener un saludable aliño (aderezo) rápido y fácil.

Sopa de tomate y frijoles rojos

Ingredientes:

½ taza de cebolla picada
1 diente de ajo picado
1 tallo de apio picado en trozos pequeños
1 cucharada de aceite de oliva
1 lata de 8 onzas de frijoles (habichuelas) rojos, escurridos
1 lata de 11 onzas de sopa de tomate baja en sodio
2 cucharadas de hierbas italianas
Sal (utilice la marca No Salt o bien Nu-Salt) y pimienta al gusto

Preparación:

Sofría (saltee) las cebollas, el ajo y el apio en aceite de oliva a fuego mediano-alto durante unos 5 minutos en una olla para sopa mediana, revolviendo a menudo. Licúe los frijoles colorados, la sopa de tomate y las especias en una licuadora (batidora) de 2 a 3 minutos, y luego agregue a la olla y cocine durante 15 minutos. Agregue sal y pimienta al gusto.

• CENA •

Ensalada de mesclun con pimientos, zanahorias y rábanos

Ingredientes:

4 tazas de mesclun
1 pimiento (ají, pimiento morrón) verde picado
½ taza de zanahorias picadas
½ taza de rábanos picados

Preparación:

Mezcle los ingredientes. El tamaño de su porción debería ser de 2 tazas con 1 cucharada de aliño (aderezo) de aceite de oliva (o de lino/linaza).

Zanahorias a la menta con semillas de calabaza

Ingredientes:

3 zanahorias medianas, peladas y picadas en rodajas redondas
1 cucharada de perejil fresco, picado
1 cucharada de menta (hierbabuena) fresca, picada
2 cucharadas de semillas de calabaza (pepitas) picadas en trozos grandes
1 cucharada de jugo de limón
1 cucharada de aceite de oliva
Sal (utilice la marca No Salt o bien Nu-Salt) y pimienta al gusto

Preparación:

Cocine al vapor las zanahorias hasta que estén ligeramente crujientes. Mezcle el resto de los ingredientes con las zanahorias cuando estas ya estén listas.

Brócoli al vapor

Ingredientes:

½ cabeza de brócoli

Preparación:

Pique el brócoli en rodajas a lo largo para separar las cabezuelas. Cocínelo al vapor hasta que esté tierno.

Salmón al estilo asiático

Ingredientes:

2 cucharaditas de salsa de soya baja en sodio
1 cucharada de mostaza Dijon
½ libra (227 g) de salmón picado en 2 trozos
½ taza de rodajas de cebolla
1 diente de ajo picado
¼ cucharadita de jengibre seco (o ½ cucharada de jengibre fresco picado en trocitos)
2 tazas de hongos shiitake *frescos picados en rodajas*

Preparación:

Precaliente el horno a 375°F. Mezcle la salsa de soya con la mostaza y cubra el salmón. Sofría (saltee) la cebolla, el ajo, el jengibre y los hongos en una sartén mediana durante unos 5 minutos. Hornee el salmón en una fuente para hornear (refractario), dependiendo de cuán grueso sea (unos 7 minutos si tiene un grosor menor a 1 pulgada/2,5 cm). Cuando esté cocinado, colóquelo sobre la mezcla de los hongos.

Frambuesas frescas

Ingredientes:

1 taza de frambuesas frescas

Preparación:

Se sirven frías para obtener una porción de ½ taza. También puede utilizar un poco de leche de soya con sabor a vainilla o yogur sin grasa para empapar las frambuesas.

Recetas para el Día Nº2

Avena con proteínas de suero de leche y aceite de semilla de lino o de nuez de macadamia

Ingredientes:

1 taza de avena cocida
De 25 a 30 gramos de proteínas en polvo a base de suero de leche con sabor a vanilla
¼ de taza de agua, leche de soya o yogur sin grasa
1 cucharada de aceite de semilla de lino (linaza) o de nuez de macadamia
1 cucharada de frutos secos y una pizca de canela (opcional)

Preparación:

Cocine la avena según las instrucciones del paquete. Mientras la avena se está cociendo, agregue las proteínas en polvo a base de suero de leche a la ¼ taza de agua, leche de soya o yogur sin grasa y revuelva. Si lo desea, puede agregar más líquido y la avena se pondrá menos espesa. Agregue los frutos secos y la canela si lo desea. Rinde 1 porción.

Sándwich tipo wrap de ensalada de atún

Ingredientes:

1 lata (o una bolsa de papel de aluminio) de trozos de atún blanco (albacora) en agua mineral sin pellejo y bajo en sodio
¼ taza de cebolla picada en trocitos
1 tallo de apio picado
1 cucharadita de jugo de limón

1 cucharada de aceite de oliva
1 cucharada de perejil fresco picado
¼ taza de mostaza Dijon
½ cucharadita de sal (utilice la marca No Salt *o bien* Nu-Salt*)*
½ cucharadita de pimienta
2 tortillas de trigo integral

Preparación:

Mezcle todos los ingredientes excepto las tortillas en un tazón (reci-piente). Extienda la mezcla sobre la tortilla y enróllela. Puede sustituir la tortilla por pan de trigo integral para hacer un sándwich (emparedado).

• CENA •

Ensalada de jícama

Ingredientes:

1 taza de jícama pelada y cortada en juliana
1 naranja (china) pelada, dividida y picada en trozos
1 pepino sin semillas y picado en rodajas finas
¼ taza de cebolla verde picada
¼ taza de cilantro fresco picado
1 cucharada de menta (hierbabuena) fresca picada
¼ taza de jugo de naranja fresca
¼ taza de jugo de limón (o limón verde/lima) fresco
¼ cucharadita de sal (utilice la marca No Salt *o bien* Nu-Salt*)*
¼ cucharadita de pimienta
¼ cucharadita de polvo de chile

Preparación:

Combine la jícama, la naranja, el pepino, la cebolla, el cilantro y la menta en un tazón (recipiente) grande. En otro tazón, mezcle el jugo de naranja, el jugo de limón y las especias. Vierta la mezcla de los jugos sobre la mezcla de la jícama y mezcle con suavidad. Cubra y enfríe durante al menos 20 minutos.

Chili con frijoles negros

Ingredientes:

½ cebolla mediana picada

2 dientes de ajo picados

1 pimiento verde picado en cubitos

1 lata de 15 onzas de frijoles (habichuelas) negros, escurridos

1 taza de granos de maíz (elote, choclo) congelado

1 taza de consomé de pollo o vegetal light

1 lata de 4 onzas de salsa de tomate (jitomate) bajo en sodio

2 cucharadas de comino

2 cucharadas de polvo de chile rojo

2 cucharadas de hierbas italianas

1 cucharada de aceite de oliva

½ cucharadita de sal (utilice la marca No Salt o bien Nu-Salt)

½ cucharadita de pimienta

¼ taza de cilantro fresco picado

Preparación:

Sofría (saltee) la cebolla, el ajo y el pimiento verde en una olla mediana para sopa a fuego mediano durante unos 5 minutos, revolviendo con frecuencia. Agregue los frijoles, el maíz, el consomé, la salsa de tomate, las especias, el aceite, la sal y la pimienta y deje que hierva a fuego lento durante 15 minutos. Adorne con el cilantro y sazone con más sal y pimienta si es necesario. Sirva con tortillas de trigo integral calientes.

Piña picada

Pique una piña (ananá) entera en trozos del tamaño de un bocado. Coloque la mitad de la piña picada en el refrigerador para el desayuno de la mañana siguiente y sirva la otra mitad como postre.

Recetas para el Día N°3

• DESAYUNO •

Licuado energético a las tres bayas

Ingredientes:

De 25 a 30 gramos de proteínas a base de suero de leche
8 onzas de leche descremada (nonfat milk) *o leche de soya (con sabor a
    vanilla)*
⅓ taza de fresas (frutillas) frescas o congeladas
⅓ taza de frambuesas frescas o congeladas
⅓ taza de arándanos frescos o congelados
3 ó 4 cubitos de hielo (opcional)
1 cucharada de aceite de semilla de lino (linaza) o de nuez de macadamia

Preparación:

Ponga todos los ingredientes en una licuadora (batidora) y lícuelos.

• ALMUERZO •

Sopa italiana de frijoles blancos

Ingredientes:

½ cebolla partida a la mitad y en rodajas finas
4 dientes de ajo picados en trozos
2 tazas de consomé de pollo o de verduras light
*2 tazas de berzas (bretones, posarnos) o de col rizada (corte el tallo)
    picados en trozos pequeños*
1 lata de 7,5 onzas de tomates (jitomates) picados en cubitos
2 cucharaditas de una mezcla de hierbas italianas
1 lata de 15 onzas de frijoles (habichuelas) blancos pequeños, escurridos
Sal (utilice la marca No Salt *o bien* Nu-Salt) *y pimienta al gusto*

Preparación:

Sofría (saltee) la cebolla en una olla mediana para sopa a fuego mediano-lento durante 5 minutos, revolviendo con frecuencia. Agregue el ajo y continúe sofriendo durante otro minuto. Agregue el consomé, las berzas, los tomates y las hierbas. Deje que hierva a fuego mediano durante 15 minutos. Agregue los frijoles, la sal y la pimienta. Cocine durante otros 5 minutos. Sazone con sal y pimienta al gusto.

• CENA •

Ensalada de naranja e hinojo

Ingredientes:

1 naranja (china)
1 bulbo pequeño de hinojo
1 lechuga romana (orejona) picada en pedazos
¼ taza de perejil picado
1 cucharada de aliño (aderezo) de aceite de oliva o de semilla de lino
   (linaza)

Preparación:

Pique la naranja y el hinojo, luego mezcle con las verduras y el aliño en un tazón (recipiente) grande.

Las verduras favoritas del Dr. Murray

Ingredientes:

1 cucharada de aceite de oliva
1 cucharadita de vinagre balsámico
1 col rizada grande; lavada, con las hojas recortadas y picada en trozos
   grandes
½ taza de cebolla verde picada en cubitos
1 diente de ajo picado en rodajas finas

½ taza de nueces (nueces de nogal) o almendras picadas en trozos grandes
Pedazos o cuñas de limón
¼ cucharadita de sal (utilice la marca No Salt o bien Nu-Salt)
½ cucharadita de pimienta negra

Preparación:

Caliente el aceite de oliva y el vinagre balsámico en un sartén o *wok* grande a fuego mediano-alto. Agregue la col rizada, las cebollas, el ajo y las nueces y sofría hasta que estén tiernos. Sazone con sal y pimienta al gusto. Sirva con los pedazos de limón.

Pollo o tofu al curry con arroz integral

Ingredientes:

½ taza de arroz integral de cocción rápida sin cocer
7,5 onzas de tofu firme picado en cubitos o 1 pechuga de pollo deshuesada
    y sin pellejo, picada en trozos del tamaño de un bocado
Aceite de oliva para sofreír (saltear)
½ taza de cebolla picada
1 diente de ajo picado en trocitos
jengibre
2 cucharaditas de polvo de curry
1 cucharadita de polvo de chile
1 taza de consomé de pollo o verdura
1 pimiento (ají, pimiento morrón) rojo mediano, picado
½ taza de leche de coco (asegúrese de que está bien mezclada antes de
    usarla)
Sal (utilice la marca No Salt o bien Nu-Salt) y pimienta al gusto

Preparación:

Siga las instrucciones del paquete de arroz integral de cocción rápida. Mientras el agua para el arroz comienza a hervir, pique el *tofu* o el pollo y los otros ingredientes. Sofría (saltee) la cebolla con un poco de aceite de oliva en un sartén mediano a fuego mediano-lento durante unos 5 minutos, revolviendo a menudo; agregue el ajo y el jengibre, y continúe sofriendo durante otro minuto, luego retire del fuego y agregue el polvo de *curry* y el polvo de chile. Mezcle bien. Regrese al fuego y agregue el consomé, el pollo, el pimiento y la leche de coco. Deje que hierva a fuego lento hasta que el pollo esté hecho, unos 10 minutos. Sazone con sal y pimienta al gusto.

Coloque el arroz en el plato y ponga encima la mezcla del *curry*.

Arándanos

Ingredientes:

Una taza de arándanos frescos

Preparación:

Sírvalos fríos para obtener una porción de ½ taza. También puede utilizar un poco de leche de soya con sabor a vainilla o yogur sin grasa para empapar las bayas.

Recetas para el Día Nº4

• DESAYUNO •

Cereal integral con frutos secos y semillas con leche de soya o yogur sin grasa

Ingredientes (para cada porción):

1 taza de cereal integral
1 cucharadita de semillas de lino (linaza)
1 cucharadita de semillas de girasol
*1 cucharadita de nueces (nueces de nogal) o almendras picadas en trozos
  grandes*
1 taza de leche de soya con sabor a vainilla o de yogur sin grasa

Ensalada de frijoles negros

Ingredientes:

1 lata de 15 onzas de frijoles (habichuelas) negros, escurridos
1 taza de maíz (elote, choclo) congelado, descongelado
6 tomates (jitomates) pequeños picados en cuatro trozos
½ taza de cebolla verde picada en trocitos
1 diente de ajo machacado o picado en trocitos
½ taza de pimiento (ají, pimiento morrón) rojo picado en cubitos
½ taza de cilantro picado
2 tazas de mesclun
1 cucharada de aceite de oliva o de semilla de lino (linaza)
2 cucharadas de jugo de limón fresco
¼ taza de cilantro picado
Sal (utilice la marca No Salt *o bien* Nu-Salt*) y pimienta al gusto*

Preparación:

Mezcle todos los ingredientes en un tazón (recipiente) grande y sírvalos.

Ensalada mediterránea

Ingredientes:

1 taza de tomates (jitomates) frescos picados (quite el exceso de pulpa
   si es necesario)
1 taza de pepino pelado y picado
½ taza de cebolla verde picada en trocitos pequeños
1 diente de ajo picado en trocitos pequeños
1 lata de 8 onzas de garbanzos, enjuagados y escurridos
1 cucharada de jugo de limón fresco
1 cucharada de perejil fresco
1 cucharadita de hierbas italianas
1 cucharada de aceite de oliva

Preparación:

Mezcle todos los ingredientes y déjelos enfriar durante al menos 15 minutos.

Acorn squash a lo rapidito

Ingredientes:

1 acorn squash *cortado a la mitad y sin semillas*
1 cucharada de miel
Una pizca de canela

Preparación:

Ponga el *squash* en un plato apto para horno de microondas con el lado cortado hacia arriba. Cúbralo y cocínelo en el horno de microondas de 10 a 13 minutos en *high* o hasta que al introducir un tenedor esté tierno. Ponga encima la miel y la canela. Rinde 2 porciones.

Polenta puttanesca con tofu

Ingredientes:

POLENTA:

3 tazas de agua
1 cucharadita de sal (utilice la marca No Salt *o bien* Nu-Salt*)*
1 taza de polenta *instantánea*

SALSA:

1 cebolla picada en cubitos
1 diente de ajo machacado o picado en trocitos
1 pimiento verde picado en cubitos
1 lata de 12 onzas de salsa de tomate (jitomate)
7,5 onzas (213 g) de tofu *firme picado en cubitos*
1 cucharada de hierbas italianas
1 cucharada de chile rojo machacado
2 cucharadas de alcaparras, enjuagadas y escurridas
8-10 aceitunas kalamata *deshuesadas*
1 cucharada de perejil fresco finamente picado

¼ cucharadita de sal (utilice la marca No Salt *o bien* Nu-Salt*)*
¼ cucharadita de pimienta negra
1 hoja de laurel

Preparación:

Para preparar la *polenta*: deje que el agua rompa a hervir en una cacerola de 2 cuartos de galón (2 l) de capacidad. Agregue la sal y baje el fuego hasta que el agua hierva lentamente. Agregue la *polenta* muy despacio. Para evitar grumos, revuelva rápidamente con una cuchara de mango largo mientras agrega la *polenta*. Cocínela, revolviendo continuamente, durante 5 minutos o hasta que la mezcla esté sólida pero aún blanda. Viértala sobre una bandeja de hornear engrasada de 10½ × 15½" (27 × 39 cm). Con las manos mojadas o una pala de servir mojada, forme un rectángulo plano y blando con la *polenta*. Déjela enfriar unos 10 minutos o hasta que esté firme.

Para preparar la salsa: sofría (saltee) la cebolla y el ajo en una cacerola grande a fuego mediano de 3 a 4 minutos. Agregue el pimiento verde y sofríalo de 3 a 4 minutos más. Agregue agua y la hoja de laurel y déjelo que rompa a hervir. Cubra la cacerola y deje que hierva a fuego lento durante 15 minutos. Agregue el resto de los ingredientes y deje que hiervan lentamente durante otra hora, revolviendo de vez en cuando. Retírelo del fuego, quite la hoja de laurel y déjelo enfriar. Para servirlo vuélvalo a calentar o sírvalo frío sobre espaguetis.

(*Nota*: si encuentra en este apéndice nombres de alimentos que no entiende o que jamás ha visto, favor de remitirse al glosario en la página 415).

Programa de suplementos para el tratamiento de la diabetes del tipo I

El programa de suplementos recomendado depende del grado de control del azúcar en la sangre (glucosa) del diabético mostrado a través de las automediciones de los niveles de glucosa y de A_1C.

Programa inicial de suplementos

Diabetes del tipo I recientemente diagnosticada
- Suplementos básicos:
  - Complejo multivitamínico y de minerales de alta potencia: siga las recomendaciones en cuanto a las dosis de las páginas 371-374.
  - Jugo de verduras: una porción diaria
  - Aceites de pescado: de 1.000 a 1.200 mg diarios de EPA y DHA
  - Vitamina C: de 500 a 1.500 mg diarios
  - Vitamina E: de 400 a 800 U. I. (unidades internacionales) diarias
- Niacinamida (*niacinamide*): de 25 a 50 mg por kg de peso corporal
- Extracto de té verde (*green tea extract*): de 240 a 300 mg de polifenoles (*polyphenols*)

Primer Nivel: logro de los niveles objetivo de glucosa; niveles de A_1C por debajo del 7 por ciento, sin anormalidades lipídicas, sin signos de complicaciones

- Suplementos básicos:
    - Complejo multivitamínico y de minerales de alta potencia: siga las recomendaciones en cuanto a las dosis de las páginas 371-374.
    - Jugo de verduras: una porción diaria
    - Aceites de pescado: de 1.000 a 1.200 mg diarios de EPA y DHA
    - Vitamina C: de 500 a 1.500 mg diarios
    - Vitamina E: de 400 a 800 U.I. diarias

Segundo Nivel: no se han logrado los niveles objetivo de glucosa; A_1C entre el 7 y el 8 por ciento.

- Suplementos básicos
- Extracto de gimnema silvestre (el producto debe tener un 24 por ciento de ácido gimnémico/*gymnemic acid*): 200 mg dos veces al día
- Biotina (*biotin*): 8 mg dos veces al día
- Opcional: jugo de melón amargo (*bitter melon juice*): de 2 a 4 onzas (de 59 a 118 ml) diarias

Tercer Nivel: no se han logrado los niveles objetivo de glucosa; A_1C entre el 8 y el 9 por ciento.

- Suplementos básicos
- Extracto de gimnema silvestre (el producto debe tener un 24 por ciento de ácido gimnémico/*gymnemic acid*): 200 mg dos veces al día
- Biotina (*biotin*): 8 mg dos veces al día
- PGX™ (u otra fuente de fibra soluble en dosis equivalente): 1.000 mg antes de las comidas
- Opcional: jugo de melón amargo (*bitter melon juice*): de 2 a 4 onzas diarias

Cuarto Nivel: no se han logrado los niveles objetivo de glucosa; A_1C por encima del 9 por ciento.

- Suplementos básicos
- Extracto de de gimnema silvestre (el producto debe tener un 24 por ciento de ácido gimnémico/*gymnemic acid*): 200 mg dos veces al día
- Biotina (*biotin*): 8 mg dos veces al día

- PGX™ (u otra fuente de fibra soluble en dosis equivalente): 1.000 mg antes de las comidas
- Inhibidor de la glucosidasa: tome uno de los siguientes:
  · Extracto de *touchi*: 300 mg tres veces al día con las comidas
  · Extracto de morera (*mulberry*): el equivalente a 1.000 mg de hoja seca tres veces al día
- Opcional: jugo de melón amargo (*bitter melon juice*): de 2 a 4 onzas diarias

Si tras controlar los niveles de glucosa, estos no mejoran tras 4 días de seguir las recomendaciones para el nivel actual, vaya al siguiente nivel más alto. Por ejemplo, si comienza con un nivel de A_1C del 8,2 por ciento y un nivel de glucosa en ayunas de 130 mg/dL, comience con las recomendaciones del Segundo Nivel. Después de 4 semanas, si el nivel promedio no ha bajado a menos de 110 mg/dL, vaya al Tercer Nivel. Si los niveles de glucosa y de A_1C no llegan a sus niveles objetivo en el Cuarto Nivel, necesitará que le receten un fármaco (un fármaco hipo-glucémico oral o insulina).

Suplementos adicionales para la prevención y el tratamiento de las complicaciones diabéticas

Ante la presencia de cualquier complicación, agregue lo siguiente al programa básico de suplementos:

- Ácido alfalipoico (*alpha-lipoic acid*): de 300 a 600 mg diarios
- Extracto de semilla de uva (*grapeseed extract*) u otro extracto rico en flavonoides adecuado; vea las páginas 289-291: de 150 a 300 mg diarios

Para complicaciones específicas, siga el programa básico de suplementos con la adición de ácido alfalipoico y un extracto rico en flavonoides ade-cuado, y agregue también los siguientes suplementos.

Presión arterial alta (hipertensión)

Para la hipertensión al límite de la normalidad (130-139/85-89)

- Suplementos básicos
- Cloruro de potasio (*potassium chloride*): de 1.500 a 3.000 mg
- Magnesio: de 150 a 400 mg tres veces al día
- PGX™: 1.000 mg antes de las comidas tres veces al día
- Ajo: un producto con 4.000 mcg de alicina (*allicin*)

Nota: si después de 2 meses no se produce ningún cambio, agregue péptidos de pescado anti ECA (*anti-ACE fish peptides*): 1.500 mg diarios. Si tras 2 meses sigue sin producirse ningún cambio, deje de tomar los péptidos de pescado anti ECA y sustitúyalos por extracto de semilla de apio (*celery seed extract*): 150 mg diarios.

Para la hipertensión de leve (140-160/90-104) a moderada (140-180/105-114)

- Suplementos básicos
- Cloruro de potasio (*potassium chloride*): de 1.500 a 3.000 mg
- Magnesio: de 150 a 400 mg tres veces al día
- PGX™: 1.000 mg antes de las comidas tres veces al día
- Ajo: un producto con 4.000 mcg de alicina (*allicin*)
- Péptidos de pescado anti ECA: 1.500 mg diarios

Nota: si después de 2 meses no se produce ningún cambio, agregue extracto de semilla de apio (*celery seed extract*): 150 mg diarios. Si continúa sin haber cambios, agregue coenzima Q10: 100 mg diarios. Si la presión arterial no ha disminuido por debajo de 140/105, tendrá que consultar a un médico para seleccionar el medicamento más adecuado. Si necesita un fármaco que se vende con receta, los bloqueadores del canal del calcio (*calcium channel blockers*) o los inhibidores ECA (*ACE inhibitors*) parecen ser los más seguros para los diabéticos.

Para la hipertensión grave (160+/115+)

- Consulte a un médico inmediatamente.
- Suplementos básicos
- Cloruro de potasio (*potassium chloride*): de 1.500 a 3.000 mg diarios
- Magnesio: de 150 a 400 mg tres veces al día
- PGX™: 1.000 mg antes de las comidas tres veces al día
- Ajo: un producto con 4.000 mcg de alicina (*allicin*)
- Péptidos de pescado anti ECA: 1.500 mg diarios
- Extracto de semilla de apio (*celery seed extract*): 150 mg diarios
- Coenzima Q10: 100 mg diarios

Nota: puede que necesite un fármaco para lograr el control inicial. Cuando haya controlado satisfactoriamente la presión arterial alta, consulte a su médico para reducir el medicamento.

Niveles elevados de colesterol y otros factores de riesgo cardiovascular

- Colesterol por encima de 200 mg/dL o colesterol LBD por encima de 135 mg (100 mg si tiene antecedentes de ataque al corazón):
  PGX™: 1.000 mg tres veces al día antes de las comidas
  Niacina (o hexaniacinato de inositol): 1.500 mg por la noche antes de irse a la cama
- Ajo: un producto con 4.000 mcg de alicina (*allicin*) como mínimo al día
- Colesterol LAD por debajo de 45 mg/dL: niacina (o hexaniacinato de inositol): 1.500 mg por la noche antes de irse a la cama
- Lipoproteína (a) por encima de 40 mg/dL: niacina (o hexaniacinato de inositol): 1.500 mg por la noche antes de irse a la cama
- Triglicéridos por encima de 150 mg/dL: niacina (o hexaniacinato de inositol): 1.500 mg por la noche antes de irse a la cama
- Proteína C reactiva por encima de 1,69 mg/L: vitamina E: 800 U. I. diarias
- Fibrinógeno por encima de 400 mg/L: extracto de ajo: 4.000 mcg diarios

- Homocisteína por encima de 16 micromoles/L: ninguna recomendación específica; asegúrese de tomar un complejo multivitamínico y de minerales de alta potencia.
- Ferritina (una proteína fijadora del hierro) por encima de 200 mcg/L: elimine la carne de res de su alimentación, evite los suplementos de hierro y aumente el consumo de cereales integrales
- Peróxidos lipídicos elevados: ninguna recomendación específica adicional; asegúrese de seguir el programa de suplementos básicos para la diabetes del tipo I

Retinopatía diabética

- Extracto de mirtillo (*bilberry extract*): de 160 a 320 mg diarios; o extracto de semilla de uva (*grapeseed extract*): de 150 a 300 mg diarios

Neuropatía diabética

- Ácido gammalinolénico procedente de aceite de borraja (*borage oil*), aceite de prímula (primavera) nocturna (*evening primrose oil*) o bien de aceite de grosella negra (*black currant oil*): 480 mg diarios
- Crema de capsaicina (0,075 por ciento): aplíquela sobre el área afectada dos veces al día

Nefropatía diabética

- Siga las recomendaciones para la presión arterial alta a menos que la función renal caiga por debajo del 40 por ciento de lo normal. En ese caso, no tome suplementos de magnesio ni de potasio a menos que se lo recomiende su médico.

Sanación deficiente de las heridas

- Gel de áloe vera (zábila, sábila, atimorreal, acíbar): aplíqueselo en las zonas afectadas dos veces al día

Úlceras en pie diabético

- Extracto de *ginkgo biloba*: de 120 a 240 mg diarios; o extracto de semilla de uva (*grapeseed extract*): de 150 a 300 mg diarios

(*Nota*: si encuentra en este apéndice términos que no entiende o que jamás ha visto, favor de remitirse al glosario en la página 415. Hay una lista de tiendas de productos naturales de habla hispana en la página 412).

A p é n d i c e   C

Programa de suplementos para el tratamiento de la diabetes del tipo II

El programa de suplementos recomendado depende del grado de control del azúcar en la sangre (glucosa) del diabético mostrado a través de las automediciones de los niveles de glucosa y de A_1C.

Programas iniciales de suplementos

Primer Nivel: logro de los niveles objetivo de glucosa; niveles de A_1C por debajo del 7 por ciento, sin anormalidades lipídicas, sin signos de complicaciones
- Suplementos básicos:
  - Complejo multivitamínico y de minerales de alta potencia: siga las recomendaciones en cuanto a las dosis en las páginas 371–374.
  - Jugo de verduras: una porción diaria
  - Aceites de pescado: de 1.000 a 1.200 mg diarios de EPA y DHA
  - Vitamina C: de 500 a 1.500 mg diarios
  - Vitamina E: de 400 a 800 U. I. diarias

Segundo Nivel: no se han logrado los niveles objetivo de glucosa; A_1C entre el 7 y el 8 por ciento
- Suplementos básicos
- PGX™ (u otra fuente de fibra soluble en dosis equivalentes): 1.000 mg antes de las comidas.

Tercer Nivel: no se han logrado los niveles objetivo de glucosa; A_1C entre el 8 y el 9 por ciento

- Suplementos básicos
- PGX™ (u otra fuente de fibra soluble en dosis equivalentes): 1.000 mg antes de las comidas
- Potenciador de la insulina: utilice uno de los siguientes:
  - Extracto de gimnema silvestre (el producto debe tener un 24 por ciento de ácido gimnémico/*gymnemic acid*): 200 mg dos veces al día
  - Extracto de fenogreco (*fenugreek extract*):
- Ajo: un producto con 4.000 mcg de alicina (*allicin*) como mínimo al día

Cuarto Nivel: no se han logrado los niveles objetivo de glucosa; A_1C por encima del 9 por ciento

- Suplementos básicos
- PGX™ (u otra fuente de fibra soluble en dosis equivalentes): 1.000 mg antes de las comidas
- Potenciador de la insulina: utilice uno de los siguientes:
  - Extracto de gimnema silvestre (debe tener un 24 por ciento de ácido gimnémico/*gymnemic acid*): 200 mg dos veces al día
  - Extracto de fenogreco (*fenugreek extract*)
- Ajo: un producto con 4.000 mcg de alicina (*allicin*) como mínimo al día
- Inhibidor de la glucosidasa: utilice uno de los siguientes:
  - Extracto de *touchi*: 300 mg tres veces al día con las comidas
  - Extracto de morera (*mulberry extract*): el equivalente a 1.000 mg de hoja seca tres veces al día

Si los niveles glucosa no mejoran tras 4 semanas de seguir las recomendaciones para el nivel actual, vaya al siguiente nivel más alto. Por ejemplo, si usted comienza con un nivel de A_1C del 8,2 por ciento y un nivel de glucosa en ayunas de 130 mg/dL, comience en el Segundo Nivel. Después de 4 semanas, si el valor no ha descendido por debajo de 110 mg/dL, vaya al Tercer Nivel. Si los niveles de glucosa y los niveles de A_1C no llegan a los niveles objetivo deseados con el Cuarto Nivel, necesitará que le receten medicamentos (un fármaco hipoglucémico oral o insulina).

Suplementos adicionales para la prevención y el tratamiento de complicaciones diabéticas

Ante la presencia de cualquier complicación, agregue lo siguiente al programa básico de suplementos:

- Ácido alfalipoico (*alpha-lipoic acid*): de 300 a 600 mg diarios
- Extracto de semilla de uva (*grapeseed extract*) u otro extracto rico en flavonoides adecuado, vea las páginas 289–291: de 150 a 300 mg diarios

Para complicaciones específicas, siga el programa de suplementos básicos con la adición de ácido alfalipoico y un extracto rico en flavonoides adecuado, y agregue los siguientes suplementos especificados a continuación.

Presión arterial alta (hipertensión)

Para la hipertensión al límite de la normalidad (130-139/85-89)

- Suplementos básicos
- Cloruro de potasio (*potassium chloride*): de 1.500 a 3.000 mg
- Magnesio: de 150 a 400 mg tres veces al día
- PGX™: 1.000 mg antes de las comidas tres veces al día
- Ajo: un producto con 4.000 mcg de alicina (*allicin*)

Nota: si después de 2 meses no se produce ningún cambio, agregue péptidos de pescado anti ECA (*anti-ACE fish peptides*): 1.500 mg diarios. Si después de 2 meses continúa sin haber cambios, deje de tomar los péptidos de pescado anti ECA y sustitúyalos por extracto de semilla de apio (*celery seed extract*): 150 mg diarios.

Para la hipertensión de leve (140-160/90-104) a moderada (140-180/105-114)

- Suplementos básicos
- Cloruro de potasio (*potassium chloride*): de 1.500 a 3.000 mg
- Magnesio: de 150 a 400 mg tres veces al día
- PGX™: 1.000 mg antes de las comidas tres veces al día
- Ajo: un producto con 4.000 mcg de alicina (*allicin*)
- Péptidos de pescado anti ECA (*anti-ACE fish peptides*): 1.500 mg diarios

Nota: si después de 2 meses no se produce ningún cambio, agregue extracto de semilla de apio (*celery seed extract*): 150 mg diarios. Si siguen sin producirse cambios, agregue coenzima Q10: 100 mg diarios. Si la presión arterial no ha descendido por debajo de 140/105, tendrá que consultar a un médico para seleccionar la medicación más adecuada. Si necesita un fármaco que se vende con receta, los bloqueadores del canal del calcio o los inhibidores ECA parecen ser los más seguros para los diabéticos.

Para la hipertensión grave (160+/115+)

- Consulte a un médico inmediatamente.
- Suplementos básicos
- Cloruro de potasio (*potassium chloride*): de 1.500 a 3.000 mg diarios
- Magnesio: de 150 a 400 mg tres veces al día
- PGX™: 1.000 mg antes de las comidas tres veces al día
- Ajo: un producto con 4.000 mcg de alicina (*allicin*)
- Péptidos de pescado anti ECA (*anti-ACE fish peptides*): 1.500 mg diarios
- Extracto de semilla de apio (*celery seed extract*): 150 mg diarios
- Coenzima Q10: 100 mg diarios

Nota: puede que necesite un fármaco para lograr el control inicial. Cuando haya controlado satisfactoriamente la presión arterial alta, consulte a su médico para reducir el medicamento.

Niveles elevados de colesterol y otros factores de riesgo cardiovascular

- Colesterol total por encima de 200 mg/dL o colesterol LBD por encima de 135 mg (100 mg si tiene antecedentes de ataque al corazón):
  PGX™: 1.000 mg tres veces al día antes de las comidas
  Niacina (*niacin*) o hexaniacinato de inositol (*inositol hexaniacinate*): de 1.000 a 1.500 mg por la noche antes de irse a la cama
  Ajo: un producto con 4.000 mcg de alicina (*allicin*) diarios como mínimo
- Colesterol LAD por debajo de 45 mg/dL: niacina (o hexaniacinato de inositol); de 1.000 a 1.500 mg por la noche antes de irse a la cama
- Lipoproteína (a) por encima de 40 mg/dL: niacina (o hexaniacinato de inositol); 1.500 mg por la noche antes de irse a la cama
- Triglicéridos por encima de 150 mg/dL: niacina (o hexaniacinato de inositol); 1.500 mg por la noche antes de irse a la cama
- Proteína C reactiva por encima de 1,69 mg/L: vitamina E; 800 U. I. diarias
- Niveles de fibrinógeno por encima de 400 mg/L: extracto de ajo; 4.000 mcg diarios
- Homocisteína por encima de 16 micromoles/L: ninguna recomendación específica; asegúrese de tomar un complejo multivitamínico y de minerales de alta potencia.
- Ferritina (una proteína fijadora del hierro) por encima de 200 mcg/L: elimine la carne de res de su alimentación, evite los suplementos de hierro y aumente el consumo de cereales integrales
- Peróxidos lipídicos elevados: ninguna recomendación específica adicional; asegúrese de seguir el programa básico de suplementos para la diabetes del tipo II

Retinopatía diabética

- Extracto de mirtillo (*bilberry extract*): de 160 a 320 mg diarios; o extracto de semilla de uva (*grapeseed extract*): de 150 a 300 mg diarios

Neuropatía diabética

- Ácido gammalinolénico procedente de aceite de borraja (*borage oil*), aceite de prímula (primavera) nocturna (*evening primrose oil*) o bien de aceite de grosella negra (*black currant oil*): 480 mg diarios
- Crema de capsaicina (al 0,075 por ciento): aplíquela al área afectada dos veces al día

Nefropatía diabética

- Siga las recomendaciones para la presión arterial alta a menos que la función renal caiga por debajo del 40 por ciento de lo normal. En ese caso, no tome suplementos de magnesio ni de potasio a no ser que se lo recomiende su médico.

Sanación deficiente de las heridas

- Gel de áloe vera (zábila, sábila, altimorreal, acíbar): aplíquelo a las zonas afectadas dos veces al día

Úlceras en pie diabético

- Extracto de *ginkgo biloba*: de 120 a 240 mg diarios; o extracto de semilla de uva (*grapeseed oil*): de 150 a 300 mg diarios

Carta abierta a los médicos

Considere darle una copia de esta carta a su médico cuando discutan la utilización de estrategias alternativas y complementarias para la diabetes.

Estimado Doctor:

Hemos escrito el libro *Derrote a la diabetes* para que sirva de guía a las personas con diabetes. El mismo contiene información valiosa y sensata sobre cómo incorporar al tratamiento de la diabetes estrategias dietéticas, suplementos nutricionales, remedios herbarios y otras estrategias como la acupuntura. Nuestros objetivos son sencillos pero importantes:

- Mejorar la sensibilidad de las células a la acción de la insulina, mejorando así la tolerancia a la glucosa y normalizando el azúcar en la sangre
- Fomentar la pérdida de peso y reducir los niveles posprandiales de azúcar en la sangre
- Reducir de manera eficaz las complicaciones de la diabetes, incluyendo las enfermedades cardíacas y la retinopatía
- Mejorar la acción de los fármacos y la insulina y reducir al mismo tiempo sus efectos secundarios

Tras haber revisado minuciosamente la literatura médica, basamos nuestras recomendaciones en pruebas y razonamientos científicos actuales, así como en nuestra experiencia clínica. Si desea revisar las investigaciones que nos han ayudado a formar nuestras opiniones, favor de consultar las referencias expuestas al final de este libro.

Le exhortamos a que trabaje junto con su paciente para conseguir la meta que todos buscamos: los mejores resultados posibles de la atención médica.

Atentamente,
Michael T. Murray, N. D. y Dr. Michael R. Lyon

Tabla D.1. Lista de control para las consultas médicas

	TRIMESTRAL	ANUAL
Repasar el plan de manejo		
Resultados del seguimiento de la glucosa sanguínea	X	
Medicamentos/régimen de insulina	X	
Plan nutricional	X	
Programa de ejercicio	X	
Apoyo psicosocial	X	
Exámenes físicos		
Peso	X	
Estatura (para niños/adolescentes)	X	
Maduración sexual (para niños/adolescentes)	X	
Piel, incluyendo los puntos de inyección de insulina	X	
Pies: pulsos, relleno capilar, color, sensación, uñas, piel, úlceras	X	
Neurológico: reflejos, propriocepción, sensación vibratoria, tacto (sensación de temperatura distal, sensación de presión o de pinchazo distal, monofilamento estándar)		X
Examen regular de la retina	X	
Examen con retina dilatada		X
Electrocardiograma		X
Análisis de laboratorio		
Glucosa plasmática en ayunas o al azar Rango normal/objetivo: 80-120 mg/dL antes de las comidas	X	
Hemoglobina glicosilada (A_1C) Rango objetivo: < 7 por ciento en adultos, < 7,5 por ciento en niños	X	
Análisis de orina: glucosa, cetonas, microalbúmina, proteína, sedimento	X	
Perfil cardiovascular completo Análisis/Objetivo: Colesterol < 200 mg/dL Triglicéridos < 200 mg/dL LBD < 130 mg/dL LAD > 35 mg/dL Lipoproteína (a) < 40 mg/dL Proteína C reactiva < 1,69 mg/L Fibrinógeno < 400 mg/L Homocisteína < 16 micromoles/L Ferritina de 60 a 200 mcg/L (si es elevada, saturación de transferrina) Peróxidos lipídicos < normales Creatinina sérica (en adultos; en niños, hágalo solamente si hay proteína presente en la orina)	X	X

¿Es usted optimista?

Lo que distingue a un optimista de un pesimista es la manera en que explican tanto los buenos como los malos acontecimientos. El Dr. Martin Seligman ha desarrollado un sencillo *test* para determinar su nivel de optimismo (extraído de *Aprenda optimismo*, Grijalbo). Tómese todo el tiempo que necesite. No hay respuestas correctas o equivocadas. Es importante que haga el *test* antes de leer la interpretación. Lea la descripción de cada situación e imagine vívidamente que eso le está sucediendo a usted. Escoja la respuesta con la que más se identifique rodeando la A o la B. Ignore los códigos de las letras y los números por ahora; los explicaremos más tarde.

1. El proyecto del cual está a cargo es un gran éxito.   PsG
   A. *Vigilé muy de cerca el trabajo de todo el mundo.*   1
   B. *Todo el mundo dedicó mucho tiempo y energía al proyecto.*   0

2. Usted y su cónyuge (novio/novia) hacen las paces después
   de una riña.   PmG
   A. *Lo/la perdoné.*   0
   B. *Normalmente soy indulgente.*   1

3. Usted se pierde de camino a la casa de un amigo.   PsB
   A. *Me pasé donde debería haber doblado.*   1
   B. *Mi amigo me dio malas indicaciones.*   0

4. Su cónyuge (novio/novia) le sorprende con un regalo.   PsG
    A. *Él/ella acaba de recibir un aumento de sueldo en el trabajo.*   0
    B. *Le/la llevé a una cena especial la noche anterior.*   1

5. Olvida el cumpleaños de su cónyuge (novio/novia).   PmB
    A. *Soy malo para recordar cumpleaños.*   1
    B. *Estaba absorto/a en otras cosas.*   0

6. Usted recibe una flor de un/a admirador/a secreto/a.   PvG
    A. *Soy atractivo/a para él/ella.*   0
    B. *Soy una persona popular.*   1

7. Usted se presenta como candidato a un cargo comunitario
y gana.   PvG
    A. *Dedico mucho tiempo y energía a hacer campaña.*   0
    B. *Trabajo muy arduamente en todo lo que hago.*   1

8. Usted olvida un compromiso importante.   PvB
    A. *Algunas veces me falla la memoria.*   1
    B. *Algunas veces olvido consultar mi libro de citas.*   0

9. Usted se presenta como candidato a un cargo comunitario
y pierde.   PsB
    A. *No hice suficiente campaña.*   1
    B. *La persona que ganó conocía a más gente.*   0

10. Usted ofrece una cena que resulta ser un éxito.   PmG
    A. *Estaba particularmente encantador/a esa noche.*   0
    B. *Soy un/a buen/a anfitrión/a.*   1

11. Usted impide un delito al llamar a la policía.   PsG
    A. *Un ruido extraño llamó mi atención.*   0
    B. *Ese día estaba alerta.*   1

12. Ha estado extremadamente saludable todo el año.   PsG
    A. *Pocas personas a mi alrededor estaban enfermas, así que
no estuve expuesto/a.*   0
    B. *Me aseguré de comer bien y descansar lo suficiente.*   1

13. Le debe a la biblioteca 10 dólares por un libro cuyo plazo
    de devolución ha vencido.   PmB
    A. *Cuando estoy realmente absorto/a en lo que estoy leyendo, a*
       menudo olvido cuándo termina el plazo de devolución.   1
    B. *Estaba tan absorto/a escribiendo el informe que olvidé*
       regresar el libro.   0

14. Sus acciones le reportan mucho dinero.   PmG
    A. *Mi corredor de bolsa decidió invertir en algo nuevo.*   0
    B. *Mi corredor de bolsa es un inversor de primera.*   1

15. Usted gana una competencia deportiva.   PmG
    A. *Me sentía invencible.*   0
    B. *Entreno mucho.*   1

16. Usted desaprueba (suspende) un importante examen.   PsB
    A. *No era tan listo como las otras personas que hicieron*
       el examen.   1
    B. *No me preparé bien para el examen.*   0

17. Usted preparó una comida especial para un/a amigo/a
    y él/ella apenas tocó la comida.   PvB
    A. *No cociné bien.*   1
    B. *Hice la comida a la carreras.*   0

18. Usted pierde en un acontecimiento deportivo para el que
    lleva entrenado mucho tiempo.   PvB
    A. *No soy muy atlético/a.*   1
    B. *No soy bueno/a en ese deporte.*   0

19. Su auto se queda sin combustible en una calle oscura a
    altas horas de la noche.   PsB
    A. *No miré para ver cuánto combustible quedaba en el tanque.*   1
    B. *El indicador del nivel de combustible estaba descompuesto.* 0

20. Usted pierde la calma con un amigo.   PmB
    A. *Él siempre está fastidiándome.*   1
    B. *Él estaba de mal humor.*   0

21. Usted es penalizado por no presentar su declaración de
impuestos a tiempo.   PmB
   A. *Siempre pongo para luego preparar mis impuestos.*   1
   B. *Fui vago y no preparé mis impuestos este año.*   0

22. Le pide a una persona que salga con usted y él/ella dice no.   PvB
   A. *Ese día estaba hecho/a polvo.*   1
   B. *Se me trabó la lengua cuando le pedí a él/ella una cita.*   0

23. El presentador de un programa de concursos lo escoge a
usted de entre la audiencia para participar en el programa.   PsG
   A. *Estaba sentado/a en el sitio correcto.*   0
   B. *Lucía como el/la más entusiasmado/a.*   1

24. Le piden con frecuencia que baile en una fiesta.   PmG
   A. *Soy sociable en las fiestas.*   1
   B. *Esa noche estaba más encantador(a) que nunca.*   0

25. Usted le compra a su cónyuge (novio/novia) un regalo y a
él/ella no le gusta.   PsB
   A. *No me preocupan mucho ese tipo de cosas.*   1
   B. *Él/ella es muy quisquilloso/a en sus gustos.*   0

26. Le va excepcionalmente bien en una entrevista de
trabajo.   PmG
   A. *Me sentí extremadamente seguro de mí mismo durante
   la entrevista.*   0
   B. *Siempre me presento bien en las entrevistas.*   1

27. Usted cuenta un chiste y todo el mundo ríe.   PsG
   A. *El chiste era divertido.*   0
   B. *Mi sentido de la oportunidad fue perfecto.*   1

28. Su jefe le da muy poco tiempo para terminar un proyecto,
pero usted lo termina de todos modos.   PvG
   A. *Soy bueno/a en mi trabajo.*   0
   B. *Soy una persona eficiente.*   1

29. Últimamente se siente cansado/a.   PmB
   A. *Nunca tengo tiempo para descansar.*   1
   B. *Esta semana he estado excepcionalmente ajetreado/a.*   0

30. Le pide a alguien que baile con usted y él/ella dice que no.   PsB
   A. *No bailo lo suficientemente bien.*   1
   B. *A él/ella no le gusta bailar.*   0

31. Salva a una persona de morir atragantada.   PvG
   A. *Sé una técnica para impedir que alguien se asfixie.*   0
   B. *Sé lo que hay que hacer en situaciones de crisis.*   1

32. Su pareja quiere que las cosas se enfríen por un tiempo.   PvB
   A. *Soy demasiado egocéntrico/a.*   1
   B. *No paso el tiempo suficiente con él/ella.*   0

33. Una amiga dice algo que hiere sus sentimientos.   PmB
   A. *Ella siempre suelta las cosas sin pensar en los demás.*   1
   B. *Mi amiga estaba de mal humor y se la agarró conmigo.*   0

34. Su jefe acude a usted para que le aconseje.   PvG
   A. *Soy un/a experto/a en el área sobre la que me preguntó.*   0
   B. *Soy bueno/a en dar consejos útiles.*   1

35. Un amigo le da las gracias por ayudarle a superar una mala
 época.   PvG
   A. *Me gusta ayudarle a superar malos momentos.*   0
   B. *Me preocupo por la gente.*   1

36. Se la pasó en grande en una fiesta.   PsG
   A. *Todo el mundo era amistoso.*   0
   B. *Yo fui amistoso/a.*   1

37. Su médico le dice que está en buena forma física.   PvG
   A. *Me aseguro de hacer ejercicio con frecuencia.*   0
   B. *Me preocupo mucho por la salud.*   1

38. Su cónyuge (novio/novia) lo/la lleva a pasar un fin de
semana romántico.   PmG
   A. *Él/ella necesitaba salir durante unos días.*   0
   B. *A él/ella le gusta explorar nuevas zonas.*   1

39. Su médico le dice que usted consume demasiado azúcar.   PsB
   A. *No le presto mucha atención a mi alimentación.*   1
   B. *Uno no puede evitar el azúcar, está en todas partes.*   0

40. Le piden que dirija un importante proyecto.   PmG
   A. *Acabo de terminar con éxito un proyecto similar.*   0
   B. *Soy un/a buen/a supervisor/a.*   1

41. Usted y su cónyuge (novio/novia) han estado riñendo
mucho.   PsB
   A. *Últimamente me he estado sintiendo malhumorado/a y
presionado/a.*   1
   B. *Él/ella ha sido hostil últimamente.*   0

42. Se cae muchas veces mientras esquía.   PmB
   A. *Esquiar es difícil.*   1
   B. *Las pistas estaban cubiertas de hielo.*   0

43. Usted gana un prestigioso premio.   PvG
   A. *Resolví un importante problema.*   0
   B. *Fui el mejor empleado.*   1

44. Sus acciones están más bajas que nunca.   PvB
   A. *No sabía mucho sobre la situación de la economía y las
finanzas en ese momento.*   1
   B. *Escogí mal las acciones.*   0

45. Usted gana la lotería.   PsG
   A. *Fue pura casualidad.*   0
   B. *Escogí los números correctos.*   1

46. Usted sube de peso durante las vacaciones y no puede
    perderlo.   PmB
    A. *Las dietas no funcionan a largo plazo.*   1
    B. *La dieta que probé no funcionó.*   0

47. Usted está en el hospital y pocas personas vienen a
    visitarlo/a.   PsB
    A. *Estoy irritable cuando estoy enfermo/a.*   1
    B. *Mis amigos desatienden ese tipo de cosas.*   0

48. No aceptan su tarjeta de crédito en una tienda.   PvB
    A. *Algunas veces creo que tengo más dinero del que tengo.* 1
    B. *Algunas veces olvido pagar la factura de mi tarjeta de crédito.* 0

PUNTUACIÓN

PmB _____	PmG _____
PvB _____	PvG _____
PsB _____	PsG _____

Total B _____   Total G _____
                G – B _____

Interpretación de los resultados de su *test*

Los resultados del *test* le darán una pista sobre su estilo explicativo. En otras palabras, los resultados le dirán de qué manera se explica las cosas a sí mismo. Le dicen cómo piensa habitualmente. De nuevo, recuerde que no hay respuestas correctas o equivocadas.

Hay tres dimensiones cruciales respecto a su estilo explicativo: permanencia, universalidad y personalización. Cada dimensión, más un par más, serán puntuadas a partir de su *test*.

Permanencia

Cuando los pesimistas enfrentan retos o malos acontecimientos, ven estas situaciones como permanentes. Por el contrario, las personas optimistas tienden a ver los retos o los malos acontecimientos como temporales. Aquí tiene algunas afirmaciones que reflejan las sutiles diferencias:

PERMANENTE (PESIMISTA)	TEMPORAL (OPTIMISTA)
"Mi jefe siempre es un pesado".	"Mi jefe está de mal humor hoy".
"Nunca me escuchas".	"No me estás escuchando".
"Esta mala racha nunca terminará".	"Mi suerte tiene que cambiar".

Para determinar cómo ve usted los malos acontecimientos, mire los ocho elementos con el código PmB (para Malo Permanente): 5, 13, 20, 21, 29, 33, 42 y 46. Cada afirmación con un "0" después es optimista; cada una con un "1" es pesimista. Sume los números de la columna más a la derecha para las preguntas con el código PmB y escriba el total en la línea PmB debajo de la puntuación.

Si ha sumado 0 ó 1, usted es muy optimista en esta dimensión; 2 ó 3 es una puntuación moderadamente optimista; 4 es promedio; 5 ó 6 es bastante pesimista y 7 u 8 es extremadamente pesimista.

Ahora veamos la diferencia en el estilo explicativo entre pesimistas y optimistas cuando sucede un acontecimiento positivo en sus vidas. Es justo la contrario de lo que sucedía con un acontecimiento malo. Los pesimistas ven los acontecimientos positivos como temporales, mientras que los optimistas los ven como permanentes. Aquí de nuevo hay algunas sutiles diferencias en cómo comunican su buena suerte los pesimistas y los optimistas:

TEMPORAL (PESIMISTA)	PERMANENTE (OPTIMISTA)
"Es mi día de suerte".	"Siempre tengo buena suerte".
"Mi adversario ha tenido un mal día hoy".	"Cada día soy mejor".
"Hoy me he esforzado mucho".	"Siempre me esfuerzo al máximo".

Ahora sume su puntuación para las preguntas con el código PmG (para Bueno Permanente): 2, 10, 14, 15, 24, 26, 38 y 40. Escriba el total en la línea PmG en la puntuación.

Si usted sumó 7 u 8, es muy optimista en esta dimensión; 6 es una puntuación moderadamente optimista; 4 ó 5 es promedio; 3 es pesimista; y 0, 1 ó 2 es extremadamente pesimista.

¿Está comenzando a ver un patrón? Si está puntuando como pesimista, quizá quiera aprender a ser más optimista. Su ansiedad puede deberse a su creencia de que las cosas malas siempre van a suceder, mientras que las cosas buenas son únicamente una casualidad.

Universalidad

La universalidad se refiere a la tendencia a describir las cosas en afirmaciones universales (todo el mundo, siempre, nunca, etc.) frente a específicas (una persona específica, un momento específico, etc). Los pesimistas tienden a describir las cosas utilizando afirmaciones universales, mientras los optimistas las describen utilizando afirmaciones específicas.

UNIVERSAL (PESIMISTA)	ESPECÍFICO (OPTIMISTA)
"Todos los abogados son unos idiotas".	"Mi abogado es un idiota".
"Los manuales de instrucciones siempre son inútiles".	"Este manual de instrucciones es inútil".
"Él es repulsivo".	"Él es repulsivo para mí".

Sume sus puntuaciones para las preguntas con el código PvB (para Malo Universal): 8, 17, 18, 22, 32, 44 y 48. Escriba el total en la línea PvB en la puntuación.

Si usted sumó 0 ó 1, es muy optimista en esta dimensión; 2 ó 3 es una puntuación moderadamente optimista; 4 es promedio; 5 ó 6 es bastante pesimista; y 7 es extremadamente pesimista.

Ahora veamos el nivel de universalidad de los acontecimientos buenos. Los optimistas tienden a ver los acontecimientos buenos como universales, mientras que los pesimistas los ven como específicos. De nuevo, es justo lo contrario de cómo cada uno ve un acontecimiento malo.

Sume su puntuación para las preguntas con el código PvG (para Bueno Universal): 6, 7, 28, 31, 34, 35, 37 y 43. Escriba el total en la línea PvG en la puntuación.

Si usted sumó 7 u 8, es muy optimista en esta dimensión; 6 es una puntuación moderadamente optimista; 4 ó 5 es promedio; 3 es pesimista; y 0, 1 ó 2 es extremadamente pesimista.

Esperanza

Nuestro nivel de esperanza o desesperanza está determinado por nuestro nivel combinado de permanencia y universalidad. Su nivel de esperanza puede que sea la puntuación más importante de este *test*. Tome su PvB y súmelo a su puntuación PmB. Esta es su puntuación de esperanza.

Si es 0, 1 ó 2, usted es extraordinariamente esperanzado; 3, 4, 5 ó 6 es una puntuación moderadamente esperanzada; 7 u 8 es promedio; 9, 10 u 11 es moderadamente desesperanzada; y 12, 13, 14 ó 15 es gravemente desesperanzada.

Las personas que dan explicaciones permanentes y universales de sus problemas tienden a sufrir estrés, ansiedad y depresión; tienden a venirse abajo cuando las cosas van mal. Según el Dr. Seligman, ninguna otra puntuación es tan importante como la que indica su grado de esperanza.

Personalización

El último aspecto del estilo explicativo es la personalización. Cuando suceden cosas malas, podemos culparnos a nosotros mismos (interiorizar) y reducir nuestra autoestima como consecuencia, o podemos culpar a cosas que están fuera de nuestro control (exteriorizar). Aunque quizás no sea correcto negar nuestra responsabilidad personal, las personas que exteriorizan la culpa en relación a los malos acontecimientos tienen una autoestima más alta y son más optimistas.

Sume su puntuación para las preguntas con el código PsB (para Malo Personalización): 3, 9, 16, 19, 25, 30, 39, 41 y 47.

Una puntuación de 0 ó 1 indica una autoestima y un optimismo muy elevados; 2 ó 3 indica una autoestima moderada; 4 es promedio; 5 ó 6 indica una autoestima moderadamente baja; y 7, 8 ó 9 indica una autoestima muy baja.

Ahora veamos la personalización y los acontecimientos buenos. De nuevo, sucede justo lo contrario comparándolo con los malos acontecimientos. Cuando suceden cosas buenas, la persona con una autoestima alta interioriza mientras que la persona con autoestima baja exterioriza.

Sume su puntuación para las preguntas con el código PsG (para Bueno Personalización): 1, 4, 11, 12, 23, 27, 36 y 45. Escriba su puntuación en la línea PsG en la puntuación.

Si usted sumó 7 u 8, es muy optimista en esta dimensión; 6 es una puntuación moderadamente optimista; 4 ó 5 es promedio; 3 es pesimista; y 0, 1 ó 2 es extremadamente pesimista.

Sus puntuaciones generales

Para calcular sus puntuaciones generales, primero sume las tres categorías B (PmB + PvB + PsB). Esta es su puntuación B (acontecimiento malo). Haga lo mismo con todas las categorías G (PmG + PvG + PsG). Esta es su puntuación G. Réstele B a G; esta es su puntuación general.

Si su puntuación B es de 3 a 6, usted es maravillosamente optimista cuando suceden acontecimientos malos; 10 u 11 es promedio; de 12 a 14 es pesimista; cualquier cifra por encima de 14 es extremadamente pesimista.

Si su puntuación G es 19 o más, usted piensa en los buenos acontecimientos de una manera extremadamente optimista; de 14 a 16 es promedio; de 11 a 13 indica pesimismo; y una puntuación de 10 o menos indica un gran pesimismo.

Si su puntuación general (G menos B) está por encima de 8, usted es muy optimista en general; si es de 6 a 8, es usted moderadamente optimista; de 3 a 5 es promedio; 1 ó 2 es pesimista; y una puntuación de 0 o menos es muy pesimista.

Cuestionario sobre hipoglucemia

Trace un círculo alrededor del número que mejor describa la intensidad de los síntomas que parezcan indicar azúcar en la sangre (glucosa) baja en la siguiente escala:

0 = No experimento este síntoma
1 = Leve
2 = Moderado
3 = Grave

1. Mareo cuando se pone de pie repentinamente	0	1	2	3
2. Pérdida de visión cuando se pone de pie de repente	0	1	2	3
3. Antojos de dulces	0	1	2	3
4. Dolores de cabeza que se alivian al comer dulces o tomar alcohol	0	1	2	3
5. Se siente tembloroso	0	1	2	3
6. Irritable si se salta una comida	0	1	2	3
7. Se despierta en mitad de la noche con antojos de dulces	0	1	2	3
8. Se siente cansado o débil si se salta una comida	0	1	2	3
9. Palpitaciones cardíacas después de comer dulces	0	1	2	3
10. Necesita beber café para ponerse en marcha	0	1	2	3
11. Impaciente, malhumorado, nervioso	0	1	2	3
12. Se siente cansado de 1 a 3 horas después de comer	0	1	2	3
13. Mala memoria	0	1	2	3

14. Mala concentración   0   1   2   3
15. Olvidadizo   0   1   2   3
16. Más calmado después de comer   0   1   2   3

TOTAL _____

Puntuación

12 o más: Alta prioridad
6–11: Prioridad moderada
1–5: Prioridad baja

Interpretación

Una puntuación de 12 o superior indica que la hipoglucemia es un factor importante en su salud. Una puntuación de 6 a 11 indica que la hipoglucemia es probable que sea la responsable de algunos de sus síntomas y debería esforzarse al máximo por mantener un mejor control del azúcar en la sangre. Una puntuación de menos de 6 indica que la hipoglucemia no es probable que sea un factor significativo en su salud. El tratamiento dietético para la hipoglucemia abarca los mismos principios básicos que los dados para la diabetes.

Siete pasos para crear una rutina de ejercicio eficaz

Paso Nº1: Reconozca la importancia del ejercicio físico

El primer paso es darse cuenta de lo importante que es hacer ejercicio de manera regular. No podemos enfatizar lo suficiente cuán esencial es el ejercicio regular para su salud. Pero aunque hagamos mucho hincapié en este hecho, no significará nada a menos que realmente lo asuma y lo acepte. Deberá hacer que el ejercicio regular constituya una prioridad absoluta en su vida.

Paso Nº2: Consulte a su médico

Si no realiza actualmente un programa de ejercicio regular, consiga la autorización de su médico si tiene problemas de salud o más de 40 años. La principal preocupación es el funcionamiento de su corazón. El ejercicio puede ser bastante perjudicial (e incluso mortal) si su corazón no es capaz de enfrentar las mayores demandas que se le exige.

Es especialmente importante ir con un médico si cualquiera de lo siguiente le atañe a usted:

- Enfermedad cardíaca
- Fumar
- Presión arterial alta (hipertensión)

- Pérdida de aliento extrema con esfuerzo físico
- Dolor o presión en el pecho, brazo, dientes, mandíbula o cuello con el ejercicio
- Mareo o desmayo
- Acción cardíaca anormal (palpitaciones o latido irregular)

Paso Nº3: Seleccione una actividad que disfrute

Si está lo suficientemente en forma para comenzar, lo siguiente que debe hacer es seleccionar una actividad que disfrute. Utilizando la siguiente lista, escoja de una a cinco actividades que piense que puede disfrutar. . . o escriba una o dos que usted quiera. Comprométase a hacer una actividad al día durante al menos 20 minutos, y preferentemente una hora. Que su objetivo sea disfrutar la actividad. Lo importante es mover el cuerpo lo suficiente como para elevar sus latidos un poco por encima de su ritmo cardíaco en reposo.

Andar en bicicleta	Correr
Jugar a los bolos (al boliche)	Subir escaleras
Esquí a campo traviesa (de fondo)	Andar en bicicleta fija
	Nadar
Bailar	Jugar tenis
Jardinería y horticultura	Caminar en estera mecánica
Jugar golf	(caminadora, *treadmill*)
Limpiar la casa enérgicamente	Caminar
Jazzercise	Levantar pesas

En general, los mejores ejercicios son los que ponen en marcha su corazón. Las actividades aeróbicas como caminar a paso rápido, correr, andar en bicicleta, hacer esquí a campo traviesa, nadar, el baile aeróbico y los deportes de raqueta son buenos ejemplos. Caminar a paso rápido (a 4 ó 5 millas/6 u 8 km por hora) durante aproximadamente 30 minutos puede que sea la mejor forma de ejercicio para la mayoría de las personas. Puede caminar en cualquier lugar y el riesgo de lesión es extremadamente bajo. No necesita equipo caro; simplemente ropa cómoda y unos tenis que le queden bien. Si va a caminar de manera regular, le recomendamos encarecidamente que primero se compre un par de tenis para caminar o correr de alta calidad. No sólo harán que caminar le resulte más placentero y cómodo, sino que también reducirán su riesgo de lesiones.

Paso N°4: Controle la intensidad del ejercicio

La intensidad del ejercicio se determina al medir su ritmo cardíaco (el número de veces que su corazón late por minuto). Puede determinar esto rápidamente colocando los dedos índice y corazón de una mano sobre la muñeca de su otra mano, o en el lado de su cuello justo debajo del ángulo de la mandíbula. Comenzando desde cero, cuente el número de pulsaciones durante 6 segundos. Simplemente agregue un cero a este número y tendrá su número de pulsaciones. Por ejemplo, si usted contó 14 latidos, su ritmo cardíaco será 140. ¿Es este un buen número? Depende de su "zona de entrenamiento". Una manera rápida y sencilla de determinar el ritmo cardíaco máximo de entrenamiento es simplemente restarle su edad a 185. Por ejemplo, si usted tiene 40 años, su ritmo cardíaco máximo sería 145. Para determinar la parte inferior de la zona de entrenamiento, simplemente réstele 20 a este número. En el caso de una persona de 40 años, sería 125. De manera que el rango de entrenamiento para una personas de 40 años sería entre 125 y 145 latidos por minuto. Para obtener los máximos beneficios para la salud, usted debe permanecer dentro de su zona de entrenamiento y nunca excederla.

Paso N°5: Hágalo a menudo

Usted no se pondrá en forma si hace ejercicio una sola vez; debe hacerlo de manera regular. Para obtener beneficios cardiovasculares significativos a partir del ejercicio es necesario un mínimo de 15 a 20 minutos a su ritmo cardíaco de entrenamiento al menos tres veces por semana. Es mejor hacer ejercicio en el extremo inferior de su zona de entrenamiento durante períodos de tiempo más prolongados que hacer ejercicio a una intensidad mayor durante un período de tiempo más corto. También es mejor si puede integrar el ejercicio como parte de su rutina diaria.

Paso Nº6: Asegure que sea divertido

La clave para obtener el máximo beneficio del ejercicio es hacerlo agradable. Escoja una actividad que disfrute y le divierta. Si puede encontrar placer en el ejercicio, tiene muchas más probabilidades de hacerlo regularmente. Una manera de hacerlo divertido es conseguir un compañero de ejercicio. Por ejemplo, si escoge caminar, este es un modo estupendo de hacerlo divertido:

Encuentre una o dos personas en su barrio (colonia) con los cuales a usted le gustaría caminar. Si va a encontrarse con otras personas, con toda seguridad será usted más regular que si solamente depende de sus intenciones. Comprométase a caminar de tres a cinco mañanas o tardes cada semana, y aumente la duración del ejercicio desde 10 minutos iniciales hasta al menos 30 minutos.

Paso Nº7: Manténgase motivado

No importa cuán comprometido esté usted con el ejercicio regular, en algún momento va a enfrentar una pérdida de entusiasmo. Aquí tiene una sugerencia: tómese un descanso. No un descanso largo; solamente sáltese una o dos rutinas. Le dará a su entusiasmo y su motivación la oportunidad de recuperarse de manera que pueda regresar con un compromiso aún más fuerte. Aquí tiene otras cosas para ayudarle a mantenerse motivado:

- Lea u hojee revistas de buena forma física como *Prevention en Español, Men's Health en Español, Muscle & Fitness* y *Muscular Development.* Mirar las fotos de personas en una forma física fantástica realmente me inspira. Además, estas revistas normalmente publican artículos sobre nuevas rutinas de ejercicio que me interesan.
- Propóngase metas de ejercicio. Puesto que soy una persona para la que las metas son muy importantes, los objetivos me ayudan realmente a mantenerme motivado. El éxito llama al éxito, de modo que propóngase muchas metas pequeñas que pueda lograr fácilmente. Escriba su meta diaria de ejercicio y vaya tachándolas cuando las haya logrado.

- Varíe su rutina. La variedad es importante para ayudarlo a mantenerse interesado en el ejercicio. Hacer la misma cosa todos los días se hace monótono y acaba con la motivación. Encuentre continuamente nuevas maneras de disfrutar el ejercicio.
- Lleve un registro de sus actividades y su progreso. A veces es difícil ver el progreso que está haciendo, pero si escribe un diario tendrá un registro permanente de su progreso. Seguir los avances de su progreso lo motivará a mejorar continuamente.

Cómo escoger un complejo multivitamínico y de minerales

Aunque una alimentación saludable es un componente esencial para tener una buena salud, también lo son los suplementos nutricionales adecuados. Si bien algunos expertos dicen que en teoría uno puede satisfacer todas sus necesidades nutricionales sólo a través de la alimentación, la realidad es que la mayoría de estadounidenses ni siquiera se acercan a los niveles óptimos. Durante los últimos años el gobierno de los EE. U.U. ha financiado diversos estudios globales (HANES I, II y III, *Ten State Nutrition Survey*, estudios sobre el consumo de alimentos a nivel nacional del Departamento de Agricultura de los EE. U.U., etc.) para determinar el estado nutricional de la población. Estos estudios han revelado que existen deficiencias menores de nutrientes en una importante parte de la población estadounidense (aproximadamente en el 50 por ciento) y que en ciertos grupos de edad, más del 80 por ciento del grupo consumía menos de la Asignación Dietética Recomendada (o *RDA* por sus siglas en inglés) de algunos nutrientes determinados.[1]

Estos estudios indican que las probabilidades de que la mayoría de estadounidenses tengan una alimentación que satisfaga la RDA de todos los nutrientes son extremadamente bajas. O sea, aunque es teóricamente posible que una persona saludable pueda obtener toda la nutrición que necesita a partir de los alimentos, la mayoría de estadounidenses ni siquiera se acercan a los niveles deseados. En un esfuerzo por aumentar su consumo de nutrientes esenciales, muchos estadounidenses confían en los suplementos de vitaminas y minerales.

Los cálculos actuales son que más del 70 por ciento de los estadounidenses toman de manera regular suplementos de vitaminas o minerales.[2,3] Parece, pues, que tomar suplementos de vitaminas y minerales se ha convertido en un modo de vida para la mayoría de estadounidenses. El 67 por ciento de los consumidores de suplementos toman sólo uno, y la mayoría toman un complejo multivitamínico y de minerales (el 46 por ciento). Desgraciadamente, la mayoría de las personas que toman estos suplementos multivitamínicos y de minerales todavía no obtienen lo que realmente necesitan porque les hacen creer erróneamente que "una pastilla al día" de un multivitamínico es suficiente para satisfacer todas sus necesidades nutricionales.

Déle a su cuerpo las herramientas que necesita

Para tener una salud óptima, un complejo multivitamínico y de minerales de alta calidad es una absoluta necesidad. Proporciona niveles óptimos tanto de vitaminas como de minerales. Su cuerpo necesita todos los componentes básicos importantes para estar saludable. Las siguientes recomendaciones proporcionan un rango de consumo óptimo para guiarle en su selección de un multivitamínico de alta calidad. (Tenga en cuenta que las diferentes vitaminas y minerales se miden en diferentes unidades (U. I. = unidades internacionales; mg = miligramos; mcg = microgramos).

Para encontrar un complejo multivitamínico y de minerales que satisfaga estos criterios, lea las etiquetas detenidamente. Tiene que saber que usted no encontrará una fórmula que pueda brindar todos estos nutrientes a estos niveles en una sola pastilla: sería demasiado grande. Normalmente necesitará al menos de 4 a 6 pastillas para satisfacer estos niveles. Aunque muchos suplementos de "una pastilla al día" proporcionan buenos niveles de vitaminas, lamentablemente son insuficientes en cuanto a minerales.

Expectativas realistas

Además del enorme número de estudios que muestran los beneficios de cada uno de los nutrientes que se encuentran en un multivitamínico de alta potencia, los estudios han demostrado que las personas que toman un complejo multivitamínico y de minerales pueden experimentar mayores niveles de energía, función cerebral mejorada, menos resfriados

VITAMINA	RANGO PARA ADULTOS
Vitamina A (retinol)[a]	2.500-5.000 U. I. (unidades internacionales)
Vitamina A (de betacaroteno)	5.000-25.000 U. I.
Vitamina B$_1$ (tiamina)	10-100 mg
Vitamina B$_2$ (riboflavina)	10-50 mg
Vitamina B$_3$ (niacina)	10-100 mg
Vitamina B$_5$ (ácido pantoténico)	25-100 mg
Vitamina B$_6$ (piridoxina)	25-100 mg
Vitamina B$_{12}$ (cobalamina)	400 mcg
Vitamina C (ácido ascórbico)	250-500 mg
Vitamina D[b]	100-600 U. I.
Vitamina E (d-alfa tocoferol)	100-400 U. I.
Niacinamida	10-30 mg
Biotina	100-600 mcg
Folato	400-800 mcg
Colina	10-100 mg
Inositol	10-100 mg
RANGO DE MINERALES PARA ADULTOS	
Calcio[c]	250-1.000 mg
Cromo	200-400 mcg
Cobre	1-2 mg
Yodo	50-150 mcg
Hierro[d]	15-30 mg
Magnesio	250-350 mg
Manganeso	10-15 mg
Molibdeno	10-25 mcg
Selenio	100-200 mcg
Sílice	1-25 mg
Vanadio	50-100 mcg
Zinc	15-20 mg

[a] Las mujeres en edad fértil que puedan quedar embarazadas no deberían tomar más de 2.500 U. I. de retinol al día, por el posible riesgo de defectos de nacimiento. (*Nota:* el betacaroteno es seguro durante el embarazo y la lactancia).
[b] Las personas que viven en latitudes septentrionales deberían tomar los suplementos en las dosis altas.
[c] Las mujeres deberían tomar de 800 a 1.000 mg de calcio para reducir el riesgo de sufrir osteoporosis.
[d] Los hombres y las mujeres posmenopáusicas raramente necesitan suplementos de hierro.

(catarros) o infecciones, mayor capacidad para manejar el estrés, una mayor sensación de bienestar y otros beneficios para la salud.[4-8] Sin embargo, la realidad es que muchas personas que toman un multivitamínico pueden no sentir nada. Pero sólo porque quizás usted no sienta nada no significa que los niveles superiores de nutrientes que está ingiriendo no estén siendo utilizados por el cuerpo. Por ejemplo, hay pruebas de que las personas que toman suplementos nutricionales pueden tener un riesgo menor de sufrir enfermedades cardíacas, cáncer, cataratas y otras enfermedades degenerativas.[9-11] Un estudio reciente halló que las mujeres que tomaban un complejo multivitamínico y de minerales durante más de 14 años tenían un índice un 75 por ciento inferior de sufrir cáncer de colon.[12] Aunque es extremadamente poco probable que estas mujeres sintieran la formidable protección que su suplemento les brindaba, sin duda alguna percibieron los beneficios.

Índice glucémico, contenido de carbohidratos, contenido de fibra y carga glucémica de alimentos seleccionados

Una lista completa de los valores en el índice glucémico y de la carga glucémica de todos los alimentos probados está fuera del alcance de este libro: sería un libro en sí mismo. De manera que hemos seleccionado los alimentos más comunes. Esta lista le dará una impresión general de lo que es un alimento con una alta carga glucémica y uno con una baja carga glucémica. Hemos reunido los alimentos por grupos, desde cargas glucémicas bajas hasta altas. Puede advertir que ciertos grupos de alimentos no se encuentran en la lista. Por ejemplo, no verá frutos secos, semillas, carne de ave ni carnes; estos alimentos tienen un pequeño impacto en los niveles de azúcar en la sangre (glucosa) porque son bajos en carbohidratos.

Además, en las tablas siguientes usamos varias abreviaturas: "IG" significa el valor en el IG del alimento, "cbtos" significa "carbohidratos", "CG" significa "carga glucémica" y "reb." significa "rebanada". Los alimentos cuyos numbres completos están en cursivas son marcas específicas.

Si desea ver una lista aún más completa, visite www.mendosa.com, un sitio *web* gratuito del escritor médico Rick Mendosa. Es un recurso excelente aunque sólo está en inglés.

ALIMENTO	IG	CBTOS (G)	FIBRA (G)	CG
Frijoles (Legumbres)				
Frijoles de soya, cocidos, ½ taza, 100 g	14	12	7	1,6
Chícharos verdes, frescos, congelados, hervidos, ½ taza, 80 g	48	5	2	2
Frijoles blancos pequeños, hervidos, ½ taza, 90 g	38	11	6	4,2
Frijoles colorados, hervidos, ½ taza, 90 g	27	18	7,3	4,8
Chícharos partidos amarillos, hervidos, ½ taza, 90 g	32	16	4,7	5,1
Lentejas, ½ taza, 100 g	28	19	3,7	5,3
Habas blancas pequeñas, ½ taza cocidas, 85 g	32	17	4,5	5,4
Frijoles negros de lata, ½ taza, 95 g	45	15	7	5,7
Frijoles pintos de lata, ½ taza, 95 g	45	13	6,7	5,8
Garbanzos de lata escurridos, ½ taza, 95 g	42	15	5	6,3
Frijoles colorados de lata y escurridos, ½ taza, 95 g	52	13	7,3	6,7
Habas, congeladas, hervidas, ½ taza, 80 g	79	9	6	7,1
Chícharos secos, hervidos, ½ taza, 70 g	22	4	4,7	8
Frijoles al horno de lata con salsa de tomate, ½ taza, 120 g	48	21	8,8	10
Frijoles de caritas en remojo, hervidos, ½ taza, 120 g	42	24	5	10
Pan				
Multigrano sin edulcorantes, 1 reb., 30 g	43	9	1,4	4
Oat Bran & Honey Loaf, 1 reb., 40 g	31	14	1,5	4,5
Preparado con masa fermentada, de centeno, 1 reb., 30 g	48	12	0,4	6
De trigo integral molido en piedra, 1 reb., 30 g	53	11	1,4	6
Blanco enriquecido *Wonder*, 1 reb., 20 g	73	10	0,4	7
Preparado con masa fermentada de trigo, 1 reb., 30 g	54	14	0,4	7,5
Integral de centeno, 1 reb., 60 g	41	21	0,5	8,6
De trigo integral, 1 reb., 35 g	69	14	1,4	9,6
Hearty 7-grain de *Healthy Choice*, 1 reb., 38 g	56	18	1,4	10

ALIMENTO	IG	CBTOS (G)	FIBRA (G)	CG
Blanco (de harina blanca), 1 reb., 30 g	70	15	0,4	10,5
100% Whole Grain de Healthy Choice, 1 reb., 38 g	62	18	1,4	11
Multigrano sin gluten, 1 reb., 35 g	79	15	1,8	12
Francés (baguette), 30 g	95	15	0,4	14
Para hamburguesa, 1 pan preempaquetado, 50 g	61	24	0,5	15
De centeno, 1 reb., 50 g	65	23	0,4	15
De centeno light, 1 reb., 50 g	68	23	0,4	16
De centeno oscuro, negro, 1 reb., 50 g	76	21	0,4	16
Cuernito, 1, 50 g	67	27	0,2	18
Panecillo kaiser, 1, 50 g	73	25	0,4	18
Pan árabe, 1 pieza, 65 g	57	38	0,4	22
Bagel, 1, 70 g	72	35	0,4	25
Cereales de caja				
Oat bran crudos, 1 cucharada, 10 g	55	7	1	4
De salvado con psyllium, ⅓ taza, 30 g	47	12	12,5	5,6
De salvado, ⅓ taza, 30 g	58	14	14	8
All-Bran Soy 'n Fiber, ½ taza, 45 g	33	26	7	8,5
All-Bran, ½ taza, 40 g	42	22	6,5	9,2
Avena (cocida con agua), 1 taza, 245 g	42	24	1,6	10
Shredded wheat, ⅓ taza, 25 g	67	18	1,2	12
Mini-Wheats (de trigo integral), 1 taza, 30 g	58	21	4,4	12
All-Bran Fruit 'n Oats, ½ taza, 45 g	39	33	6	13
Weet-Bix, 2 biscuits, 30 g	69	19	2	13
Cheerios, ½ taza, 30 g	74	20	2	15
Frosties, ¾ taza, 30 g	55	27	1	15
Corn Bran, ½ taza, 30 g	75	20	1	15
Honey Smacks, ¾ taza, 30 g	56	27	1	15
Wheatbites, 30 g	72	22	2	16
Total, 30 g	76	22	2	16,7
Healthwise for Heart Health, 45 g	48	35	2	16,8
Mini-Wheats (con sabor a grosella negra) 1 taza, 30 g	71	24	2	17
Puffed Wheat, 1 taza, 30 g	80	22	2	17,6
Bran Flakes, ¾ taza, 30 g	74	24	2	18
Crunchy Nut Cornflakes 30 g	72	25	2	18

ALIMENTO	IG	CBTOS (G)	FIBRA (G)	CG
Cereales de caja (*continuación*)				
Froot Loops, 1 taza, 30 g	69	27	1	18
Cocoa Puffs, ³/₄ taza, 30 g	77	26	1	20
Team, 30 g	82	25	1	20,5
Corn Chex, 30 g	83	25	1	20,75
Just Right, ³/₄ taza, 30 g	60	36	2	21,6
Corn flakes, 1 taza, 30 g	84	26	0,3	21,8
Rice Krispies, 1 taza, 30 g	82	27	0,3	22
Rice Chex, 1 taza, 30 g	89	25	1	22
Crispix, 30 g	87	26	1	22,6
Just Right Just Grains, 1 taza, 45 g	62	38	2	23,5
Oat 'n Honey Bake, 45 g	77	31	2	24
Raisin Bran, 1 taza, 45 g	73	35	4	25,5
Grape-Nuts, ¹/₂ taza, 58 g	71	47	2	33,3
Pasteles				
Pastel blanco esponjoso, 1 reb., 30 g	67	17	< 1	11,5
Pastel esponjoso, 1 reb., 60 g	46	32	< 1	14,7
Magdalena, con glaseado y relleno de crema, 1 magdalena, 38 g	73	26	< 1	19
Fudge de chocolate *Betty Crocker*, 73 g de *fudge* + 33 g de glaseado	38	54	< 1	20,5
Pastel de plátano amarillo, 1 reb., 80 g	47	46	< 1	21,6
Panqué, 1 reb., 80 g	54	42	< 1	22,6
Pastel de vainilla (*Betty Crocker*), 73 g de pastel + 33 g de glaseado	42	58	< 1	24,4
Pastel *Lamington*, 1, 50 g	87	29	< 1	25
Flan, 1 reb., 80 g	65	55	< 1	35.75
Scones, hechos de preparado comercial, 1 *scone*, 40 g	92	90	< 1	83
Galletas				
Corn Thins, pastel de maíz inflado, 2, 12 g	87	9	< 1	7,8
Galletas *Kavli*, 4, 20 g	71	13	3	9,2
Galletas de trigo *Breton*, 6, 25 g	67	14	2	9,4
Ryvita o *Wasa*, 2, 20 g	69	16	3	11
Stoned Wheat Thins, 5, 25 g	67	17	1	11,4
Galletas de soda *Premium*, 3, 25 g	74	17	0	12,5
Galletas de agua, 5, 25 g	78	18	0	14

ALIMENTO	IG	CBTOS (G)	FIBRA (G)	CG
Galletas *Graham*, 1, 30 g	74	22	1,4	16
Tortitas de arroz, 2, 25 g	82	21	0,4	17
Leche, leche de soya y jugos				
Leche entera, 1 taza, 250 mL	27	12	0	3
Leche de soya, 1 taza, 250 mL	31	12	0	3,7
Leche descremada, 1 taza, 250 mL	32	13	0	4
Jugo de toronja, sin edulcorante, 1 taza, 250 ml	48	16	1	7,7
Chocolate en polvo *Nesquik*, 3 cucharaditas con 250 mL de leche	55	14	0	7,7
Leche con sabor a chocolate semidescremada al 1 por ciento, 1 taza, 250 mL	34	23	0	7,8
Jugo de naranja, 1 taza, 250 mL	46	21	1	9,7
Gatorade, 1 taza, 250 mL	78	15	0	11,7
Jugo de piña sin edulcorante, de lata, 250 mL	46	27	1	12,4
Jugo de manzana sin edulcorante, 1 taza, 250 mL	40	33	1	13,2
Cóctel de jugo de arándano agrio *Ocean Spray USA*, 240 mL	68	34	0	23
Coca-Cola, 375 mL	63	40	0	25,2
Refresco, 375 mL	68	51	0	34,7
Leche condensada sin edulcorante, 1/2 taza, 160 g	61	90	0	55
Fruta				
Cerezas, 20, 80 g	22	10	2,4	2.2
Ciruelas, 3-4 pequeñas, 100 g	39	7	2,2	2,7
Melocotón fresco, 1 grande, 110 g	42	7	1,9	3
Albaricoques frescos, 3 medianos, 100 g	57	7	1,9	4
Albaricoques secos, 5-6 trozos, 30 g	31	13	2,2	4
Kiwi, 1 crudo, pelado, 80 g	52	8	2,4	4
Naranja, 1 mediana, 130 g	44	10	2,6	4,4
Melocotón de lata en jugo natural, 1/2 taza, 125 g	38	12	1,5	4,5
Pera de lata en jugo de pera, 1/2 taza, 125 g	43	13	1,5	5,5
Sandía, 1 taza, 150 g	72	8	1	5,7
Piña fresca, 2 rodajas, 125 g	66	10	2,8	6,6

ALIMENTO	IG	CBTOS (G)	FIBRA (G)	CG
Fruta (continuación)				
Manzana, 1 mediana, 150 g	38	18	3,5	6,8
Uvas verdes, 1 taza, 100 g	46	15	2,4	6,9
Manzana seca, 30g	29	24	3,0	6,9
Ciruelas secas deshuesadas Sunsweet, 6 ciruelas secas, 40 g	29	25	3,0	7,25
Pera fresca, 1 mediana, 150 g	38	21	3,1	8
Cóctel de fruta de lata en jugo natural, ½ taza, 125 g	55	15	1,5	8,25
Albaricoques de lata con almíbar light, ½ taza, 125 g	64	13	1,5	8,3
Melocotones de lata con almíbar light, ½ taza, 125 g	52	18	1,5	9,4
Mango, 1 pequeño, 150 g	55	19	2,0	10,4
Higos secos ablandados (con agua añadida), 50 g	61	22	3,0	13,4
Pasas sultanas, ¼ taza, 40 g	56	30	3,1	16,8
Plátano amarillo crudo, 1 mediano, 150 g	55	32	2,4	17,6
Pasas, ¼ taza, 40 g	64	28	3,1	18
Dátiles secos, 5, 40 g	103	27	3,0	27,8
Cereales				
Salvado de arroz extrudido, 1 cucharada, 10 g	19	3	1	0,57
Cebada perla hervida, ½ taza, 80 g	25	17	6	4,25
Millo cocido, ½ taza, 120 g	71	12	1	8,52
Trigo bulgur cocido, ⅔ taza, 120 g	48	22	3,5	10,6
Arroz integral cocido al vapor, 1 taza 150 g	50	32	1	16
Cuscús cocido, ⅔ taza, 120 g	65	28	1	18
Arroz blanco hervido, 1 taza 150 g	72	36	0.2	26
Arroz blanco arborio para risotto hervido, 100 g	69	35	0,2	29
Arroz basmati blanco hervido, 1 taza, 180 g	58	50	0,2	29
Alforjón cocido, ½ taza, 80 g	54	57	3,5	30
Arroz instantáneo cocido, 1 taza, 180 g	87	38	0,2	33
Tapioca (cocida al vapor durante 1 hora), 100 g	70	54	< 1	38

ALIMENTO	IG	CBTOS (G)	FIBRA (G)	CG
Tapioca (hervida con leche), 1 taza, 265 g	81	51	< 1	41
Arroz jazmín blanco de grano largo cocido al vapor, 1 taza, 180 g	109	39	0,2	42,5
Helado				
Helado de vainilla bajo en grasa, 100 ml	38	15	0	5,7
Helado de grasa entera, 2 cucharadas, 50 g	61	10	0	6,1
Mermelada				
Mermelada sin azúcar, 1 cucharada, 25 g	55	11	< 1	6
Mermelada con edulcorante, 1 cucharada	48	17	< 1	8
Muffins y panqueques				
Muffins de chocolate y caramelo duro, hechos con preparado comercial, 50 g	53	28	1	15
Muffins de manzana, avena y pasas sultanas, preparado comercial, 50 g	54	28	1	15
Muffins de albaricoque, coco y miel, preparado comercial, 50 g	60	27	1,5	16
Muffins de plátano amarillo, avena y miel, preparado comercial, 50 g	65	28	1,5	18
Muffins de manzana, 1, 80 g	44	44	1,5	19
Muffins de salvado, 1, 80 g	60	34	2,5	20
Muffin de arándanos, 1, 80 g	59	41	1,5	24
Panqueque de alforjón, de preparado comercial seco, 40 g	102	30	2	30
Panqueque, de preparado comercial seco, 1 grande, 80 g	67	58	1	39
Pasta				
Tortellini de queso cocidos, 180 g	50	21	2	10,5
Ravioli rellenos de carne cocidos, 1 taza, 220 g	39	30	2	11,7
Vermicelli cocidos, 1 taza, 180 g	35	45	2	15,7
Fideos de arroz frescos hervidos, 1 taza, 176 g	40	44	0,4	17,6
Espaguetis de harina integral cocidos, 1 taza, 180 g	37	48	3,5	17,75
Fettucini cocidos, 1 taza, 180 g	32	57	2	18,2
Espaguetis sin gluten en salsa de tomate, 1 lata pequeña, 220 g	68	27	2	18,5

ALIMENTO	IG	CBTOS (G)	FIBRA (G)	CG
Pasta (*continuación*)				
Macarrones con queso, empaquetados, cocidos, 220 g	64	30	2	19,2
Estrellitas cocidas, 1 taza, 180 g	38	56	2	21
Espaguetis blancos cocidos, 1 taza, 180 g	41	56	2	23
Pasta de arroz integral cocida, 1 taza, 180 g	92	57	2	52
Azúcares				
Fructosa, 10 g	23	10	0	2,3
Miel, ½ cucharada, 10 g	58	16	0	4,6
Lactosa, 10 g	46	10	0	4,6
Sacarosa, 10 g	65	10	0	6,5
Glucosa, 10 g	102	10	0	10,2
Maltosa, 10 g	105	10	0	10,5
Meriendas				
Frituras de maíz *Doritos original*, 50 g	42	33	< 1	13,9
Barra *Snickers*, 59 g	41	35	0	14,3
Postre congelado de *tofu* (no lácteo), 100 g	115	13	< 1	15
Barras *Real Fruit* de fresa, 20 g	90	17	< 1	15,3
Barra de galletita *Twix* (caramelo), 59 g	44	37	< 1	16,2
Pretzels, 50 g	83	22	< 1	18,3
Barra *Mars*, 60 g	65	41	0	26,6
Skittles, 62 g	70	55	0	38,5
Sopas				
De tomate de lata, 220 mL	38	15	1,5	6
De frijoles negros, 220 mL	64	9	3,4	6
De lentejas de lata, 220 mL	44	14	3	6
De chícharo partido de lata, 220 mL	60	13	3	8
Verduras				
Zanahorias crudas, ½ taza, 80 g	16	6	1,5	1
Verduras con valores bajos en el IG: Espárragos, 1 taza cocidos o crudos Pimientos, 1 taza cocidos o crudos Brócoli, 1 taza cocido o crudo Coles de Bruselas, 1 taza cocidas o crudas Repollo, 1 taza cocido o crudo	≈20	≈7	≈1,5	≈1,4

ALIMENTO	IG	CBTOS (G)	FIBRA (G)	CG
Coliflor, 1 taza cocida o cruda Pepino, 1 taza Apio, 1 taza cocido o crudo Berenjena, 1 taza Habichuelas verdes, 1 taza cocidas o crudas Col rizada, 1 taza cocida, 2 tazas cruda Lechuga, 2 tazas cruda Hongos, 1 taza Espinacas, 1 taza cocidas, 2 tazas crudas Tomates, 1 taza *Zucchini*, 1 taza cocido o crudo	≈20	≈7	≈1,5	≈1,4
Zanahorias peladas hervidas, ½ taza, 70 g	49	3	1,5	1,5
Remolacha de lata escurrida, 2–3 rodajas, 60 g	64	5	1	3
Calabaza pelada y hervida, ½ taza, 85 g	75	6	3,4	4,5
Chirivía hervida, ½ taza, 75 g	97	8	3	8
Mazorca de maíz dulce, hervida 20 minutos, 80 g	48	14	2,9	8
Maíz de lata, escurrido, ½ taza, 80 g	55	15	3	8,5
Batata dulce pelada y hervida, 80 g	54	16	3,4	8,6
Maíz dulce, ½ taza hervido, 80 g	55	18	3	10
Papa pelada hervida, 1 mediana, 120 g	87	13	1,4	10
Papa con piel hervida, 1 mediana, 120 g	79	15	2,4	11
Yam hervido, 80 g	51	26	3,4	13
Papa horneada (sin grasa), 1 mediana, 120 g	93	15	2,4	14
Puré de papas, ½ taza, 120 g	91	16	1	14
Papas instantáneas preparadas, ½ taza	83	18	1	15
Papas nuevas sin pelar, hervidas, 5 pequeñas (cóctel), 175 g	78	25	2	20
Polenta, ⅓ taza, 40 g	68	30	2	20
Papas a la francesa cortadas finas, 120 g	75	49	1	36
Gnocchi cocido, 1 taza, 145 g	68	71	1	48
Yogur				
Yogur bajo en grasa con edulcorante artificial, 200 g	14	12	0	2
Yogur con fruta, 200 g	26	30	0	8
Yogur bajo en grasa, 200 g	33	26	0	8,5

Guía rápida de edulcorantes sin calorías y bajos en calorías

Es bastante común que las personas que padecen diabetes o que quieren bajar de peso opten por los edulcorantes sin calorías o bajos en calorías. Aunque las primeras versiones de edulcorantes artificiales —como la sacarina y los ciclamatos— se vieron envueltas en la controversia por sus efectos secundarios, algunos de los productos más nuevos parecen ser considerablemente más seguros.

Algunos edulcorantes naturales son aún mejores elecciones. De hecho, nuestro favorito es la marca *Sweet Fiber*, una mezcla patentada de tagatosa, xilitol, inulina y saborizantes naturales que está disponible en el sitio web *Dr. Murray Natural Living*. Examinemos este y otros alternativos uno por uno.

Hierba dulce de Paraguay

El edulcorante natural más popular es la hierba dulce de Paraguay (*stevia*), que se extrae de la planta *Stevia rebaudiana*. Contiene una molécula llamada esteviosida que es 300 veces más dulce que el azúcar y tiene un perfil de seguridad excelente.[1]

Los productos de la hierba dulce de Paraguay se utilizan en todo el mundo por sus increíbles propiedades edulcorantes. Sin embargo, puesto que la hierba dulce de Paraguay no se ha estudiado lo suficiente para obtener la designación "Generalmente Aceptado como Seguro" (o *GRAS* por sus siglas en inglés) de la Dirección de Alimentación y Fármacos, no puede anunciarse como edulcorante en los Estados Unidos. En su lugar, se vende como un "suplemento dietético".

Hay varias marcas de hierba dulce de Paraguay, cada una con un sabor ligeramente diferente. Desgraciadamente, produce un regusto que algunos encuentran desagradable. Estudios preliminares en animales demuestran que puede bajar los niveles de glucosa y la presión arterial, dos efectos de principal importancia en el manejo de la diabetes.[2]

Polioles

Los alcoholes de azúcar o edulcorantes polioles (como el xilitol, el sorbitol, el manitol y el maltitol) se han hecho bastante populares gracias a la nueva popularidad de los alimentos bajos en carbohidratos. Estos edulcorantes se encuentran en muchos alimentos; especialmente en el chocolate y los chicles sin azúcar, porque producen una suave sensación en la boca y tienen un sabor dulce, fresco y agradable. También se emplean en muchos dulces sin azúcar o "dietéticos", preparados comerciales para hacer pasteles (bizcochos, tortas, *cakes*), almíbares (siropes) y otros alimentos.

En general, los polioles son casi un 60 por ciento tan dulces como la sacarosa (azúcar de mesa), con un tercio de las calorías (2,6 frente a 4,0 calorías por gramo). No causan caries y de hecho, el xilitol previene la

Tabla J.1. Los valores en el índice glucémico de los polioles[3]

POLIOL	IG (GLUCOSA = 100)	CALORÍAS/G
Sirope de maltitol (intermedio)	53	3
Sirope de maltitol (normal)	52	3
Sirope de maltitol (alto)	48	3
Poliglicitol (hidrolizado de almidón hidrogenado)	39	2,8
Sirope de maltitol (polímero alto)	36	3
Maltitol	36	2,7
Xilitol	13	3
Isomaltitol	9	2,1
Sorbitol	9	2,5
Lactitol	6	2
Eritritol	0	0,2
Manitol	0	1,5

formación de caries. Puesto que se absorben bastante lentamente y tienen valores bajos en el índice glucémico, los polioles pueden ser unos edulcorantes fantásticos para los diabéticos (vea la tabla J.1).

Los edulcorantes polioles son extremadamente seguros en dosis moderadas. Sin embargo, puesto que no se absorben bien en dosis más altas (por ejemplo, superiores a 10 gramos diarios), pueden provocar síntomas gastrointestinales que van desde un malestar leve a diarrea grave. Los niños, debido a su tamaño más reducido, pueden verse afectados por cantidades más pequeñas. En la actualidad, la Dirección de Alimentación y Fármacos (o *FDA* por sus siglas en inglés) exige que se advierta de sus riesgos laxantes solamente en los pocos productos que puedan llevar al consumo de 50 gramos o más de sorbitol al día, aunque algunas compañías también lo advierten en las etiquetas de otros productos de forma voluntaria.

No malinterprete los "carbohidratos netos" en las etiquetas

El término "*net carbs*" (carbohidratos netos) se refiere al número total de carbohidratos de un alimento, menos la fibra, la glicerina y los alcoholes de azúcar. En otras palabras, es el número total de carbohidratos que pueden absorberse y digerirse en el tracto intestinal.

La creencia general es que la fibra, la glicerina y los alcoholes de azúcar no tienen el efecto de elevar los niveles de glucosa. Pero en realidad, la glicerina y algunos alcoholes de azúcar pueden afectar la glucosa.

El problema con el término *carbohidratos netos* está en que insinúa que el alimento tiene un valor bajo en el índice glucémico (IG). De hecho, solamente dos de los alcoholes de azúcar —manitol y eritritol— tienen un valor de cero en el IG. El valor en el IG de algunos de los otros polioles es bastante alto. Por ejemplo, dos siropes de maltitol tienen un valor de más de 50, casi igual al de los espaguetis.

Xilitol

De los polioles, el xilitol (*xylitol*) merece una mención especial. Es un edulcorante natural cuya utilización está autorizada en más de 35 países, entre ellos los Estados Unidos. El xilitol se encuentra de forma natural en muchas frutas y verduras. La mayoría de productos comerciales de esta sustancia se producen a partir de abedules.

Además, nuestros cuerpos fabrican hasta 15 gramos de xilitol a partir de los alimentos utilizando caminos energéticos establecidos. Por lo tanto, el xilitol no es una sustancia extraña o artificial, sino una parte normal del metabolismo diario.

El xilitol puro es una sustancia blanca cristalina que luce y sabe como el azúcar. En las etiquetas de los alimentos, está calificado en líneas generales como carbohidrato y más específicamente como un poliol o como un alcohol de azúcar. En el tracto intestinal, se absorbe lentamente y se utiliza sólo parcialmente. Proporciona aproximadamente 2,4 calorías por gramo; un 40 por ciento menos que el azúcar de mesa.

El xilitol tiene un efecto mínimo en los niveles de glucosa y en la insulina. También se ha demostrado que favorece la saciedad y reduce el consumo calórico.[4, 5] Más de 25 años de ensayos en condiciones totalmente diferentes confirman que el xilitol reduce la caries dental tanto en grupos de alto riesgo (elevado predominio de caries, nutrición deficiente e higiene oral deficiente) como en grupos de bajo riesgo (baja incidencia de caries con todas las recomendaciones actuales de prevención).

El xilitol se ha autorizado para utilizarse como edulcorante en los Estados Unidos desde 1963. No tiene toxicidad conocida, aunque puede provocar retortijones (cólicos) y deposiciones blandas en algunas personas en dosis superiores a 10-20 gramos.

Tagatosa

La adición más reciente a la categoría de los edulcorantes es la tagatosa (*tagatose*), un azúcar natural que se encuentra en las manzanas, las piñas (ananás), las naranjas (chinas), las pasas, el trigo integral... por nombrar unos cuantos alimentos. La FDA le ha concedido la categoría GRAS a la tagatosa, permitiéndole que se la incluya en los alimentos procesados como edulcorante.

Se han llevado a cabo amplios estudios en humanos sobre la tagatosa para asegurar su seguridad y tolerancia. Tiene una magnitud física similar al azúcar de mesa, y es casi —un 92 por ciento— igual de dulce.

Aunque en las listas la tagatosa aparece como que contiene 1,5 calorías por gramo, en realidad el contenido calórico en mucho inferior. Los estudios han demostrado que solamente de un 15 a un 20 por ciento de la tagatosa se absorbe en el intestino delgado. La mayor parte de la tagatosa ingerida es fermentada en el intestino delgado y el colon por bacterias como *Lactobacillus acidophilus*.[6]

Puesto que la tagatosa se comporta como la fibra y casi no se absorbe en absoluto, no tiene ningún impacto en los niveles de glucosa ni de insulina.[7] Este efecto glucémico cercano a cero ha sido confirmado en varios estudios clínicos.[8] De hecho, se ha demostrado que la tagatosa reduce los niveles de glucosa. Incluso un consumo oral de 75 gramos de tagatosa no produjo ningún aumento en la glucosa plasmática ni en la insulina sérica tanto en personas sanas como en personas con diabetes del tipo II. Por lo tanto, la tagatosa es un edulcorante perfecto para los consumidores que quieren manejar o prevenir la obesidad o la diabetes, entre otros problemas de salud relacionados.

También se ha demostrado que la tagatosa produce efectos favorables en los lípidos sanguíneos. Parece ser especialmente útil para elevar los niveles de colesterol LAD. Normalmente los pacientes obesos con diabetes del tipo II tienen niveles bajos de colesterol LAD y se ha demostrado que este hecho es un factor de riesgo importante de la enfermedad cardíaca coronaria.

Tabla J.2. Contenido natural de tagatosa

ALIMENTO	TAGATOSA (MG/KG)
Manzana	3.500
Leche de vaca	2.000-3.000
Piña	1.800
Naranja	1.500
Concentrado de arándano agrio	800
Dátiles	700
Pasas	700
Habas blancas secas	100
Trigo integral	100

En un ensayo clínico en humanos llevado a cabo en el Departamento de Endocrinología de la Facultad de Medicina de la Universidad de Maryland, se les suministró a personas con diabetes del tipo II 15 gramos de tagatosa tres veces al día con alimentos. Se observó un progresivo y marcado aumento del colesterol LAD en todas las personas a lo largo del período de intervención de 12 meses. También bajaron de peso mientras consumían tagatosa. En otro estudio doble ciego, se demostró que la tagatosa reducía el consumo de alimentos.[9]

La tagatosa no provoca caries dental. La FDA permite a los productos que contienen este edulcorante que utilicen en la etiqueta esta aseveración aprobada sobre salud dental "La tagatosa no provoca caries dental" ("*Tagatose does not promote tooth decay*") o "La tagatosa puede reducir el riesgo de caries dental" ("*Tagatose may reduce the risk of tooth decay*").

Sweet Fiber

Sweet Fiber de la empresa *Doctor Murray Natural Living* ofrece un medio revolucionario y saludable de agregar dulzor *y* fibra a su alimentación. Sus beneficios para la salud reflejan el comportamiento sinérgico de sus ingredientes: xilitol, tagatosa e inulina. Cada uno de estos tres compuestos naturales produce efectos saludables. Cuando se combinan, sus beneficios se amplían aún más.

Puesto que ya hablamos sobre el xilitol y la tagatosa previamente, analicemos más de cerca la inulina. Pertenece a una de las clases más beneficiosas de fibra dietética: los fructooligosacáridos (o *FOS* por sus siglas en inglés), o fructanos. Estos compuestos —que se encuentran en muchas verduras, en particular los tubérculos— consisten en cortas cadenas de moléculas de fructosa. (El término *oligosacárido* —*oligo* por poco, *sacárido* por azúcar— se refiere a una cadena corta de moléculas de azúcar).

La inulina es el FOS más importante ya que es, con mucho, el mejor investigado. Cada porción de *Sweet Fiber* proporciona 1 gramo de inulina procedente de raíz de endivia.

La inulina sabe dulce, con un cuarto del dulzor del azúcar. Sin embargo, tiene un valor calórico mucho más bajo. Algunos dicen que tiene cero calorías, pero para ser más exactos, proporciona aproximadamente 1,5 calorías por gramo; menos del 40 por ciento de las calorías del azúcar de mesa.

Además, la inulina es digerida sólo de forma parcial por los humanos. La parte no digerida sirve como alimento para bacterias amigables como las bífidobacterias y las especies *Lactobacillus*.[10] Estudios clínicos han demostrado que administrar inulina puede aumentar espectacularmente el número de estas bacterias buenas en el colon mientras se reduce simultáneamente la población de las bacterias perjudiciales.

Otros beneficios que se observan con los suplementos de inulina incluyen una mayor absorción del calcio y el magnesio, mejor eliminación de compuestos tóxicos y una producción mayor de ácidos grasos de cadena corta beneficiosos (o *SCFA* por sus siglas en inglés) como el butirato. El butirato y otros SCFA son el principal combustible para las células saludables en el intestino grueso, ayudándoles a mantener su función como barrera contra la absorción de compuestos perjudiciales.[10, 11]

Diversos estudios doble ciego han analizado la capacidad de la inulina para reducir los niveles de colesterol sanguíneo y triglicéridos. Estos estudios han demostrado que en personas con colesterol o tri-

---

Aplicaciones de *Sweet Fiber*

Utilícela como edulcorante en:

- Café
- Chocolate caliente
- Té caliente
- Té helado

Espolvoréela directamente sobre:

- Cereales fríos
- Fruta fresca como fresas (frutillas) y toronja (pomelo)
- Cereales calientes (después de cocinarlos)
- Yogurt

Sustituya otros edulcorantes por *Sweet Fiber* en recetas para:

- Licuados de fruta
- Yogur o helado casero
- Limonada y refresco de limón verde (lima)

glicéridos elevados, incluidos los diabéticos del tipo II, la inulina puede producir significativas reducciones en los lípidos sanguíneos. No obstante, en personas con niveles normales o bajos de colesterol o triglicéridos, la inulina tiene poco efecto.[12, 13]

Una de las aplicaciones más fascinantes es como parte de programas adelgazadores. Se ha demostrado que la inulina inhibe el apetito, ayuda a estabilizar los niveles de glucosa, vigoriza y controla el consumo calórico, lo cual indica que la inulina puede ser muy beneficiosa para ayudar a las personas a lograr sus metas de adelgazamiento.

Fructosa

La fructosa o el azúcar de la fruta es el principal carbohidrato de la miel, el sirope de arce (*maple*) y muchas frutas. De hecho, el contenido de fructosa de la mayoría de las frutas y muchas verduras es aproximadamente el 10 por ciento de su peso en seco. La fructosa es muy dulce; aproximadamente 1¾ veces más dulce que el azúcar de mesa.

Aunque la fructosa tiene la misma fórmula química que la glucosa ($C_6H_{12}O_6$), su estructura o forma es bastante diferente. Para ser utilizada por el cuerpo, debe convertirse en glucosa dentro del hígado. De manera que los niveles de glucosa no se elevan tan rápidamente tras el consumo de fructosa, comparada con otros azúcares simples o incluso con carbohidratos complejos.

Menos de 10 gramos de fructosa por porción es una cantidad aceptable como edulcorante. La carga glucémica de 10 gramos de fructosa sería solamente 2. En comparación, la carga glucémica de una rebanada de pan es 10; de una manzana, 7 y de una taza de arroz blanco, 26. Como podrá notar, 10 gramos de fructosa no representa un problema incluso para las personas con diabetes o hipoglucemia.

De hecho, uno de los últimos estudios sobre la fructosa y la diabetes del tipo II es bastante interesante. El título del artículo, el cual apareció en la revista *Diabetes Care*, es "La administración aguda de fructosa mejora la tolerancia oral a la glucosa en adultos con diabetes del tipo II". Fundamentalmente, el estudio —que se llevó a cabo en la Universidad Vanderbilt— demostró que la administración de bajas dosis de fructosa en realidad mejora el control glucémico en adultos con diabetes del tipo II.[14]

Tabla J.3. Clasificación de los edulcorantes sin azúcar

EDULCORANTE	OTROS NOMBRES	NIVEL DE CONSUMO RECOMENDADO	COMENTARIOS BREVES
Sweet Fiber		Abundante	Una combinación totalmente natural de inulina, tagatosa, xilitol y saborizantes naturales. Una cucharadita de *Sweet Fiber* es tan dulce como 1 cucharadita de sacarosa (azúcar de mesa) sin las calorías, pero con los beneficios para la salud de la fibra dietética y la tagatosa.
Hierba dulce de Paraguay	*Stevia*	Abundante	Un edulcorante natural extraído de la planta *Stevia rebaudiana*, es 300 veces más dulce que la sacarosa. Hablando estrictamente, la hierba dulce de Paraguay es un suplemento dietético porque no ha sido evaluado ni aprobado por la Dirección de Alimentación y Fármacos (o *FDA* por sus siglas en inglés) como edulcorante. Los estudios preliminares demuestran que la hierba dulce de Paraguay puede tener efectos reductores de la glucosa y de la presión arterial. Produce un regusto en la boca de leve a desagradable.
Tagatosa		Moderado	Un azúcar que se encuentra de forma natural en la leche y que es un 92 por ciento tan dulce como la sacarosa pero se absorbe deficientemente. Tiene algún valor calórico, cerca de un tercio de las calorías de la sacarosa. Los estudios demuestran que la tagatosa atenúa la respuesta glucémica al azúcar. Se recomienda un consumo moderado porque en cantidades mayores provoca diarrea.

Tabla J.3. Clasificación de los edulcorantes sin azúcar (*continuación*)

EDULCORANTE	OTROS NOMBRES	NIVEL DE CONSUMO RECOMENDADO	COMENTARIOS BREVES
Xilitol y otros polioles (maltitol, sorbitol, manitol, eritritol)		Moderado	Los polioles son aproximadamente un 60 por ciento tan dulces como la sacarosa. No se absorben bien y no se descomponen cuando se calientan. Cantidades mayores —por ejemplo, una sola ingesta de más de 10-30 g o una ingesta total diaria de más de 40-80 g— pueden producir efectos laxantes.
Sucralosa	*Splenda*	Moderado	La sucralosa se compone de sacarosa a la que se le agregan moléculas de cloro. Es 600 veces más dulce que la sacarosa y no se descompone cuando se calienta.
Aspartamo	*NutraSweet, Equal*	Prudente	Un edulcorante polémico del que se reciben más quejas en la FDA que de cualquier otra sustancia alimenticia. Se hace a partir de dos aminoácidos que se encuentran de forma natural en los alimentos: la fenilalanina y el ácido aspártico. El aspartamo es 200 veces más dulce que la sacarosa, pero pierde dulzor al calentarse.
Acesulfamo K	*Sunett, Sweet One*	Restrictivo	El acesulfamo K se hace a partir del vinagre y tiene una estructura similar a la sacarina. Es 200 veces más dulce que la sacarosa y el cuerpo no lo descompone.
Sacarina	*Sweet 'n Low*	Restrictivo	La sacarina se retiró del mercado inicialmente a causa de los temores de que fuera un carcinógeno. Es 300 veces más dulce que la sacarosa. Debido a las preocupaciones sobre su seguridad, no se recomienda durante el embarazo.

Sirope de maíz alto en fructosa

La sacarosa, o azúcar de mesa, está compuesta de fructosa y glucosa unidas. El sirope de maíz alto en fructosa (*high fructose corn syrup* o *HFCS* por sus siglas en inglés), a pesar de su nombre, proporciona las mismas cantidades de fructosa y glucosa que la sacarosa. La diferencia es que las moléculas no están unidas. Eso hace que los azúcares del HFCS se absorban incluso más rápidamente que los de la sacarosa.

El HFCS es mucho más barato que la sacarosa y es la principal forma de edulcorante en los Estados Unidos. El espectacular aumento en el consumo de HFCS a lo largo de los últimos 30 años está directamente relacionado con el aumento general del consumo de azúcar en los Estados Unidos.

Muchos productos contienen HFCS como ingrediente. Entre los ejemplos se encuentran las bebidas (especialmente los refrescos/sodas), los cereales y productos panificados, los lácteos, los dulces y muchos otros alimentos procesados. En los Estados Unidos, la producción de HFCS aumentó de 2,2 millones de toneladas en 1980 a 9,4 millones de toneladas en 1999. Para su fabricación se destinó cerca del 5,3 por ciento de la cosecha total de maíz de los Estados Unidos en el 2000.

El consumo de bebidas edulcoradas con azúcar ha desempeñado el papel más importante en el aumento de los edulcorantes añadidos en la alimentación estadounidense. Los estudios han descubierto que los recientes aumentos en la ingesta de calorías coinciden con los aumentos en el consumo de refrescos. Lo esencial es que es extremadamente importante mantenerse alejado del HFCS para evitar el exceso de calorías y las fluctuaciones en la glucosa.

Comentarios finales

La tabla J.3 proporciona una clasificación de edulcorantes naturales y artificiales, junto con una breve descripción de cada uno y un nivel de consumo recomendado que va desde abundante, moderado, prudente hasta restrictivo basándose en los datos sobre seguridad disponibles.

Definición del síndrome X

Síndrome X es un término que fue acuñado en 1988 por un endocrinó logo de la Universidad Stanford, el Dr. Gerald Reaven. Junto con los términos síndrome metabólico *y* síndrome de resistencia a la insulina, se refiere a un grupo de factores de riesgo que incluyen:

- Obesidad central (excesivo tejido adiposo en y alrededor del abdomen), determinado por la circunferencia de la cintura y la cadera; es decir, el índice cintura/cadera
- Bajos niveles de colesterol LAD: menos de 40 mg/dl en hombres, menos de 50 mg/dl en mujeres
- Triglicéridos sanguíneos en ayunas de 150 mg/dl o más
- Presión arterial elevada: 130/85 mmHg o superior
- Resistencia a la insulina, enfermedad en la cual el cuerpo no puede utilizar adecuadamente la insulina o la glucosa sanguínea; puesta de manifiesto por la presencia de prediabetes (niveles de glucosa entre 101 y 125 mg/dl)

El síndrome X es un problema de salud grave porque las personas que lo tienen enfrentan un riesgo mayor de padecer enfermedad arterial coronaria, otras afecciones relacionadas con la formación de placa aretomatosa en las paredes de las arterias (por ejemplo, derrames cerebrales y enfermedad vascular periférica) y diabetes del tipo II. La presencia de cuatro o más de los criterios arriba expuestos se relaciona con un riesgo 2½ veces mayor de sufrir un ataque al corazón o un derrame cerebral y un riesgo cerca de 25 veces superior de desarrollar diabetes.

Se calcula que aproximadamente 60 millones de adultos en los Estados Unidos padecen el síndrome X.

¿Qué causa el síndrome X?

El síndrome X —así como la diabetes del tipo II, la prediabetes y la obesidad— pueden considerarse como diferentes facetas de la misma enfermedad, y tienen las mismas causas subyacentes dietéticas, del estilo de vida y genéticas. Estos factores de riesgo se exponen en detalle en el Capítulo 4. Lo esencial es que el cuerpo humano simplemente no fue diseñado para manejar las cantidades de azúcar refinada, sal, grasas saturadas y otros componentes perjudiciales de los alimentos que muchas personas de los Estados Unidos y otros países "occidentales" —especialmente aquellos con estilos de vida sedentarios— consumen. El resultado es la aparición de un síndrome metabólico, que consiste en obesidad, colesterol sanguíneo y triglicéridos elevados, presión arterial alta (hipertensión) y glucosa elevada.

Prevención y tratamiento del síndrome X

Las estrategias dietéticas, de estilo de vida y de suplementos presentadas en este libro para la prevención y el tratamiento de la diabetes del tipo II son primordiales para prevenir y también tratar el síndrome X. El propósito clave de estas estrategias es aumentar la sensibilidad de las células de todo el cuerpo a la insulina. Está totalmente comprobado que la manera más segura, eficaz y preferida de mejorar la sensibilidad a la insulina en pacientes con resistencia a la insulina o síndrome X es adelgazar y aumentar la actividad física. Uno de los complementos nutricionales más eficaces para lograr estos objetivos es una mezcla muy viscosa de fibras solubles que se conoce como *polyglycoplex*, o PGX por sus siglas en inglés.

Como describimos anteriormente en el libro, el desarrollo del PGX comenzó como resultado de una intensa investigación científica en la Universidad de Toronto dirigida por Vladimir Vuksan, PhD, uno de los expertos más respetados y reconocidos sobre el papel de la alimentación en la diabetes, las enfermedades cardíacas y la obesidad. Se probaron cientos de combinaciones diferentes de fibra en estudios de laboratorio, con animales y en humanos antes de establecer la formulación del PGX. Sus beneficios más importantes son:

- Reducir los niveles posprandiales (después de las comidas) de azúcar en la sangre
- Aumentar la sensibilidad a la insulina
- Mejorar el control de la diabetes
- Reducir el apetito y ayudar a adelgazar de manera eficaz
- Bajar el colesterol sanguíneo

Tal como expusimos en la página 215, el PGX no solamente reduce los niveles de glucosa después de las comidas aproximadamente de un 20 a un 40 por ciento, sino que también reduce la secreción de insulina en aproximadamente un 40 por ciento. Estos cambios hacen que se produzca una mejora en la sensibilidad a la insulina en todo el cuerpo de casi el 60 por ciento; un logro extraordinario que no puede igualar ningún fármaco ni producto natural.

Las últimas investigaciones clínicas sobre el PGX y el síndrome X

En la reunión anual Nº64 de la Asociación Americana de la Diabetes, celebrada en Orlando, Florida en junio de 2004, los investigadores del Centro de Modificación de los Factores de Riesgo del Hospital St. Michael y la Universidad de Toronto presentaron los resultados de un estudio clínico en el que utilizaron la mezcla de fibra patentada PGX. Las personas con síndrome X tomaron 3 gramos de PGX o un placebo tres veces al día antes de las comidas. Después de tres semanas, el grupo que tomó el PGX mostró una reducción del 23 por ciento en los niveles de glucosa después de las comidas, una reducción del 40 por ciento en la liberación de insulina después de las comidas y una mejora del 55,9 por ciento en la sensibilidad a la insulina de todo el cuerpo. Además, la grasa corporal se redujo en un 2,8 por ciento a partir de una medida base durante el período del estudio de 3 semanas.

El Programa de Adelgazamiento *SlimStyles*

Desarrollamos el Programa de Adelgazamiento *SlimStyles* para *Natural Factors* —uno de los fabricantes más importantes del mundo de suplementos dietéticos— como una manera eficaz de utilizar el PGX en un programa cómodo y fácil de seguir. *SlimStyles* está altamente recomendado para cualquiera que intente adelgazar de manera eficaz y permanente. El programa se explica en detalle en el Apéndice L.

El Programa de Adelgazamiento *SlimStyles*

Hay literalmente cientos de dietas que aseveran ser la solución al problema de la obesidad. Si usted tiene sobrepeso, probablemente habrá probado más que suficientes.

La mayoría de estas dietas, si se siguen rigurosamente, le ayudarán a adelgazar a corto plazo. Pero a menudo son tan restrictivas (por ejemplo, la Dieta de La Zona) o implican tal privación de alimentos saludables (por ejemplo, la Dieta Atkins) que resulta difícil seguirlas a largo plazo. Por eso la abrumadora mayoría de gente no consigue lograr y mantener sus objetivos de adelgazamiento.

El Programa de Adelgazamiento *SlimStyles* de *Natural Factors* ofrece un enfoque más fácil y racional para el adelgazamiento permanente. Por este motivo, no fracasa.

¿Qué hace que este programa sea diferente?

El Programa de Adelgazamiento *SlimStyles* se basa en grandes avances en la comprensión de la regulación del apetito humano, así como en métodos para mejorar la sensibilidad a la hormona insulina. El programa funciona de cuatro maneras clave:

- Reduce eficazmente el apetito, lo cual conduce a una reducción del consumo de calorías
- Mejora la sensibilidad de las células del cuerpo a la hormona insulina

- Aumenta el metabolismo y la quema de grasa sin la utilización de estimulantes agresivos
- Recompone los mecanismos que controlan el tamaño de las células grasas y el peso corporal

¿En qué consiste el Programa de Adelgazamiento *SlimStyles*?

Los ejes del Programa de Adelgazamiento *SlimStyles* son unas fórmulas nutricionales especiales que contienen *polyglycoplex* o PGX. Junto con hábitos alimenticios saludables y ejercicio moderado, el PGX ayuda a adelgazar al reducir enormemente el apetito y los antojos de alimentos. Verdaderamente creemos que el PGX es el verdadero secreto del éxito del programa; sin él, adelgazar y mantener el peso sería casi imposible.

El PGX está disponible con la etiqueta *SlimStyles* en cápsulas, en bebida en polvo de cero calorías y en una sofisticada bebida que se toma como substituto de la comida baja en carbohidratos y con valores en el índice glucémico muy bajos. Además, contiene proteínas a base de suero de leche (*whey*) no desnaturalizadas, saborizantes naturales y edulcorantes junto con vitaminas y minerales. El Sustituto de la Comida *SlimStyles* (*SlimStyles Meal Replacement Formula*) proporciona 5 gramos de PGX por porción.

La mayoría de la gente adelgazará con el Programa de Adelgazamiento *SlimStyles* si siguen estas pautas básicas.

1. Tomar el Sustituto de la Comida *SlimStyles* (*SlimStyles Meal Replacement Formula*) dos veces al día como sustituto de la comida.
2. Beber mucha agua.
3. Tomar de 2 a 4 gramos de PGX en cápsulas o de una a dos cucharadas de Bebida en Polvo a base de una Mezcla de Fibras para Controlar el Apetito *SlimStyles* (*SlimStyles Appetite Control Fiber Blend Drink Mix*) con agua de 5 a 15 minutos antes de cada comida (a menos, claro está, que esté tomando el Sustituto de la Comida *SlimStyles*, que contiene PGX). Esto reducirá su apetito y bajará el valor en el índice glucémico de cada comida.
4. Tomar de 2 a 4 gramos de PGX en cápsulas o de una a dos cucharadas de la Bebida en Polvo a base de una Mezcla de Fibras

(*continúa en la página 404*)

Ejemplos de menús y plan de comidas de *SlimStyles*

Desayuno: sustituto de la Comida *SlimStyles* con 12 a 16 onzas de agua. Tome después del Sustituto de la Comida otras 8 a 10 onzas de agua para que haya bastantes líquidos con los que el PGX se pueda unir.

Merienda: ½ taza de fruta con un valor bajo en el índice glucémico (por ejemplo, arándanos, zarzamoras, manzanas, fresas, uvas) con ¼ de taza de frutos secos o semillas crudas (almendras, semillas de calabaza/pepitas, nueces, nueces de la India, semillas de girasol, pacanas).

Almuerzo: Sustituto de la Comida *SlimStyles* con 12 a 16 onzas de agua, seguida de otras 8 a 10 onzas de agua.

Merienda: 2 zanahorias medianas; 2 tallos de apio o 1 taza de ensalada de verduras de hoja verde mixtas con 2 cucharaditas de aceite de oliva o de semilla de lino.

Antes de cenar (de 5 a 15 minutos): de 2 a 4 gramos de PGX con un vaso grande de agua.

Cena: de 3 a 4 onzas de pechuga de pollo horneada, salmón, carne magra (baja en grasa) o *tofu*; una ensalada mediana con aceite de oliva, aceite de semilla de lino y hierbas y especias naturales; y de 1 a 2 tazas de una verdura cocida no feculenta como espárragos, brócoli o verduras de hoja verde (espinacas, col rizada, hojas de mostaza)

Postre: de 40 a 60 minutos antes de cenar, prepare ½ porción de Sustituto de la Comida *SlimStyles* (siga las instrucciones de la etiqueta) y métalo al refrigerador. ¡Tendrá un delicioso pudín (budín) inhibidor del apetito a tiempo para el postre!

Nota: asegúrese de beber mucha agua o té herbario mientras tome los productos PGX. Necesitan muchos líquidos para ser eficaces. Si no bebe lo suficiente, PGX extraerá líquidos de su torrente sanguíneo y le provocará deshidratación.

Table L.1: Plan de Comidas de 7 Días de SlimStyles

	DESAYUNO	MERIENDA	ALMUERZO	MERIENDA	CENA	MERIENDA
Lunes y jueves	Sustituto de la Comida *SlimStyles* con 12-16 onzas de agua o leche de soya fortificada	1 manzana mediana; $\frac{1}{4}$ de taza de frutos secos crudos (como almendras o avellanas); y 1 taza de agua o té herbario	Sustituto de la Comida *SlimStyles* con 12-16 onzas de leche descremada o leche de soya fortificada	Sofría (saltee), cocine al vapor, hornee o cocine en el horno de microondas 1 taza de cualquiera de las siguientes verduras: espárragos, brócoli, coles de Bruselas, coliflor, espinaca, *zucchini*	5-15 minutos antes: 2-4 gramos de PGX 3-4 onzas de pechuga de pollo al horno; $\frac{1}{2}$ taza de arroz integral hervido; 1 taza de ensalada de espinacas; $\frac{1}{2}$ taza de peras con 4-6 onzas de yogur natural sin grasa	1 taza de té herbario o té verde 2-4 gramos de PGX
Martes y viernes	Sustituto de la Comida *SlimStyles* con 12-16 onzas de agua	$\frac{1}{2}$ taza de arándanos, frambuesas o zarzamoras; $\frac{1}{4}$ de taza de frutos secos crudos; y 1 taza de té herbario o té verde	Sustituto de la Comida *SlimStyles* con 12-16 onzas de agua	Vea arriba	5-15 minutos antes: 2-4 gramos de PGX 3-4 onzas de salmón al horno; 1 papa pequeña al horno con piel; 1 rebanada de pan de centeno; 1 taza de lechuga romana; y $\frac{1}{2}$ taza de kiwi picado en rodajas con 4-6 onzas de yogur natural sin grasa	1 taza de té herbario sin cafeína 2-4 gramos de PGX

Table L.1: Plan de Comidas de 7 Días de SlimStyles (*continuación*)

	DESAYUNO	MERIENDA	ALMUERZO	MERIENDA	CENA	MERIENDA
Miércoles y sábado	Sustituto de la Comida *SlimStyles* con 12-16 onzas de agua	½ taza de uvas; ¼ de taza de frutos secos crudos; y 1 taza de té herbario o té verde	Sustituto de la Comida *SlimStyles* con 12-16 onzas de agua	Vea la tabla anterior	5-15 minutos antes: 2-4 gramos de PGX 3-4 onzas de bistec magro asado en el asador del horno; ½ taza de pasta de trigo integral con salsa de tomate y albahaca; ½ taza de coliflor; y 1 manzana mediana con 2 onzas de queso *mozzarella* hecho con leche descremada	1 taza de té herbario sin cafeína 2-4 gramos de PGX
Domingo	Sustituto de la Comida *SlimStyles* con 12-16 onzas de agua	½ taza de fruta mixta (por ejemplo, fresas, naranja, cantaloup) ¼ de taza de frutos secos crudos	Sustituto de la Comida *SlimStyles* con 12-16 onzas de agua	Vea la tabla anterior	5-15 minutos antes: 2-4 gramos de PGX ½ taza de frijoles colorados con ½ taza de arroz silvestre hervido; ½ taza de habichuelas verdes; 1 taza de ensalada de verduras de hoja verde mixtas; ½ taza de requesón sin grasa; ½ taza de toronja	1 taza de té herbario sin cafeína 2-4 gramos de PGX

(*viene de la página 400*)

para Controlar el Apetito *SlimStyles* con agua cuando tenga hambre entre comidas; bien sola o con una merienda (refrigerio, tentempié) saludable y baja en calorías.

5. ¡Comer menos! PGX controla su apetito tan bien que usted probablemente comerá mucho menos que antes, sin ni siquiera intentarlo. Sin embargo, si usted es un verdadero comelón, deberá esforzarse por recortar su ingesta de alimentos, o continuará comiendo en exceso. Por lo tanto, coma lo menos que necesite para estar cómodo; nada de repetir dos o tres veces. Sírvase porciones más pequeñas de alimentos y ponga su comida en un plato más pequeño.

6. ¡Comer despacio! Mastique su comida más a conciencia de lo normal. No coma nunca a las carreras. Concéntrese en su comida y saboree cada bocado.

7. No comer nunca de manera compulsiva. Piense detenidamente lo que va a comer, tanto si está en casa o afuera. Escoja alimentos más ligeros y con menos calorías siempre que estén disponibles.

8. Reduzca los carbohidratos en general y evite totalmente los alimentos con valores altos en el índice glucémico. Entre estos se incluyen los productos elaborados con harina blanca como los panes y las pastas, así como los dulces y el azúcar de mesa.

9. Base sus comidas en carnes magras (bajas en grasa) y montones de ensalada (con pequeñas cantidades de aceite de oliva, aceite de semilla de lino/linaza y vinagre balsámico con hierbas naturales y especias). Puede comer pequeñas porciones de cereales integrales, verduras feculentas y frutas. Sin embargo, si no comienza a adelgazar en un plazo de 2 semanas, puede que necesite eliminar todas las féculas y la fruta y mantener una dieta muy baja en carbohidratos hasta que se produzca una quema de grasa satisfactoria.

¿Y si aún tiene hambre?

Las cápsulas de PGX y la bebida en polvo con cero calorías pueden tomarse en cualquier momento que tenga hambre, para frenar su apetito y eliminar los antojos de alimentos.

Además, hemos identificado ciertas verduras como "alimentos sin límite", lo cual significa que puede comerlas en cualquier cantidad porque el número de calorías que contienen son contrarrestadas por el número de calorías que su cuerpo quema en el proceso de digerirlas. Coma todo cuanto quiera de los siguientes alimentos, ya que le ayudarán a mantenerse satisfecho entre comidas.

Apio	Nabos
Berros	Pepino
Bok choy	Perejil
Brotes de alfalfa	Pimientos (ajíes, pimientos
Endibia (lechuga escarola)	morrones)
Endivia	Rábanos
Escarola	Repollo (col)
Espinacas	Repollo chino
Lechuga	

¿Y si sale a comer fuera?

Deberá aplicar las mismas pautas cuando coma fuera que cuando coma en casa. Recuerde también:

1. Evitar los restaurantes de comida rápida todo lo posible.
2. Fijarse en el tamaño de las porciones. Si son demasiado grandes, compártalas con alguien o simplemente guarde las sobras para otra comida.
3. Seleccionar alimentos asados en el asador del horno, horneados, cocinados al vapor o a la parrilla (a la barbacoa) en vez de fritos.
4. Preguntar al mesero o mesera acerca de los ingredientes y los métodos de preparación para realizar la elección más informada. A menudo le pueden preparar el alimento como usted desee (por ejemplo, asado en el asador del horno en vez de frito).
5. Pedir que le pongan aparte las salsas y aliños (aderezos), para poder controlar la cantidad que come.
6. No comer los rellenos (como pan y arroz) que pueden acompañar a su comida.
7. En lugar de postres ricos en grasa y en calorías, escoja fruta, sorbete (nieve) o yogur sin grasa.

8. Evitar beber demasiado alcohol, el cual es muy alto en calorías y se convierte fácilmente en grasa. Un vaso de vino con su comida está bien. Y mejor aún, escoja té herbario, té verde o agua.

¿Qué puede esperar al principio?

Durante la primera semana del Programa de Adelgazamiento *SlimStyles*, algunas personas pueden experimentar evacuaciones intestinales blandas, abotagamiento abdominal, gases y otras alteraciones digestivas leves. Estos síntomas se deben a la abundancia de fibra que brinda el programa, a la que el cuerpo necesitará unos días para habituarse. Cualquier molestia debería remitir en unos cuantos días. Beber más agua puede proporcionar alivio, así como tomar unos sorbos de tés herbarios carminativos como de raíz de jengibre, menta (*peppermint*), hinojo y manzanilla.

En algunos casos, los síntomas digestivos son más intensos o prolongados. Podrá adaptarse mejor reduciendo las dosis recomendadas de los productos *SlimStyles* con PGX. Podrá reanudar las dosis totales en un período de tiempo relativamente corto.

¿Tendrá éxito?

Lo bueno del Programa de Adelgazamiento *SlimStyles* es que es sencillo y muy eficaz. La gran diferencia que la gente comunica con este programa, a diferencia de otras dietas, es que pueden reducir mucho su consumo diario de calorías sin sentirse hambrientos o padecer hipoglucemia. En la mayoría de los casos, una persona puede esperar perder constantemente de 1 a 2 libras (de 0,5 a 1 kg) por semana. . . más si reducen bastante las calorías totales. Pero para tener éxito a largo plazo, generalmente es mejor no adelgazar más de 2 libras por semana.

Comentarios finales

Aunque es estupendo alcanzar sus metas de adelgazamiento, es aún más importante mantener ese éxito de por vida. Si continúa tomando los

¡Haga ejercicio!

Siempre que se habla del adelgazamiento, es importante enfatizar la necesidad de hacer ejercicio. Cualquier programa de adelgazamiento que no esté acompañado por una actividad física regular está casi garantizado que fracasará. Si recorta las calorías sin hacer ejercicio, su metabolismo se volverá tan lento que usted no será capaz de quemar grasa. De la misma manera, si regresa a sus hábitos alimenticios regulares con su metabolismo más lento, con toda probabilidad volverá a recuperar todo el peso que perdió, más algunas libritas adicionales.

Gústele o no, debe tomarse lo suficientemente en serio el adelgazamiento para comprometerse con el ejercicio. De lo contrario, sus esfuerzos serán en vano.

productos *SlimStyles*, mantendrá bajo control su apetito, su glucosa y su insulina. El PGX reducirá al mínimo la tentación de comer en exceso o de comer las alimentos incorrectos. Haga que estos productos sean una parte permanente de su estilo de vida saludable.

También necesitará comprometerse de manera permanente con algunos cambios de sentido común. El primer paso es asumir una responsabilidad personal respecto a su problema de peso. No culpe de ello a los genes que ha heredado de sus padres. No culpe de ello a cómo le alimentaron cuando era niño. No culpe de ello a su metabolismo lento. Cargue con toda la responsabilidad usted mismo. Una vez que lo haga, puede centrarse en lo que debe hacer para alcanzar su meta de adelgazamiento.

Aprender a establecer metas de manera que produzca una experiencia positiva es fundamental para su éxito. Crea un "círculo del éxito": alcanzar metas le ayuda a sentirse mejor consigo mismo; y entre mejor se sienta consigo mismo, más probabilidades tiene de lograr sus objetivos.

Puede utilizar las siguientes pautas para establecer cualquier meta, incluyendo el adelgazamiento.

1. Formule su meta en términos positivos. Por ejemplo, es mejor decir "Disfruto comiendo alimentos saludables y bajos en calorías" que "No consumiré azúcar, dulces, helados ni otros alimentos que engordan". Intente no utilizar palabras negativas cuando defina su meta.

2. Fíjese una meta que pueda alcanzar y que sea realista. Recuerde, las metas pueden ayudar a poner en marcha un círculo del éxito, lo cual a su vez favorece una imagen positiva de sí mismo. Los pequeños logros marcan una gran diferencia en la manera en que se siente consigo mismo.

3. Sea específico. Entre más claramente defina su meta, más probabilidades tendrá de alcanzarla. ¿Cuál es el peso que desea? ¿Cuál es el porcentaje de grasa corporal o las medidas que desea? Diga exactamente lo que quiere lograr.

4. Formule su meta en el presente, no en el futuro. Para alcanzar su meta, usted debe creer que ya la ha logrado. Como el célebre psicólogo Dr. Wayne Dyer dice: "Lo conseguirá cuando crea en ello". Se trata de cómo se programa usted para el éxito.

Utilice las pautas de arriba, una buena meta debería ser algo así: "Mi cuerpo es fuerte y hermoso. Me siento bien conmigo mismo y con mi cuerpo. Voy a adelgazar 2 libras por semana ¡y me siento fenomenal!"

Una vez que haya creado su meta, puede desear crear metas a corto plazo o provisionales que se unan unas con otras para producir resultados a largo plazo. Habitúese a preguntarse lo siguiente cada mañana y noche: "¿Qué debo hacer hoy [o mañana] para alcanzar mi meta?" Recuerde, cada viaje comienza con un solo paso seguido de muchos otros pasos.

¡Buena suerte!

Recursos

Acupuntura

Comisión de Acreditación para la Acupuntura y la Medicina
Oriental (o *ACAOM* por sus siglas en inglés)
7501 Greenway Center Drive, Suite 820
Greenbelt, MD 20770
(301) 313-0855
Fax (301) 313-0912
www.acaom.org

Asociación Americana de la Diabetes

American Diabetes Association
1701 North Beauregard Street
Alexandria, VA 22311
(800) 342-2383
www.diabetes.org

La Asociación Americana de la Diabetes es la organización de
salud no lucrativa más importante del país que ofrece investigaciones, información y ayuda activa sobre la diabetes. Ofrece información en español.

Health Food Store Locator (Localizador de Tiendas de Productos Naturales)

La Asociación Nacional de Alimentos Nutricionales
(o *NNFA* por sus siglas en inglés)
www.nnfa.org

La NNFA, fundada en 1936, representa a los fabricantes y minoristas de la industria de los productos naturales. Para encontrar una tienda de productos naturales en su área, vaya al sitio *web* de la NNFA o consulte la página 412.

Escuelas de Medicina Naturopática

Bastyr University
14500 Juanita Drive
Kenmore, WA 98028
(425) 602-3000
www.bastyr.edu

Colegio Canadiense de Medicina Naturopática
1255 Sheppard Ave. East
North York, Ontario M2K 1E2
Canada
(416) 498-1255
www.ccnm.edu

Colegio Nacional de Medicina Naturopática
049 S.W. Porter
Portland, OR 97201
(503) 499-4343
www.ncnm.edu

Colegio del Sudoeste de Medicina Naturopática y Ciencias
de la Salud
2140 E. Broadway Road
Tempe, AZ 85282
(480) 858-9100
www.scnm.edu

Asociaciones y Derivaciones de Médicos Naturópatas

Asociación Estadounidense de Médicos Naturópatas
8201 Greensboro Drive, Suite 300
McLean, VA 22102
(877) 969-2267
www.naturopathic.org

Asociación Naturópata Canadiense
1255 Sheppard Ave. East
North York, Ontario M2K 1E2
Canada
(416) 496-8633
www.naturopathicassoc.ca

Tiendas de productos naturales

Hemos compilado la siguiente lista de tiendas de productos naturales en las que se habla español para ayudarle a conseguir las hierbas y productos mencionados en este libro. El hecho de que hayamos incluido un establecimiento específico no significa que lo estemos recomendando. Por supuesto que no hacemos mención de todas las tiendas que existen con empleados que hablan español; nuestra intención es que usted tenga un punto de partida para conseguir las hierbas y productos que se recomiendan en este libro. Aparte de consultar esta lista, usted también puede buscar una tienda en su zona consultando el directorio telefónico local y buscar bajo el nombre de "productos naturales" o "*health food stores*".

ARIZONA
Yerbería San Francisco
6403 N. 59th Avenue
Glendale, AZ 85301

Yerbería San Francisco
2718 W. Van Buren
Phoenix, AZ 85009

Yerbería San Francisco
13370 W. Van Buren
#103
Goodyear, AZ 85338

Yerbería San Francisco
340 W. University Drive
Mesa, AZ 85201

Yerbería San Franciso
5233 S. Central Avenue
Phoenix, AZ 85040

Yerbería San Francisco
961 W. Ray Road
Chandler, AZ 85224

CALIFORNIA
Capitol Drugs, Inc.
8578 Santa Monica Boulevard
West Hollywood, CA 90069

Buena Salud Centro Naturista
12824 Victory Boulevard
North Hollywood, CA 91606

Consejería Naturista
40 Persia Avenue
San Francisco, CA 94112

Cuevas Health Foods
738 S. Atlantic Boulevard
Los Ángeles, CA 90022

Natucentro Xandu
179 N. 1st St.
Fresno, CA 93702

La Fuente de la Salud
757 S. Fetterly Avenue #211
Los Ángeles, CA 90022

Centro Naturista
7860 Paramount Boulevard
Suite K26
Pico Rivera, CA 90660

Hierbas Naturales
420 E. 4th Street
Perris, CA 92570

Franco's Naturista
14925 S. Vermont Avenue
Gardenia, CA

Casa Naturista
384 E. Orange Grove Boulevard
Pasadena, CA 91104

Natural Center Vida Sana
2661 E. Florence Avenue
Suite E
Huntington Park, CA 90255

COLORADO
Tienda Naturista
3158 W. Alameda Avenue
Denver, CO 80219

CONNECTICUT
Centro de Nutrición y Terapias
Naturales
1764 Park Street
Hartford, CT 06105

FLORIDA
Nutrition Mart Health Food and
Vitamins
10740 W. Flagler St.
Miami, FL 33174

ILLINOIS
Vida Sana
4045 W. 26th Street
Chicago, IL 60623
(773) 521-7067

Centro Naturista Nature's Herbs
2430 S. Laramie Avenue
Cicero, IL 60804
652-6446

MASSACHUSETTS
Centro de Nutrición y Terapias
107 Essex Street
Lawrence, MA 01841

NUEVA JERSEY
Centro Naturista
28 B Broadway
Passaic, NJ 07055

Revé Health Food Store
839 Elizabeth Avenue
Elizabeth, NJ 07201

Be-Vi Natural Food Center
4005 Bergenline Avenue
Union City, NJ 07087

NUEVA YORK

Vida Natural
79 Clinton Street
New York, NY 10002

Vida Saludable
604 W. 139th St.
(entre Broadway y Riverside)
New York, NY 10031

PUERTO RICO

El Nuevo Lucero
1160 Avenida Américo Miranda
San Juan, PR 00921

La Natura Health Food
Carretera 194
Fajardo Gardens
Fajardo, PR 00738

Natucentro
92 Calle Giralda
Marginal Residencial Sultana
Mayagüez, PR 00680

Centro Naturista de Guaynabo
Avenida Méjico, Carretera 177
Suite Nº4, Parkville
Mayagüez, PR 00680

Nutricentro Health Food
965 de Infantería
Lajas, PR 00667

Natural Health Food
Calle Enrique González Nº46 Sur
Guayama, PR 00784

TEXAS

Héctor's Health Company
4500 N. 10th Street
Suite 10
McAllen, TX 78504

Naturaleza y Nutrición
123 N. Marlborough Avenue
Dallas, TX 75208

La Vida Health Food Store
410 W. Craig Place
San Antonio, TX 78207

Hierba Salud Internacional
9119 S. Gessner Drive
Suite 118
Houston, TX 77074

El Paso Health Food Center
2700 Montana Avenue
El Paso, TX 79903

Glosario

Algunos de los términos usados en este libro no son muy comunes o se conocen bajo distintos nombres en diferentes países de América Latina. Por lo tanto, hemos preparado este glosario para ayudarle. Para algunos términos, una definición no es necesaria, así que sólo incluimos los términos que usamos en este libro, sus sinónimos y sus nombres en inglés. Esperamos que le sea útil.

Aceite de alazor. Sinónimo: aceite de cártamo. En inglés: *safflower oil.*

Aceite de *canola*. Este aceite proviene de la semilla de la colza, la cual es baja en grasa saturada. Sinónimo: aceite de colza.

Aceitunas *kalamata*. Un tipo de aceituna griega con forma de almendra, de color oscuro parecido al de la berenjena y con un sabor sustancioso a frutas. Se consiguen en la mayoría de los supermercados y en las tiendas *gourmet.* En inglés: *kalamata olives.*

Ají. *Véase* **Pimiento**.

Albaricoque. Sinónimos: chabacano, damasco. En inglés: *apricot.*

Aliño. Un tipo de salsa, muchas veces hecha a base de vinagre y de algún tipo de aceite, que se les echa a las ensaladas para darles más sabor. Sinónimo: aderezo. En inglés: *salad dressing.*

Almíbar de arce. Sinónimo: miel de maple. En inglés: *maple syrup.*

Arándano. Baya azul de sabor dulce que es pariente del arándano agrio. En inglés: *blueberry.*

Arándano agrio. Baya roja de sabor agrio usada para elaborar postres y bebidas. Sinónimo: arándano rojo. En inglés: *cranberry.*

Arroz silvestre. Una hierba de grano largo que crece en pantanos. Tiene un sabor a frutos secos y una textura correosa. Se consigue en las tiendas de productos naturales. En inglés: *wild rice.*

Arugula. Una verdura de origen italiano que se come como parte de las ensaladas. Tiene un sabor a mostaza picante y se consigue en ciertos supermercados y en tiendas de productos naturales. A veces se usa como parte del *Mesclun* (véase la página 423).

Asignación Dietética Recomendada. La cantidad estimada de un nutriente que debe consumirse a diario para mantener la buena salud. La Asignación Dietética Recomendada para los nutrientes es establecido por el Consejo de Alimentos y Nutrición de la Academia Nacional de Ciencias de los Estados Unidos. El Consejo actualiza las asignaciones individuales de diferentes nutrientes conforme se obtienen más conocimientos sobre estos a través de estudios nutricionales. En inglés: *Recommended Daily Allowance* o *RDA*.

Bagel. Panecillo en forma de rosca que se prepara al hervirse y luego hornearse. Se puede preparar con una gran variedad de sabores y normalmente se sirve con queso crema.

Batatas dulces. Tubérculos cuyas cáscaras y pulpas tienen el mismo color amarillo-naranja. No se deben confundir con las batatas de Puerto Rico (llamadas "boniatos" en Cuba), que son tubérculos redondeados con una cáscara rosada y una pulpa blanca. Sinónimos de batata dulce: boniato, camote, moniato. En inglés: *sweet potatoes.*

Berzas. Un tipo de repollo que no tiene forma de cabeza con hojas largas y rectas. Sinonimos: bretón, posarno. En inglés: *collard greens.*

Biscuit. Un tipo de panecillo que la mayoría de las veces se hace con polvo de hornear en vez de levadura. Tiene una textura tierna y ligera y es muy popular en los EE. UU., especialmente en el sur.

Bok choy. Un tipo de repollo chino que se consigue en las tiendas de productos naturales.

Butternut squash. Véase Squash.

Caballa. Sinónimo: escombro. En inglés: *mackerel.*

Cacahuate. Sinónimos: cacahuete, maní. En inglés: *peanut.*

Cacerola. Comida horneada en un recipiente hondo tipo cacerola. Sinónimo: guiso. En inglés: *casserole.* También puede ser un recipiente metálico de forma cilíndrica que se usa para cocinar. Por lo general, no es muy hondo y tiene un mango o unas asas. Sinónimo: cazuela. En inglés: *saucepan.*

Cantaloup. Melón de cáscara grisosa-beige con un patrón de rayas parecido a una red. Su pulpa es de color naranja pálida y es muy jugosa y dulce.

Carne deshidratada. Tiras de carne secadas al sol y sazonadas con sal. La carne deshidratada es popular entre los alpinistas y los excursionistas como una merienda (refrigerio, tentempié) sabrosa alta en proteínas y fácil de transportar. Sinónimo: cecina. En inglés: *beef jerky*.

Carnes tipo fiambre. Carnes cocinadas y a veces curadas que se comen frías, por lo general en sándwiches a la hora de almuerzo. Entre los ejemplos de las carnes tipo fiambre están el jamón, la salchicha de boloña, el *salami* y el rosbif. En inglés: *lunchmeats*.

Cebollín. Variante de la familia de las cebollas. Tiene una base blanca que todavía no se ha convertido en bulbo y hojas verdes que son largas y rectas. Ambas partes son comestibles. Son parecidos a los chalotes, y la diferencia está en que los chalotes tienen el bulbo ya formado y son más maduros. Sinónimos: escalonia, cebolla de cambray. En inglés: *scallion*.

Cebollino. Hierba que es pariente de la cebolla cuyas hojas altas y finas dan un ligero sabor a cebolla a los alimentos. Uno de sus usos comunes es como ingrediente de salsas cremosas. También se agrega a las papas horneadas. Debido a las variaciones regionales entre los hispanohablantes, a veces se confunde al cebollino con el cebollín. Véase las definiciones de estos en este glosario para evitar equivocaciones. Sinónimo: cebolleta. En inglés: *chives*.

Cereales integrales. *Véase* **Integral**.

Chalote. Hierba que es pariente de la cebolla y de los puerros (poros). Sus bulbos están agrupados y sus tallos son huecos y de un color verde vívido. De sabor suave, se recomienda agregarlo al final del proceso de cocción. Es muy utilizado en la cocina francesa. En inglés: *shallots*.

Chícharos. Semillas verdes de una planta leguminosa euroasiática. Sinónimos: alverjas, arvejas, guisantes, *petit pois*. En inglés: *peas*.

Chile. *Véase* **Pimiento**.

Chili. Un guiso (estofado) oriundo del suroeste de los Estados Unidos que consiste en carne de res molida, chiles, frijoles (habichuelas) y otros condimentos.

Colesterol. Una sustancia cerosa que se encuentra en el torrente sanguíneo. Se utiliza para producir membranas (paredes) de células, así como algunas hormonas, y también ayuda en otras funciones corporales. El cuerpo fabrica cierta cantidad de colesterol y el resto lo obtenemos de los alimentos. Tener demasiado colesterol en el torrente sanguíneo puede ser dañino, ya que impide la circulación y puede conducir a las enfermedades cardíacas o bien al derrame cerebral. El colesterol como tal es transportado por el torrente sanguíneo por dos sustancias: las lipoproteínas de baja densidad y las lipoproteínas de alta densidad. Comúnmente se conocen las lipoproteínas de baja densidad por el nombre "**colesterol LBD**"; también se le dice el "colesterol malo" porque puede obstruir las arterias e incrementar el riesgo de sufrir un ataque al corazón. Por su parte, las lipoproteínas de alta densidad o **colesterol LAD** se conocen como el "colesterol bueno" porque niveles elevados de estos se relacionan con menores posibilidades de sufrir un ataque al corazón o un derrame cerebral. En inglés, el colesterol LBD se llama "*LDL cholesterol*" y el colesterol LAD se llama "*HDL cholesterol*".

Comelotodo. Un tipo de legumbre con una vaina delgada de color verde brillante que contiene semillas pequeñas que son tiernas y dulces. Es un alimento de rigor de la cocina china. Son parecidos a los tirabeques (véase la página 428) pero la diferencia está en que las vainas de los comelotodos son más planas y sus semillas no son tan dulces como las de los tirabeques. En inglés: *snow peas.*

Comida chatarra. Una gama de alimentos populares con poco valor nutritivo. Entre los ejemplos comunes de comida chatarra están las papitas, las frituras de maíz, los totopos preempaquetados, las tabletas de chocolate, el helado, los refrescos (sodas), la mayoría de las galletas y las galletitas (véase la página 421), los pasteles (bizcochos, tortas, *cakes*), la comida rápida, etc. Casi toda la comida chatarra se prepara con harina refinada y es alta en calorías y grasa, por lo que no es recomendable que forme una parte significativa de nuestra alimentación, particularmente si sufrimos de diabetes.

Comida rápida. Alimentos de preparación rápida que casi siempre se fríen en cantidades abundantes de aceites altos en grasa saturada. Se consiguen en varias cadenas de restaurantes y entre los ejemplos de estos están el pollo frito, las hamburguesas, las papas a la francesa, las pepitas de pollo, etc.

Crema de cacahuate. Una pasta para untar hecha de cacahuates (maníes). También conocida como mantequilla de maní. Por lo general se vende dos tipos comerciales: uno que es suave como la mantequilla y otro que lleva trocitos de cacahuate. En inglés: *peanut butter.* El tipo que lleva trocitos de cacahuate se llama *chunky peanut butter.*

Cuernito. Sinónimos: medialuna, cachito. En inglés: *croissant.*

Curry. Un condimento muy picante utilizado para sazonar varios platos típicos de la India. *Curry* también puede referirse a un plato preparado con este condimento.

Cúscus. Granitos de sémola de trigo con un sabor ligero parecido al de los frutos secos. Durante siglos han sido populares en el Medio Oriente y en las últimas décadas se ha empezado a comer en los EE.UU. Hoy día se consiguen ya cocidos en paquetes en el supermercado y se preparan en minutos en una olla con agua hiviendo. En inglés: *couscous.*

Dip. Una salsa o mezcla blanda (como el guacamole, por ejemplo), en que se mojan los alimentos para picar, como por ejemplo frituras de maíz, papitas fritas, totopos (tostaditas, nachos), zanahorias o apio.

Donut. Un pastelito con forma de rosca que se prepara con levadura o polvo de hornear. Se puede hornear pero normalmente se fríe. Hay muchas variedades de *donuts*; algunas se cubren con una capa de chocolate y otras se rellenan con jalea o con crema.

Eggbeaters. Una marca comercial de sustituto de huevos.

Ejotes. *Véase* **Habichuelas verdes**.

Endibia. Un tipo de repollo (col) cuyas hojas centrales no forman una cabeza. Su sabor es suave y es parecido al del repollo. Esta verdura crucífera contiene unas sustancias llamadas fitoquímicos que, según piensan algunos científicos en nutrición, protegen contra el cáncer. Sinónimo: lechuga escarola. En inglés: *kale.*

Espino. Hierba medicinal que algunos herbolarios y naturópatas recomiendan para problemas cardíacos. Sinónimos: espinillo, espinera, marzoleto, marjoleto, tantal y quirinea. En este libro se recomiendan el extracto de espino (*hawthorn extract*) con un 10 por ciento de prociandinas, lo cual se indicará en la etiqueta en inglés de la siguiente forma: "*10% procyandins*". Estos extractos se encuentran en la mayoría de las tiendas de productos naturales.

Extracto de cardo de leche. Una hierba medicinal también conocida como cardo de María o cardo lechero. Los autores recomiendan los extractos de esta hierba (*milk thistle extract*) que contengan un 70 por ciento de silimarina, lo cual se indicará en la etiqueta en inglés de la siguiente forma: "*70% silymarin*".

Extracto de *ginkgo biloba*. En inglés: *ginkgo biloba extract.* Los autores recomiendan comprar productos que tengan un 24 por ciento de unos ingredientes llamados glicósidos flavonoides de *ginkgo*, lo cual se indicará en la etiqueta en inglés de la siguiente forma: "*24% ginkgo flavonglycosides*".

Extracto de semilla de uva. En inglés: *grapeseed extract.*

Extracto de té verde. Un suplemento natural que recomiendan los autores de este libro. En inglés: *green tea extract.* Los autores recomiendan comprar extractos con un 60 a un 70 por ciento de polifenoles totales, lo cual se indicará en la etiqueta en inglés de la siguiente forma: "*60% total polyphenols*".

Fenogreco. Una hierba medicinal cuyas semillas son recomendadas por los autores de este libro para ayudar a controlar la diabetes. Ellos recomiendan tomar extractos de la semilla. Estos extractos, llama dos *fenugreek seed extracts* en inglés, se pueden conseguir en las tiendas de productos naturales. Sinónimos: rica, alholva. En inglés: *fenugreek.*

Flavonoides. Los pigmentos naturales que les dan su color a las frutas y a las verduras. Los flavonoides se reconocen por contener antioxidantes beneficiosos para la salud, por lo que los nutriólogos recomiendan comer al menos cinco porciones de frutas y/o verduras al día. Además, algunos naturópatas recomiendan ingerir flavonoides en forma de pastillas para aprovechar sus antioxidantes. En inglés: *flavonoids.*

Frijoles. Una de las variedades de plantas con frutos en vaina del género *Phaselous.* Vienen en muchos colores: rojos, negros, blancos, etcétera. Sinónimos: alubia, arvejas, caraotas, fasoles, fríjoles, habas, habichuelas, judías, porotos, trijoles. En inglés: *beans.*

Frijoles *cannellini*. Frijoles de origen italiano de color blanco que típicamente se agregan a ensaladas y sopas. Se consiguen en la mayoría de los supermercados y en las tiendas de productos *gourmet.*

Frijoles de caritas. Frijoles pequeños de color beige con una "carita" negra. Sinónimos: guandúes, judías de caritas. En inglés: *blackeyed peas.*

Frituras de maíz. Un tipo de comida chatarra (véase la página 418) hecha de masa de maíz picada en pedacitos que después se fríen en abundante aceite. Las frituras de maíz tienen muy poco valor nutritivo y por lo general son altas en grasa y calorías. En inglés: *corn chips.*

Frutos secos. Alimentos comunes que consisten en una semilla comestible encerrada en una cáscara. Entre los ejemplos más comunes de este alimento están las almendras, las avellanas, los cacahuates (maníes), los pistachos y las nueces. Aunque muchas personas utilizan el termino "nueces" para referirse a los frutos secos en general, en realidad "nuez" significa un tipo común de fruto seco en particular.

Fudge. Un tipo de caramelo semiblando y cremoso que se prepara con azúcar, crema, mantequilla, sirope de maíz y varios saborizantes. El saborizante más popular para hacer *fudge* es chocolate aunque se usan otros, entre ellos vainilla y arce. Se puede preparar con los ingredientes típicos más el saborizante o bien con otros ingredientes agregados, como nueces o frutas confitadas.

Galletas y galletitas. Tanto "galletas" como "galletitas" se usan en Latinoamérica para referirse a dos tipos de comidas. El primer tipo es un barquillo delgado no dulce (en muchos casos es salado) hecho de trigo que se come como merienda (refrigerio, tentempié) o que acompaña una sopa. El segundo tipo es un tipo de pastel (véase la página 425) plano y dulce que normalmente se come como postre o merienda. En este libro, usamos "galleta" para describir los barquillos salados y "galletita" para los pastelitos pequeños y dulces. En inglés, una galleta se llama "*cracker*" y una galletita se llama "*cookie*".

Galletas *Graham*. Galletas dulces hechas de harina de trigo integral y típicamente saborizadas con miel.

Granola. Una mezcla de copos de avena y otros ingredientes como azúcar morena, pasas, cocos y frutos secos. Se prepara al horno y se sirve en pedazos o en barras.

Habas. Frijoles (véase la página anterior) planos de color oscuro y de origen mediterráneo que se consiguen en las tiendas de productos naturales. En inglés: *fava beans*.

Habas blancas. Frijoles planos de color verde pálido, originalmente cultivados en la ciudad de Lima en el Perú. Sinónimos: alubias, ejotes verdes chinos, frijoles de Lima, judías blancas, porotos blancos. En inglés: *lima beans*.

Habichuelas verdes. Frijoles verdes, largos y delgados. Sinónimos: habichuelas tiernas, ejotes. En inglés: *green beans* o *string beans*.

Inhibidores ECA. La angiotensina II es una sustancia química que hace que los músculos alrededor de los vasos sanguíneos se contraigan. Al los músculos contraerse y apretar los vasos, estos se estrechan, lo cual puede aumentar la presión en estos vasos; de ahí se sufre la presión arterial alta. Ahora bien, para formar la angiotensina II se necesita una sustancia llamada la enzima conversora de angiotensina (ECA). Los inhibidores ECA son una clase de medicamentos que en efecto inhiben la actividad de la ECA para que se produzca menos angiotensina y, a su vez, se reduzca la presión en los vasos sanguíneos. Al reducir la presión en los vasos, es más fácil para el corazón bombear sangre y así se puede mejorar el funcionamento de un corazón que esté fallando. Estos medicamentos también se administran a ciertos diabéticos insulinodependientes cuando tienen problemas renales. En inglés: *ACE inhibitors.*

Integral. Este término se refiere a la preparación de los cereales (granos) como arroz, maíz, avena, pan, etcétera. En su estado natural, los cereales tienen una capa exterior muy nutritiva que aporta fibra dietética, carbohidratos complejos, vitaminas del complejo B, vitamina E, hierro, zinc y otros minerales. No obstante, para que tengan una presentación más atractiva, muchos fabricantes les quitan las capas exteriores a los cereales. La mayoría de los nutriólogos y médicos recomiendan que comamos los cereales integrales (excepto en el caso del alforjón o trigo sarraceno) para aprovechar los nutrientes que nos aportan. Estos productos se consiguen en algunos supermercados y en las tiendas de productos naturales. Entre los productos integrales más comunes están el arroz integral (*brown rice*), pan integral (*whole-wheat bread* o *whole-grain bread*), cebada integral (*whole-grain barley*) y avena integral (*whole oats*).

Kéfir. Una bebida hecha de leche fermentada oriunda del Cáucaso que normalmente contiene un 2 por ciento de alcohol. Sin embargo, el kéfir vendido en los EE.UU. por lo general no contiene alcohol y en sabor y textura es como un yogur líquido. Debido a su contenido de bacterias amigables se considera bueno para la salud y los autores de este libro recomiendan tomarlo en lugar de la leche de vaca. El kéfir se consigue en las tiendas de productos naturales (vea la página 412).

LAD. *Véase* **Colesterol.**

LBD. *Véase* **Colesterol.**

Lechuga *mâche.* Una verdura de origen europeo con hojas oscuras muy tiernas. Tiene un sabor picante parecido al de los frutos secos (véase la página 420). Se utiliza en ensaladas o se preparar al vapor como una guarnición. Se consigue en algunos supermercados y en la mayoría de las tiendas de productos *gourmet.* Muchas veces la lechuga *mâche* forma parte de una ensalada de verduras mixtas llamada *mesclun* (véase abajo). En inglés se conoce bajo varios nombres, entre ellos, mâche, *corn salad, field lettuce* y *field salad.*

Lechuga repollada. Cualquiera de los diversos tipos de lechugas que tienen cabezas compactas de hojas grandes y crujientes que se enriscan. En inglés: *iceberg lettuce.*

Lechuga romana. Variedad de lechuga con un largo y grueso tallo central y hojas verdes y estrechas. Sinónimo: orejona. En inglés: *romaine lettuce.*

London Broil. *Véase* **Round.**

Magdalena. Una especie de pastel (véase la página 425) pequeño que normalmente se prepara al hornear la masa en un molde con espacios individuales, parecido a los moldes para hacer panecillos. Por lo general las magdalenas son de chocolate y a veces se rellenan con crema. Sinónimo: mantecada. En inglés: *cupcake.*

Margarina sin transgrasas. Un tipo de margarina que no contiene transgrasas, un tipo de grasa que ha sido vinculada a las enfermedades cardíacas. Por lo general este tipo de margarina lleva las palabras *"trans-free"* ("libre de transgrasas") o *"no transfats"* (sin transgrasas) en el envase.

Melocotón. Fruta originaria de la China que tiene un color amarillo rojizo y cuya piel es velluda. Sinónimo: durazno. En inglés: *peach.*

Merienda. En este libro, es una comida entre las comidas principales del día, sin importar ni lo que se come ni a la hora en que se come. Sinónimos: bocadillo, bocadito, botana, refrigerio, tentempié. En inglés: *snack.*

Mesclun. Una mezcla de verduras de ensalada —típicamente diferentes tipos de lechuga— que se vende preempaquetada en los supermercados en la sección de verduras. Entre las verduras utilizadas en el *mesclun* están la *arugula,* el *radicchio* y la lechuga *mâche.* También se vende bajo el nombre *"field greens".*

Miel de maple. Sinónimo: almíbar de arce. En inglés: *maple syrup.*

Mirtillo. Una baya azul —pariente de los arándanos— que algunos naturópatas y herbolarios recomiendan para los problemas de la vista. Fuera de Europa es difícil de conseguir mirtillos frescos, por lo que se recomienda tomar extractos de esta fruta cuando se trata de fines medicinales. Por lo general estos extractos se consiguen en las tiendas de productos naturales. En inglés: *bilberry* o *bilberry extract* si se trata de un extracto de mirtillo.

Mostaza *Dijon*. Un tipo de mostaza francesa con una base de vino blanco. En inglés: *Dijon mustard*.

***Muffin*.** Un tipo de panecillo que se puede preparar con una variedad de harinas y que muchas veces contiene frutas y frutos secos. La mayoría de los *muffins* norteamericanos se hacen con polvo de hornear en vez de levadura. Sin embargo, el *muffin* inglés sí se hace con levadura y tienen una textura más fina que el norteamericano. Son muy comunes como comida de desayuno en los EE. UU.

Naranja. Sinónimo: china. En inglés: *orange*.

Nuez de la India. Un tipo de fruto seco cuya forma es parecida a la de un riñón y cuyo sabor es mantecoso. Sinónimos: anacardo, semilla de cajuil, castaña de cajú. En inglés: *cashew*.

Palomitas de maíz. Granos de maíz cocinados en aceite o a presión hasta que formen palomitas blancas. Sinónimos: rositas de maíz, rosetas de maíz, copos de maíz, cotufo, canguil.

Pan árabe. Pan plano originario del Medio Oriente que se prepara sin levadura. Sinónimo: pan de *pita*. En inglés: *pita bread*.

Panqué. Un tipo de pastel largo (no redondo) hecho con los ingredientes básicos de un pastel —harina, huevos, mantequilla y azúcar— más un saborizante, como vainilla o limón. Antiguamente el panqué se hacía con una libra de cada ingrediente, incluido el saborizante: de ahí su nombre en inglés, *pound cake*, ya que "*pound*" significa libra. Hoy día el panqué puede llevar una variedad de ingredientes adicionales, como bicarbonato, coco, pasas o frutos secos. Sinónimo: panetela. En inglés: *pound cake*.

Panqueque. Un pastel (véase la definición de este abajo) plano generalmente hecho de alforjón (trigo sarraceno) que se dora por ambos lados en una plancha o en un sartén engrasado.

Papas a la francesa. En este libro usamos este término para referirnos a las tiras largas de papas que se fríen en cantidades abundantes de aceite. En muchos países se conocen como papitas fritas y por lo general se sirven como acompañantes para las hamburguesas o los perritos calientes. En inglés: *French fries*.

Papitas fritas. En este libro usamos este término para referirnos a las rodajas redondas u ovaladas de papas que se fríen en cantidades abundantes de aceite y que se venden en bolsas en las tiendas de comestibles. En inglés: *potato chips*.

Parrilla. Una rejilla de hierro fundido utilizada para asar diversos alimentos sobre brasas o sobre una fuente de calor de gas o eléctrica. En inglés: *grill.* También puede ser un utensilio de cocina utilizado para poner dulces hasta que se enfríen. Sinónimo: rejilla. En inglés: *rack.*

Pasionaria. Sinónimos: parchita, pasiflorina, hierba de la paloma. En inglés: *passion flower.*

Pastel. El significado de esta palabra varía según el país. En Puerto Rico, un pastel es un tipo de empanada servida durante las fiestas navideñas. En otros países, un pastel es una masa de hojaldre horneada que está rellena de frutas en conserva. No obstante, en este libro, un pastel es un postre horneado generalmente preparado con harina, mantequilla, edulcorante y huevos. Sinónimos: bizcocho, torta, *cake.* En inglés: *cake.*

Pastrami. Un tipo de carne de res picada, sazonada, ahumada y curada. Al igual que el jamón o la salchicha de boloña, el *pastrami* se considera una carne tipo fiambre y comúnmente se come en forma de lascas (lonjas) como parte de un sándwich (emparedado) en el almuerzo.

Pie. Una masa de hojaldre horneada que está rellena de frutas en conserva. Sinónimos: pay, pastel, tarta. En inglés: *pie.*

Pimiento. Fruto de las plantas *Capsicum.* Hay muchísimas variedades de esta hortaliza. Los que son picantes se conocen en México como chiles picantes, y en otros países como pimientos o ajíes picantes. Por lo general, en este libro nos referimos a los chiles picantes o a los pimientos rojos o verdes que tienen forma de campana, los cuales no son nada picantes. En muchas partes de México, estos se llaman pimientos morrones. En el Caribe, se conocen como ajíes rojos o verdes. En inglés, estos se llaman *bell peppers.*

Pimiento asado. Por lo general se trata de un pimiento no picante, como el que tiene forma de campana u otra variedad parecida, asado y empacado en un tarro. Se consigue en los supermercados. En inglés: *roasted pepper.*

Plátano amarillo. Fruta cuya cáscara es amarilla y que tiene un sabor dulce. Sinónimos: banana, banano, cambur y guineo. No lo confunda con el plátano verde, que si bien es su pariente, es una fruta distinta.

Polenta. Una papilla hecha de harina de maíz. Se vende la *polenta* instantánea en muchos supermercados.

Pretzel. Golosina hecha de una pasta de harina y agua. A la pasta se la da la forma de una soga, se le hace un nudo, se le echa sal y se hornea. Es una merienda (refrigerio, tentempié) muy popular en los EE. UU.

Proteínas de suero. Un producto de proteínas en forma de polvo que típicamente se consigue en las tiendas de productos naturales. Su ingrediente fundamental obviamente es el suero (*whey*), un líquido rico en proteínas derivado de la leche. Hoy día los fabricantes elaboran suero articificalmente al agregar bacterias a la leche descremada. Aunque durante años eran principalmente los fisiculturistas que ingerían el polvo de proteínas de suero, hoy día algunos expertos lo recomiendan como parte de un desayuno saludable, ya que este se puede combinar con leche, yogur, hielo y frutas para hacer licuados (batidos) sabrosos y saludables. En inglés: *whey proteins.*

Psyllium. Un producto derivado de las semillas de una planta euroasiática. Cuando se ingiere, el *psyllium* se vuelve gelatinoso y pegajoso al entrar en contacto con el agua que se encuentra en los intestinos. Durante el proceso de digestión, el *psyllium* es descompuesto en el intestino grueso por las bacterias saludables que viven en el colon. A su vez estas bacterias, al descomponer el *psyllium,* les dan volumen a las heces, creando heces más grandes y blandas que son más faciles de excretar, lo cual ayuda a las personas que experimentan estreñimiento. Debido a esto, el *psyllium* se incluye en productos con fines laxantes aunque realmente el *psyllium* de por sí no es un laxante. Sinónimos: zaragotana, psilio, coniza, hierba pulguera, llantén de perro. En inglés: *psyllium.*

Pumpernickel. Un tipo de pan de centeno de origen alemán; es de color oscuro y su sabor es algo agrio.

Queso azul. Un queso suave con vetas de moho comestible de color azul verdoso. En inglés: *blue cheese.*

Queso *feta.* Un queso griego hecho de leche de cabra. Es blanco, salado y muy desmenuzable.

Queso *ricotta.* Un tipo de queso italiano blanco con una consistencia parecida a la del yogur. Es húmedo y tiene un sabor ligeramente dulce, por lo que se presta para hacer postres. En inglés: *ricotta cheese.*

Rejilla. *Véase* **Parrilla.**

Remolacha. Sinónimo: betabel. En inglés: *beet.*

Repollo. Una planta verde cuyas hojas se agrupan en forma compacta y que varía en cuanto a su color. Puede ser casi blanco, verde o rojo. Sinónimo: col. En inglés: *cabbage.*

Requesón. Un tipo de queso hecho de leche descremada. No es seco y tiene relativamente poca grasa y calorías. En inglés: *cottage cheese.*

Round. Corte de carne de res estadounidense que abarca desde el trasero del animal hasta el tobillo. Es menos tierno que otros cortes, ya que la pierna del animal ha sido fortalecida por el ejercicio. El *top round* es un corte del *round* que se encuentra en el interior de la pierna y es el más tierno de todos los cortes de esta sección del animal. A los cortes gruesos del *top round* frecuentemente se les dice *London Broil* y a los cortes finos de esta zona se les dice *top round steak.* El *eye round* es el corte menos tierno de esta sección pero tiene un sabor excelente. Todos estos cortes requieren cocción lenta con calor húmedo.

Sándwich. Sinónimo: emparedado. En inglés: *sandwich.*

Sándwich tipo *wrap.* Un tipo de sándwich que consiste en carnes tipo fiambre (Véase la página 417) o bien pollo o pavo, además de tomate, lechuga y mayonesa, que se envuelve en un plan plano, como una tortilla, por ejemplo. "*Wrap*" significa "envolver" en inglés; de ahí su nombre.

Semillas de lino. Durante años sus usos eran más bien industriales: se extraía aceite de estas semillas para elaborar pintura y tintes. Sin embargo, hoy en día se reconoce que cuentan con mucho valor nutritivo. Las semillas de lino son una fuente de minerales como calcio, hierro y vitamina E, así como de ácidos grasos omega-3, los cuales promueven la salud cardíaca. Se consiguen en las tiendas de productos naturales. Sinónimo: linazas. En inglés: *flaxseed.*

Sirloin. Un corte de carne de res proveniente de una zona en el ganado ubicada entre el lomo corto y el *round* (véase arriba). Normalmente este corte se pica en bisteces, aunque también se venden pedazos de *sirloin* que son para asar.

Sirope de maíz. Un edulcorante común que se agrega a muchos de los alimentos preempaquetados vendidos en los EE. UU. En este libro se recomienda que se evite el tipo que es alto en fructosa, el cual se utiliza en la mayoría de los refrescos (sodas). Hay que revisar las listas de ingredientes de los alimentos para asegurar que no los contengan. En inglés: *high-fructose corn syrup.*

Squash. Nombre genérico de varios tipos de calabaza oriundos de América. Los squash se dividen en dos categorías: *summer squash* (el veraniego) y *winter squash* (el invernal). Los veraniegos tienen cáscaras finas y comestibles, una pulpa blanda, un sabor suave y requieren poca cocción. Entre los ejemplos de estos está el *zucchini.* Los invernales tienen cáscaras dulces y gruesas, su pulpa es de color entre amarillo y naranja y más dura que la de los veraniegos. Por lo tanto, requieren más tiempo de cocción. Entre las variedades comunes de los *squash* invernales están los *acorn squash*, el *spaghetti squash* y el *butternut squash*. Aunque la mayoría de los *squash* se consiguen todo el año en los EE. UU., los invernales comprados en el otoño y en el invierno tienen mejor sabor.

Suero de leche. El líquido que queda despues de que se haya cuajado leche para producir queso. Aparte de ser usado para elaborar el queso *ricotta*, el suero de leche se utiliza para crear suplementos proteínicos. Estos típicamente se venden en forma de polvos con los cuales se preparan licuados (batidos) y se recomiendan estos productos en este libro. Los polvos a base de suero de leche se consiguen en las tiendas de productos naturales o en las que venden suplementos. Dirán "*whey protein*", lo cual significa proteínas a base de suero de leche, en la etiqueta.

Tarta de queso. Un tipo de pastel (véase la página 425) hecho de requesón (o de queso crema, o bien ambos), huevos, azúcar y saborizantes, como cáscara de limón o vainilla. Se sirve con una salsa de frutas o crema batida. En inglés: *cheesecake*.

Tazón. Recipiente cilíndrico sin asas usado para mezclar ingredientes, especialmente al hacer postres y panes. Sinónimos: recipiente, bol. En inglés: *bowl*.

Tipo fiambre. Véase **Carnes tipo fiambre**.

Tirabeque. Una variedad de chícharos (véase la definición de estos en la página 417) en vaina que se come completo, es decir, tanto la vaina como las semillas (los chícharos). Es parecido al comelotodo (véase la página 418), pero su vaina es más gorda que la del comelotodo y su sabor es más dulce. En inglés: *sugar snap peas*.

Tofu. Un alimento un poco parecido al queso que se hace de la leche de soya cuajada. Es soso pero cuando se cocina junto con otros alimentos, adquiere el sabor de estos.

Tomate de pera. Un tipo de tomate (jitomate) con una forma parecida a la de un huevo cuyo color puede ser rojo o amarillo. En inglés: *plum tomato*.

Toronja. Esta fruta tropical es de color amarillo y muy popular en los EE.UU. como una comida en el desayuno. Sinónimos: pamplemusa, pomelo. En inglés: *grapefruit*.

Tortellini. Un tipo de pasta parecido a los ravioles que se rellena con queso, carne o espinacas.

Tortitas de arroz. Meriendas (refrigerio, tentempié) hechas de arroz con una forma redonda parecida a la de una torta (pastel, bizcocho, *cake*). Se consiguen en la sección de productos dietéticos del supermercado. En inglés: *rice cakes.*

Totopos. Sinónimos: tostaditas, nachos. En inglés: *nachos.*

Trigo *bulgur.* Un tipo de trigo mediooriental que consiste en granos que han sido cocidos a vapor, secados y molidos. Tiene una textura correosa. Se consigue en las tiendas de productos naturales. En inglés: *bulgur wheat.*

Valor Diario. Esta es la cantidad general recomendada de consumo diario para los nutrientes, sean estos vitaminas, minerales u otro elemento dietético. Los Valores Diarios, conocidos en inglés como *Daily Values* o por las siglas inglesas *DV*, fueron establecidas por el Departamento de Agricultura de los Estados Unidos y La Dirección de Alimentación y Fármacos de los Estados Unidos. Hay referencias a los Valores Diarios en las etiquetas de la mayoría de los productos alimenticios preempaquetados en los Estados Unidos. Por lo general se indica de la siguiente forma: cada etiqueta contiene una tabla con un análisis nutricional de una ración del alimento, indicando las cantidades de diferentes nutrientes encontradas en cada ración. También se indica el porcentaje del Valor Diario que representa esa cantidad bajo el encabezado que dice "% DV". De tal modo uno puede determinar si la ración ofrece las cantidades de nutrientes que están cerca de lo recomendado. Entonces, si nota que en una etiqueta de una bolsa de arroz dice que cada ración aporta 40 mg de potasio y bajo DV (Valor Diario) dice "2%", sabrá que esa ración de arroz sólo le aporta el 2% de la cantidad de potasio que necesita para mantener la buena salud. Por lo tanto, el arroz no es una buena fuente de potasio. De tal modo, el Valor Diario sirve como una guía para ayudarnos a comer mejor, seleccionando los alimentos más nutritivos y evitandos los que aportan poco a nivel nutricional. Ahora bien, cabe señalar que los Valores Diarios corresponden a las necesidades nutritivas de adultos que consumen unas 2.000 calorías al día. Si usted desea averiguar sobre las necesidades específicas de niños, consulte a su médico o a un nutriólogo. En inglés: *Daily Value* o DV.

Vermicelli. Un tipo de espaguetis muy finos.

Waffles. Una especie de pastel hecho de una masa líquida horneada en una plancha especial cuyo interior tiene la forma de un panal. Se hornea en la plancha y se sirve con almíbar de arce (miel de maple). Sinónimos: wafle, gofre.

Wrap. *Véase* **Sándwich tipo** *wrap.*

Zanahorias cambray. Zanahorias pequeñas, delgadas y tiernas que son 1½ pulgadas (4 cm) de largo. En inglés: *baby carrots.*

Zucchini. Un tipo de calabaza con forma de cilindro un poco curvo y que es un poco más chico en la parte de abajo que en la parte de arriba. Su color varía entre un verde claro y un verde oscuro, y a veces tiene marcas amarillas. Su pulpa es color hueso y su sabor es ligero y delicado. Sinónimos: calabacín, calabacita, hoco, zambo, zapallo italiano. En inglés: *zucchini.*

Referencias

Los principales recursos de los materiales presentados en este libro provienen de los archivos personales del Dr. Murray. A lo largo de los pasados 25 a 30 años el Dr. Murray ha recopilado minuciosamente miles de artículos científicos publicados en revistas médicas sobre el poder curativo de los alimentos y los componentes de los alimentos. Las referencias que se proporcionan no están diseñadas en absoluto para representar una lista completa de referencias de todos los estudios revisados o mencionados en *Derrote a la diabetes*. Hemos optado por centrarnos en estudios clave y artículos de revisión globales. En general, este tipo de referencias científicas son normalmente de valor sólo para los profesionales de la salud.

Además de encontrar útiles los artículos que se listan aquí, animamos a las partes interesadas a acceder al sitio *web* de la Biblioteca Nacional de Medicina (o *NLM* por sus siglas en inglés), www.ncbi.nlm.nih.gov/entrez/query.fcgi, para obtener más estudios. Puede obtener información en español al ir al: medlineplus.gov/spanish/.

El Portal de la NLM es un sistema de la Red que permite a los usuarios buscar simultáneamente en múltiples sistemas de recuperación de información de la NLM. Desde este sitio podrá acceder a todas las bases de datos de la NLM, entre ellas la base de datos PubMed. Esta base de datos fue desarrollada junto con editoriales de literatura biomédica como una herramienta de búsqueda para acceder a citas bibliográficas y a artículos de texto completo de revistas en los sitios *web* de las editoriales participantes. Las editoriales que participan en PubMed proporcionan electrónicamente a la NLM sus citas antes o en el momento de la publicación. Si la editorial tiene un sitio *web* que ofrece el texto completo de sus revistas, PubMed proporciona enlaces a ese sitio, así como enlaces a otra información biológica, centros de secuenciación, etc. Puede que necesite un registro de usuario, pagar una cuota de suscripción o algún otro tipo de cuota para acceder al texto completo de artículos en algunas revistas.

PubMed proporciona acceso a información bibliográfica, la cual incluye Medline: la principal base de datos bibliográfica de la NLM que abarca los campos de la medicina, la enfermería, la odontología, la medicina veterinaria, el sistema de asistencia sanitaria y las ciencias preclínicas. Medline contiene citas bibliográficas y resúmenes de autores procedentes de más de 4.000 revistas médicas publicadas en los Estados Unidos y otros 70 países. El archivo contiene más de 11 millones de citas que se remontan a mitad de los años 60. La cobertura es mundial, pero la mayoría de los archivos provienen de fuentes en inglés o tienen resúmenes en inglés. Realizar una búsqueda es bastante fácil y el sitio tiene un tutorial que explica totalmente el proceso.

Capítulo 1. Más vale prevenir. . .

1. Cox D, Gonder-Frederick L, Kovatchev B, et al. Reduction of severe hypoglycemia (SH) with blood glucose awareness training (BGAT-2). Diabetes. 1995;4(suppl):27A.

2. Barr RG, Nathan DM, Meigs JB, Singer DE. Tests of glycemia for the diagnosis of type 2 diabetes mellitus. Ann Intern Med. 2002;137:263–272.

3. Ko GT, Chan JC, Woo J, et al. The reproducibility and usefulness of the oral glucose tolerance test in screening for diabetes and other cardiovascular risk factors. Ann Clin Biochem. 1998;35:62–67.

4. Vuguin P, Saenger P, Dimartino-Nardi J. Fasting glucose insulin ratio: a useful measure of insulin resistance in girls with premature adrenarche. J Clin Endocrinol Metab. 2001;86:4618–4621.

5. Kraft JR. Detection of diabetes mellitus in situ (occult diabetes). Laboratory Med. 1975;6:10–22.

6. Wiener K, Roberts NB. The relative merits of haemoglobin A1c and fasting plasma glucose as first-line diagnostic tests for diabetes mellitus in non-pregnant subjects. Diabet Med. 1998;15:558–563.

7. Perry RC, Shankar RR, Fineberg N, McGill J, Baron AD. HbA1c measurement improves the detection of type 2 diabetes in high-risk individuals with nondiagnostic levels of fasting plasma glucose: the Early Diabetes Intervention Program (EDIP). Diabetes Care. 2001;24:465–471.

Capítulo 2. Los factores de riesgo para la diabetes del tipo I

1. Kelly MA, Mijovic CH, Barnett AH. Genetics of type 1 diabetes. Best Pract Res Clin Endocrinol Metab. 2001;15:279–291.

2. Akerblom HK, Vaarala O, Hyoty H, Ilonen J, Knip M. Environmental factors in the etiology of type 1 diabetes. Am J Med Genet. 2002;115: 18–29.

3. Knip M, Akerblom HK. Environmental factors in the pathogenesis of type 1 diabetes mellitus. Exp Clin Endocrinol Diabetes. 1999;107(suppl 3):S93–S100.

4. Kaprio J, Tuomilehto J, Koskenvuo M, et al. Concordance for Type 1 (insulin-dependent) and Type 2 (non-insulin-dependent) diabetes mellitus in a population-based cohort of twins in Finland. Diabetologia. 1992;35:1060–1067.

5. Redondo MJ, Yu L, Hawa M, et al. Heterogeneity of Type I diabetes: analysis of monozygotic twins in Great Britain and the United States. Diabetologia. 2001;44:354–362.

6. Guo SW. Does higher concordance in monozygotic twins than in dizygotic twins suggest a genetic component? Hum Hered. 2001;51:121–132.

7. Guo SW. The behaviour of some heritability estimators in the complete absence of genetic factors. Hum Hered. 1999;49:215–228.

8. Pociot F, McDermott MF. Genetics of type 1 diabetes mellitus. Genes Immun. 2002;3:235–249.

9. Metcalfe KA, Hitman GA, Rowe RE, et al. Concordance for type 1 diabetes in identical twins is affected by insulin genotype. Diabetes Care. 2001;24:838–842.

10. Onkamo P, Vaananen S, Karvonen M, Tuomilehto J. Worldwide increase in incidence of type 1 diabetes—analysis of the data on published incidence trials. Diabetologia. 1999;42:1395–1403.

11. Feltbower RG, Bodansky HJ, McKinney PA, et al. Trends in the incidence of childhood diabetes in south Asians and other children in Bradford, UK. Diabet Med. 2002;19(2):162–166.

12. Bodansky HJ, Staines A, Stephenson C, Haigh D, Cartwright R. Evidence for an environmental effect in the aetiology of insulin dependent diabetes in a transmigratory population. BMJ. 1992;304:1020–1022.

13. Elliott RB. Epidemiology of diabetes in Polynesia and New Zealand. Pediatr Adolesc Endocrinol. 1992;21:66–71.

14. Willis J, Scott R, Brown L, Zimmet P, MacKay I, Rowley M. Type 1 diabetes in insulin-treated adult-onset diabetic subjects. Diabetes Res Clin Pract. 1998;42:49–53.

15. Vaarla O. The gut immune system and type 1 diabetes. NY Acad Sci. 2002;958:39–46.

16. Hypponen E, Kenward MG, Virtanen SM, et al. Infant feeding, early weight gain, and risk of type 1 diabetes. Childhood Diabetes in Finland (DiMe) Study Group. Diabetes Care. 1999;22:1961–1965.

17. Kohno T, Kobashiri Y, Sugie Y, et al. Antibodies to food antigens in Japanese patients with type 1 diabetes mellitus. Diabetes Res Clin Pract. 2002;55:1–9.

18. Monetini L, Cavallo MG, Manfrini S, et al. Antibodies to bovine beta-casein in diabetes and other autoimmune diseases. Horm Metab Res. 2002;34:455–459.

19. Zunt S. Recurrent aphthous stomatitis. Dermatol Clin. 2003;21(1):33–39.

20. Hyoty H. Enterovirus infections and type 1 diabetes. Ann Med. 2002;34:138–147.

21. The EURODIAB Substudy 2 Study Group. Vitamin D supplement in early childhood and risk for Type I (insulin-dependent) diabetes mellitus. Diabetologia. 1999;42:51–54.

22. Hypponen E, Laara E, Reunanen A, Jarvelin MR, Virtanen SM. Intake of vitamin D and risk of type 1 diabetes: a birth-cohort study. Lancet. 2001;358:1500–1503.

23. Stene LC, Ulriksen J, Magnus P, Joner G. Use of cod liver oil during pregnancy associated with lower risk of Type 1 diabetes in the offspring. Diabetologia. 2000;43:1093–1098.

24. Krishna Mohan I, Das UN. Prevention of chemically induced diabetes mellitus in experimental animals by polyunsaturated fatty acids. Nutrition. 2001;17:126–151.

25. Zhao HX, Mold MD, Stenhouse EA, et al. Drinking water composition and childhood-onset Type 1 diabetes mellitus in Devon and Cornwall, England. Diabet Med. 2001;18:709–717.

26. Parslow RC, McKinney PA, Law GR, et al. Incidence of childhood diabetes mellitus in Yorkshire, northern England, is associated with nitrate in drinking water: an ecological analysis. Diabetologia. 1997;40:550–556.

Capítulo 3. Cómo prevenir la diabetes del tipo I

1. Vickerstaff-Joneja J. *Dietary Management of Food Allergies and Intolerances.* 2nd ed. Vancouver, BC: J. A. Hall Publications; 1998:263.

2. Blot WJ, Henderson BE, Boice JD Jr. Childhood cancer in relation to cured meat intake: review of the epidemiological evidence. Nutr Cancer. 1999;34:111–118.

3. Nijveldt RJ, van Nood E, van Hoorn DE, et al. Flavonoids: a review of probable mechanisms of action and potential applications. Am J Clin Nutr. 2001;74:418–25.

4. Nihal A, Hasan M. Green tea polyphenols and cancer: biological mechanisms and practical implications. Nutr Rev. 1999;57:78–83.

5. Chakravarthy BK, Gupta S, Gode KD. Functional beta cell regeneration in the islets of pancreas in alloxan induced diabetic rats by (–)-epicatechin. Life Sci. 1982;31:2693–2697.

6. Mukoyama A, Ushijima H, Nishimura S, et al. Inhibition of rotavirus and enterovirus infections by tea extracts. Jpn J Med Sci Biol. 1991;44: 181–186.

7. Phuapradit P, Varavithya W, Vathanophas K, et al. Reduction of rotavirus infection in children receiving bifidobacteria-supplemented formula. J Med Assoc Thai. 1999;82(suppl 1):S43–S48.

8. Qiao H, Duffy LC, Griffiths E, et al. Immune responses in rhesus rotavirus-challenged BALB/c mice treated with bifidobacteria and prebiotic supplements. Pediatr Res. June 2002;51(6):750–755.

9. Bouglé D, Roland D, Lebeurrier N, Arhan F. Effect of propionibacteria supplementation on fecal bifidobacteria and segmental colonic transic time in healthy human subjects. Scand J Gastroenterol. 1999;34:144–148.

Capítulo 4. Los factores de riesgo para la diabetes del tipo II

1. Guerre-Millo M. Adipose tissue hormones. J Endocrinol Invest. 2002;25: 855–861.

2. Trayhurn P, Beattie JH. Physiological role of adipose tissue: white adipose tissue as an endocrine and secretory organ. Proc Nutr Soc. 2001;60: 329–339.

3. Tschritter O, Fritsche A, Thamer C, et al. Plasma adiponectin concentrations predict insulin sensitivity of both glucose and lipid metabolism. Diabetes 2003;52(2):239–243.

4. Spranger J, Kroke A, Mohlig M, et al. Adiponectin and protection against type 2 diabetes mellitus. Lancet 2003;361(9353):226–228.

5. Gloyn AL, McCarthy MI. The genetics of type 2 diabetes. Best Pract Res Clin Endocrinol Metab. 2001;15:293–308.

6. Bennett PH. Type 2 diabetes among the Pima Indians of Arizona: an epidemic attributable to environmental change? Nutr Rev. 1999;57: S51–S54.

7. Nelson KM, Reiber G, Boyko EJ. Diet and exercise among adults with type 2 diabetes: findings from the third national health and nutrition examination survey (NHANES III). Diabetes Care. 2002;25:1722–1728.

8. van Dam RM, Rimm EB, Willett WC, Stampfer MJ, Hu FB. Dietary patterns and risk for type 2 diabetes mellitus in U.S. men. Ann Intern Med. 2002;136:201–209.

9. Snitker S, Mitchell BD, Shuldiner AR. Physical activity and prevention of type 2 diabetes. Lancet 2003;361(9351):87–88.

10. Hsueh WC, Mitchell BD, Aburomia R, et al. Diabetes in the Old Order Amish: characterization and heritability analysis of the Amish Family Diabetes Study. Diabetes Care. 2000;23:595–601.

11. The Diabetes Prevention Program (DPP): description of lifestyle intervention. Diabetes Care. 2002;25:2165–2171.

12. Anderson GH, Catherine NL, Woodend DM, Wolever TM. Inverse association between the effect of carbohydrates on blood glucose and subsequent short-term food intake in young men. Am J Clin Nutr. 2002;76(5): 1023–1030.

13. Willett W, Manson J, Liu S. Glycemic index, glycemic load, and risk of type 2 diabetes. Am J Clin Nutr. 2002;76(suppl):274S–280S.

14. Jenkins DJ, Kendall CW, Augustin LS, et al. Glycemic index: overview of implications in health and disease. Am J Clin Nutr. July 2002;76(1): 266S–273S.

15. Willett W, Manson J, Liu S. Glycemic index, glycemic load, and risk of type 2 diabetes. Am J Clin Nutr. 2002;76(suppl):274S–280S.

16. Wolever TM, Mehling C. High-carbohydrate-low-glycaemic index dietary advice improves glucose disposition index in subjects with impaired glucose tolerance. Br J Nutr. 2002;87:477–487.

17. Fung TT, Hu FB, Pereira MA, et al. Whole-grain intake and the risk of type 2 diabetes: a prospective study in men. Am J Clin Nutr. 2002; 76:535–540.

18. Willett W, Manson J, Liu S. Glycemic index, glycemic load, and risk of type 2 diabetes. Am J Clin Nutr. 2002;76(suppl):274S–280S.

19. Wursch P, Pi-Sunyer FX. The role of viscous soluble fiber in the metabolic control of diabetes. A review with special emphasis on cereals rich in beta-glucan. Diabetes Care. 1997;20:1774–1780.

20. Slama G. Dietary therapy in type 2 diabetes oriented towards postprandial blood glucose improvement. Diabetes Metab Rev. 1998;14(suppl 1): S19–S24.

21. Montonen J, Knekt P, Jarvinen R, Aromaa A, Reunanen A. Whole-grain and fiber intake and the incidence of type 2 diabetes. Am J Clin Nutr. 2003;77:622–629.

22. Fung TT, Hu FB, Pereira MA, et al. Whole-grain intake and the risk of type 2 diabetes: a prospective study in men. Am J Clin Nutr. 2002;76: 535–540.

23. Liu S, Willett WC, Stampfer MJ, Hu FB, et al. A prospective study of dietary glycemic load, carbohydrate intake, and risk of coronary heart disease in US women. Am J Clin Nutr. 2000;71:1455–1461.

24. Hung T, Sievenpiper JL, Marchie A, Kendall CW, Jenkins DJ. Fat versus carbohydrate in insulin resistance, obesity, diabetes and cardiovascular disease. Curr Opin Clin Nutr Metab Care. 2003;6:165–176.

25. Salmeron J, Hu FB, Manson JE, et al. Dietary fat intake and risk of type 2 diabetes in women. Am J Clin Nutr. 2001;73:1019–1026.

26. Rivellese AA, De Natale C, Lilli S. Type of dietary fat and insulin resistance. Ann N Y Acad Sci. 2002;967:329–335.

27. Jiang R, Manson JE, Stampfer MJ, et al. Nut and peanut butter consumption and risk of type 2 diabetes in women. JAMA 2002;288(20):2554–2560.

28. Sargeant LA, Khaw KT, Bingham S, et al. Fruit and vegetable intake and population glycosylated haemoglobin levels: the EPIC-Norfolk Study. Eur J Clin Nutr. 2001;55:342–348.

29. Williams DE, Wareham NJ, Cox BD, et al. Frequent salad vegetable consumption is associated with a reduction in the risk of diabetes mellitus. J Clin Epidemiol. 1999;52:329–335.

30. Reunanen A, Knekt P, Aaran RK, Aromaa A. Serum antioxidants and risk of non-insulin dependent diabetes mellitus. Eur J Clin Nutr. 1998;52:89–93.

31. Feskens EJ, Virtanen SM, Rasanen L, et al. Dietary factors determining diabetes and impaired glucose tolerance. A 20-year follow-up of the Finnish and Dutch cohorts of the Seven Countries Study. Diabetes Care. 1995;18:1104–1112.

32. Ruhe RC, McDonald RB. Use of antioxidant nutrients in the prevention and treatment of type 2 diabetes. J Am Coll Nutr. 2001;5:363S–369S.

33. Facchini FS, Humphreys MH, DoNascimento CA, Abbasi F, Reaven GM. Relation between insulin resistance and plasma concentrations of lipid hydroperoxides, carotenoids, and tocopherols. Am J Clin Nutr. 2000;72:776–779.

34. Salonen JT, Jyyssonen K, Tuomainen TP. Increased risk of non-insulin diabetes mellitus at low plasma vitamin E concentrations. A four year follow-up study in men. Br Med J. 1995;311:1124–1127.

35. Maritim AC, Sanders RA, Watkins JB III. Diabetes, oxidative stress, and antioxidants: A review. J Biochem Mol Toxicol. 2003;17:24–38.

36. Evans JL, Goldfine ID, Maddux BA, Grodsky GM. Are oxidative stress-activated signaling pathways mediators of insulin resistance and beta-cell dysfunction? Diabetes. 2003;52:1–8.

37. Knowler WC, Barrett-Connor E, Fowler SE, et al. Reduction in the incidence of type 2 diabetes with lifestyle intervention or metformin. N Engl J Med. 2002;346:393–403.

Capítulo 5. Cómo prevenir la diabetes del tipo II

1. Sato Y. Diabetes and life-styles: role of physical exercise for primary prevention. Br J Nutr. 2000;84(suppl 2):S187–S190.
2. Coon KA, Tucker KL. Television and children's consumption patterns. A review of the literature. Minerva Pediatr. 2002;54:423–436.
3. Boethel CD. Sleep and the endocrine system: new associations to old diseases. Curr Opin Pulm Med. 2002;8:502–505.
4. Al-Delaimy WK, Manson JE, Willett WC, Stampfer MJ, Hu FB. Snoring as a risk factor for type II diabetes mellitus: a prospective study. Am J Epidemiol. 2002;155:387–393.
5. Pevernagie D, Hamans E, Van Cauwenberge P, Pauwels R. External nasal dilation reduces snoring in chronic rhinitis patients: a randomized controlled trial. Eur Respir J. 2000;15:996–1000.
6. Kirkness JP, Wheatley JR, Amis TC. Nasal airflow dynamics: mechanisms and responses associated with an external nasal dilator strip. Eur Respir J. 2000;15:929–936.
7. Ulfberg J, Fenton G. Effect of Breathe Right nasal strip on snoring. Rhinology 1997;35:50–52.
8. Loth S, Petruson B. Improved nasal breathing reduces snoring and morning tiredness. A 6-month follow-up study. Arch Otolaryngol Head Neck Surg. 1996;122:1337–1340.
9. Suzuki K, Ito Y, Nakamura S, Ochiai J, Aoki K. Relationship between serum carotenoids and hyperglycemia: a population-based cross-sectional study. J Epidemiol. 2002;12:357–366.
10. Knekt P, Kumpulainen J, Jarvinen R, et al. Flavonoid intake and risk of chronic diseases. Am J Clin Nutr. 2002;76:560–568.
11. Belury MA. Dietary conjugated linoleic acid in health: physiological effects and mechanisms of action. Annu Rev Nutr. 2002;22:505–531.
12. van Dam RM, Willett WC, Rimm EB, Stampfer MJ, Hu FB. Dietary fat and meat intake in relation to risk of type 2 diabetes in men. Diabetes Care. 2002;25:417–424.
13. Alarcon de la Lastra C, Barranco MD, Motilva V, Herrerias JM. Mediterranean diet and health: biological importance of olive oil. Curr Pharm Des. 2001;7:933–950.
14. Perez-Jimenez F, Lopez-Miranda J, et al. A Mediterranean and a high-carbohydrate diet improve glucose metabolism in healthy young persons. Diabetologia. 2001;44:2038–2043.

15. Vessby B, Unsitupa M, Hermansen K, et al. Substituting dietary saturated for monounsaturated fat impairs insulin sensitivity in healthy men and women: The KANWU Study. Diabetologia. 2001;44:312–319.

16. Velazquez OC, Seto RW, Rombeau JL. The scientific rationale and clinical application of short-chain fatty acids and medium-chain triacylglycerols. Proc Nutr Soc. 1996;55:49–78.

17. Bucher HC, Hengstler P, Schindler C, Meier G. N-3 polyunsaturated fatty acids in coronary heart disease: a meta-analysis of randomized controlled trials. Am J Med. 2002;112:298–304.

18. Rose DP, Connolly JM. Omega-3 fatty acids as cancer chemopreventive agents. Pharmacol Therapeutics. 1999;83:217–244.

19. Ford ES. Vitamin supplement use and diabetes mellitus incidence among adults in the United States. J Epidemiol. 2001;153:892–897.

20. Hu FB, Bronner L, Willett WC, et al. Fish and omega-3 fatty acid intake and risk of coronary heart disease in women. JAMA. 2002;287:1815–1821.

Capítulo 6. Cómo monitorear la diabetes

1. Goldstein D, Little R. Monitoring glycemia in diabetes. Short-term assessment. Endocrinol Metab Clin North Am. 1997;26(3):475–486.

2. American Diabetes Association. Tests of glycemia in diabetes (position statement). Diabetes Care. 1997;20(suppl 1):518.

3. DCCT Research Group. The effect of intensive treatment of diabetes on the development and progression of long-term complications in insulin-dependent diabetes mellitus. N Engl J Med. 1993;329(14):977–986.

4. UK Prospective Diabetes Study (UKPDS) Group. Intensive blood-glucose control with sulphonylureas or insulin compared with conventional treatment and risk of complications in patients with type 2 diabetes (UKPDS 33). Lancet. 1998;352:837–853.

5. Bertrand S, Aris-Jilwan N, Reddy S, Yale J. Recommendations for the use of self-monitoring of blood glucose (SMBG) in diabetes mellitus. Canadian Diabetes 1996; 9:3–5.

6. DAFNE Study Group. Training in flexible, intensive insulin management to enable dietary freedom in people with type 1 diabetes: dose adjustment for normal eating (DAFNE) randomised controlled trial. BMJ. 2002;325 (7367):746.

7. Ohkubo Y, Kishikawa H, Araki E, et al. Intensive insulin therapy prevents the progression of diabetic microvascular complications in Japanese patients with non-insulin-dependent diabetes mellitus: a randomized prospective 6-year study. Diabetes Res Clin Pract. 1995;28(2):103–117.

8. Formanek R. FDA approves watch-like device to monitor blood sugar levels. FDA Consumer Magazine. May–June 2001.

9. Tierney M, Tamada J, Potts R, Jovanovic L, Garg S; Cygnus Research Team. Clinical evaluation of the Glucowatch biographer: a continual, non-invasive glucose monitor for patients with diabetes. Biosen Bioelectron. 2002;16:621–629.

10. Holman R. Analysis of the United Kingdom Prospective Diabetes Study. Endocr Prac. 2002;8:33–34.

11. Austin GE. Usefulness of fructosamine for monitoring outpatients with diabetes. Am J Med Sci. 1999;318(5):316–323.

12. Bode B, Sabbah H, Davidson P. What's ahead in glucose monitoring? New techniques hold promise for improved ease and accuracy. Postgrad Med. 2001;109(4):41–49.

13. Bode BW, Gross TM, Thornton KR, et al. Continuous glucose monitoring used to adjust diabetes therapy improves glycosylated hemoglobin: a pilot study. Diabetes Res Clin Pract. 1999;46(3):183–190.

14. Sabbah H, McCulloch K, Davidson PC, et al. Reduction in severe hypoglycemia following use of continuous glucose monitoring to guide therapy adjustments: a pilot study. Diabetes. 2001;50(suppl 1):S14–20.

15. Katayama S, Inaba M. Importance of blood pressure control in patients with diabetes mellitus. J Diabetes Complications. 2002;16:87–91.

16. Hänninen JA. Blood pressure control in subjects with type 2 diabetes. J Hum Hypertens. 2000;14(2):111–115.

17. Grover SA, Coupal L, Zowall H, Dorais M. Cost effectiveness of testing hyperlipidemia in the presence of diabetes: who should be treated? Circulation. 2000;102:722–727.

18. Bakris GL. Preserving renal function in adults with hypertension and diabetes: a consensus approach. National Kidney Foundation Hypertension and Diabetes Executive Committees Working Group. Am J Kidney Dis. 2000;36(3):646–661.

19. Huerta MG, Nadler JL. Role of inflammatory pathways in the development and cardiovascular complications of type 2 diabetes. Curr Diab Rep. 2002;2:396–402.

20. Seshadri N, Robinson K. Homocysteine, B vitamins, and coronary artery disease. Med Clin North Am. 2000;84(1):215–237.

21. Cantin B, Despres JP, Lamarche B, et al. Association of fibrinogen and lipoprotein(a) as a coronary heart disease risk factor in men (The Quebec Cardiovascular Study). Am J Cardiol 2002;89(6):662–666.

Capítulo 7. Cómo utilizar la terapia dietética para manejar la diabetes

1. Lafrance L, Rabasa-Lhoret R, Poisson D, Ducros F, Chiasson JL. Effects of different glycaemic index foods and dietary fibre intake on glycaemic control in type 1 diabetic patients on intensive insulin therapy. Diabet Med. 1998;15:972–978.

2. Gilbertson HR, Brand-Miller JC, Thorburn AW, Evans S, Chondros P, Werther GA. The effect of flexible low glycemic index dietary advice versus measured carbohydrate exchange diets on glycemic control in children with type 1 diabetes. Diabetes Care. 2001;24:1137–1143.

3. Giacco R, Parillo M, Rivellese AA, et al. Long-term dietary treatment with increased amounts of fiber-rich low-glycemic index natural foods improves blood glucose control and reduces the number of hypoglycemic events in type 1 diabetic patients. Diabetes Care. 2000;23:1461–1466.

4. Buyken AE, Toeller M, Heitkamp G, et al. Glycemic index in the diet of European outpatients with type 1 diabetes: relations to glycated hemoglobin and serum lipids. Am J Clin Nutr. 2001;73:574–581.

5. Toeller M, Buyken AE, Heitkamp G, Berg G, Scherbaum WA. Prevalence of chronic complications, metabolic control and nutritional intake in type 1 diabetes: comparison between different European regions. EURODIAB Complications Study group. Horm Metab Res. 1999;31:680–685.

6. Kalkwarf HJ, Bell RC, Khoury JC, Gouge AL, Miodovnik M. Dietary fiber intakes and insulin requirements in pregnant women with type 1 diabetes. J Am Diet Assoc. 2001;101:305–310.

7. Hung T, Sievenpiper JL, Marchie A, Kendall CW, Jenkins DJ. Fat versus carbohydrate in insulin resistance, obesity, diabetes and cardiovascular disease. Curr Opin Clin Nutr Metab Care. 2003;6:165–176.

8. Chandalia M, Garg A, Lutjohann D, et al. Beneficial effects of high dietary fiber intake in patients with type 2 diabetes mellitus. N Engl J Med. 2000;342:1392–1398.

9. Jarvi AE, Karlstrom BE, Granfeldt YE, et al. Improved glycemic control and lipid profile and normalized fibrinolytic activity on a low-glycemic index diet in type 2 diabetic patients. Diabetes Care. 1999;22:10–18.

10. Brynes AE, Lee JL, Brighton RE, et al. A low glycemic diet significantly improves the 24-h blood glucose profile in people with type 2 diabetes, as assessed using the continuous glucose MiniMed monitor. Diabetes Care. 2003;26:548–549.

11. Barringer T, Kirk J, Santaniello A, et al. Effects of a multivitamin and mineral supplement on infection and quality of life. Ann Intern Med. 2003;138:365–371.

12. Althuis MD, Jordan NE, Ludington EA, Wittes JT. Glucose and insulin responses to dietary chromium supplements: a meta-analysis. Am J Clin Nutr. 2002;76:148–155.

13. Cunningham JJ. The glucose/insulin system and vitamin C: Implications in insulin-dependent diabetes mellitus. J Am Coll Nutr. 1998;17: 105–108.

14. Eriksson J, Kohvakka A. Magnesium and ascorbic acid supplementation in diabetes mellitus. Ann Nutr Metab. 1995;39:217–223.

15. Mullan BA, Young IS, Fee H, McCance DR. Ascorbic acid reduces blood pressure and arterial stiffness in type 2 diabetes. Hypertension. 2002;40: 804–809.

16. Anderson JW, Gowri MS, Turner J, et al. Antioxidant supplementation effects on low-density lipoprotein oxidation for individuals with type 2 diabetes mellitus. J Am Coll Nutr. 1999;18:451–461.

17. Astley S, Langrish-Smith A, Southon S, Sampson M. Vitamin E supplementation and oxidative damage to DNA and plasma LDL in type 1 diabetes. Diabetes Care. 1999;22:1626–1631.

18. Pinkney JH, Downs L, Hopton M, Mackness MI, Bolton CH. Endothelial dysfunction in Type 1 diabetes mellitus: relationship with LDL oxidation and the effects of vitamin E. Diabet Med. 1999;16:993–999.

19. Skyrme-Jones RA, O'Brien RC, Berry KL, Meredith IT. Vitamin E supplementation improves endothelial function in type I diabetes mellitus: a randomized, placebo-controlled study. J Am Coll Cardiol. 2000;36: 94–102.

20. Gazis A, White DJ, Page SR, Cockcroft JR. Effect of oral vitamin E (alpha-tocopherol) supplementation on vascular endothelial function in Type 2 diabetes mellitus. Diabet Med. 1999;16:304–311.

21. Paolisso G, Tagliamonte MR, Barbieri M, et al. Chronic vitamin E administration improves brachial reactivity and increases intracellular magnesium concentration in type II diabetic patients. J Clin Endocrinol Metab. 2000;85:109–115.

22. Barbagallo M, Dominguez LJ, Tagliamonte MR, Resnick LM, Paolisso G. Effects of vitamin E and glutathione on glucose metabolism: role of magnesium. Hypertension. 1999;34:1002–1006.

23. Upritchard JE, Sutherland WH, Mann JI. Effect of supplementation with tomato juice, vitamin E, and vitamin C on LDL oxidation and products of inflammatory activity in type 2 diabetes. Diabetes Care. 2000;23: 733–738.

24. Devaraj S, Jialal I. Alpha tocopherol supplementation decreases serum C-reactive protein and monocyte interleukin-6 levels in normal volunteers and type 2 diabetic patients. Free Radic Biol Med. 2000;29:790–792.

25. Gokkusu C, Palanduz S, Ademoglu E, Tamer S. Oxidant and antioxidant systems in niddm patients: influence of vitamin E supplementation. Endocr Res 2001;27:377–386.

26. Tutuncu NB, Bayraktar M, Varli K. Reversal of defective nerve conduction with vitamin E supplementation in type 2 diabetes: a preliminary study. Diabetes Care. 1998;21:1915–1918.

27. Bursell SE, Clermont AC, Aiello LP, et al. High-dose vitamin E supplementation normalizes retinal blood flow and creatinine clearance in patients with type 1 diabetes. Diabetes Care. 1999;22:1245–1251.

28. Engelen W, Keenoy BM, Vertommen J, De Leeuw I. Effects of long-term supplementation with moderate pharmacologic doses of vitamin E are saturable and reversible in patients with type 1 diabetes. Am J Clin Nutr. 2000;72:1142–1149.

29. Upritchard JE, Sutherland WH, Mann JI. Effect of supplementation with tomato juice, vitamin E, and vitamin C on LDL oxidation and products of inflammatory activity in type 2 diabetes. Diabetes Care. 2000;23: 733–738.

30. Jones CL, Gonzalez V. Pyridoxine deficiency: a new factor in diabetic neuropathy. J Am Pod Assoc. 1978;68:646–653.

31. Solomon LR, Cohen K. Erythrocyte O_2 transport and metabolism and effects of vitamin B_6 therapy in type II diabetes mellitus. Diabetes. 1989;38:881–886.

32. Coelingh-Bennick HJT, Schreurs WHP. Improvement of oral glucose tolerance in gestational diabetes. Br Med J. 1975;3:13–15.

33. Barbagallo M, Dominguez LJ, Galioto A, et al. Role of magnesium in insulin action, diabetes and cardio-metabolic syndrome X. Mol Aspects Med. 2003;24:39–52.

34. Lima Mde L, Cruz T, Pousada JC, et al. The effect of magnesium supplementation in increasing doses on the control of type 2 diabetes. Diabetes Care. 1998;21:682–686.

35. White JR, Campbell RK. Magnesium and diabetes: A review. Ann Pharmacother. 1993;27:775–780.

36. Salgueiro MJ, Krebs N, Zubillaga MB, et al. Zinc and diabetes mellitus: is there a need of zinc supplementation in diabetes mellitus patients? Biol Trace Elem Res. 2001;81:215–228.

37. Parikh P, Mani U, Iyer U. Role of spirulina in the control of glycemia and lipidemia in type 2 diabetes mellitus. J Med Food. 2001;4:193–199.

38. Yu YM, Chang WC, Chang CT, Hsieh CL, Tsai CE. Effects of young barley leaf extract and antioxidative vitamins on LDL oxidation and free radical scavenging activities in type 2 diabetes. Diabetes Metab. 2002;28: 107–114.

39. Farmer A, Montori V, Dinneen S, Clar C. Fish oil in people with type 2 diabetes mellitus. Cochrane Database Syst Rev. 2001;(3):CD003205.

40. Montori VM, Farmer A, Wollan PC, Dinneen SF. Fish oil supplementation in type 2 diabetes: a quantitative systematic review. Diabetes Care. 2000;23:1407–1415.

41. Woodman RJ, Mori TA, Burke V, et al. Effects of purified eicosapentaenoic and docosahexaenoic acids on glycemic control, blood pressure, and serum lipids in type 2 diabetic patients with treated hypertension. Am J Clin Nutr. 2002;76:1007–1015.

Capítulo 8. Productos naturales para la diabetes del tipo I

1. Cox DJ, Gonder-Frederick L, Polonsky W, Schlundt D, Kovatchev B, Clarke W. Blood glucose awareness training (BGAT-2): long-term benefits. Diabetes Care. 2001;24(4):637–642.

2. Kretowski A, Mysliwiec J, Szelachowska M, Kinalski M, Kinalska I. Nicotinamide inhibits enhanced in vitro production of interleukin-12 and tumour necrosis factor-alpha in peripheral whole blood of people at high risk of developing type 1 diabetes and people with newly diagnosed type 1 diabetes. Diabetes Res Clin Pract. 2000;47:81–86.

3. Kolb H, Burkart V. Nicotinamide in type 1 diabetes. Mechanism of action revisited. Diabetes Care. 1999;22(suppl 2):B16–B20.

4. Cleary JP. Vitamin B₃ in the treatment of diabetes mellitus: case reports and review of the literature. J Nutr Med. 1990;1:217–225.

5. Pocoit F, Reimers JI, Andersen HU. Nicotinamide—biological actions and therapeutic potential in diabetes prevention. Diabetologia. 1993;36:574–576.

6. Pozzilli P, Andreani D. The potential role of nicotinamide in the secondary prevention of IDDM. Diabetes Metabol Rev. 1993;9:219–230.

7. Schatz DA, Bingley PJ. Update on major trials for the prevention of type 1 diabetes mellitus: the American Diabetes Prevention Trial (DPT-1) and the European Nicotinamide Diabetes Intervention Trial (ENDIT). J Pediatr Endocrinol Metab. 2001;14(suppl 1):619–622.

8. Visalli N, Cavallo MG, Signore A, et al. A multi-centre randomized trial of two different doses of nicotinamide in patients with recent-onset type 1 diabetes (the IMDIAB VI). Diabetes Metab Res Rev. 1999;15:181–185.

9. Chakravarthy BK, Gupa S, Gambhir SS, Gode KD. Pancreatic beta-cell regeneration in rats by (–)-epicatechin. Lancet. 1981;2:759–760.

10. Chakravarthy BK, Gupa S, Gode KD. Functional beta cell regeneration in the islets of pancreas in alloxan induced diabetic rats by (–)-epicatechin. Life Sci. 1982;31:2693–2697.

11. Maebashi M, Makino Y, Furukawa Y, et al. Therapeutic evaluation of the effect of biotin on hyperglycemia in patients with non-insulin dependent diabetes mellitus. J Clin Biochem Nutr. 1993;14:211–218.
12. Koutsikos D, Agroyannis B, Tzanatos-Exarchou H. Biotin for diabetic peripheral neuropathy. Biomed Pharmacother. 1990;44:511–514.
13. Porchezhian E, Dobriyal RM. An overview on the advances of Gymnema sylvestre: chemistry, pharmacology and patents. Pharmazie. 2003;58: 5–12.
14. Shanmugasundaram ER, Rajeswari G, Baskaran K, et al. Use of Gymnema sylvestre leaf extract in the control of blood glucose in insulin-dependent diabetes mellitus. J Ethnopharmacol 1990;30:281–294.
15. Srivastava Y, Venkatakrishna-Bhatt H, Verma Y, et al. Antidiabetic and adaptogenic properties of Momordica charantia extract. An experimental and clinical evaluation. Phytotherapy Res. 1993;7:285–289.
16. Welihinda J, Karunanaya EH, Sheriff MHR, Jayasinghe KSA. Effect of Momardica charantia on the glucose tolerance in maturity onset diabetes. J Ethnopharmacol. 1986;17:277–282.

Capítulo 9. Productos naturales para la diabetes del tipo II

1. Bell DS. Importance of postprandial glucose control. Southern Med J. 2001;94:804–809.
2. Vuksan V, Jenkins DJ, Spadafora P, et al. Konjac-mannan (glucomannan) improves glycemia and other associated risk factors for coronary heart disease in type 2 diabetes. A randomized controlled metabolic trial. Diabetes Care. 1999;22:913–919.
3. Jenkins DJ, Kendall CW, Axelsen M, Augustin LS, Vuksan V. Viscous and nonviscous fibres, nonabsorbable and low glycaemic index carbohydrates, blood lipids and coronary heart disease. Curr Opin Lipidol. 2000;11:49–56.
4. Marlett JA, McBurney MI, Slavin JL. Position of the American Dietetic Association: health implications of dietary fiber. J Am Diet Assoc. 2002; 102:993–1000.
5. Vuksan V, Sievenpiper JL, Owen R, et al. Beneficial effects of viscous dietary fiber from Konjac-mannan in subjects with the insulin resistance syndrome: results of a controlled metabolic trial. Diabetes Care. 2000; 23:9–14.
6. Vuksan V, Sievenpiper JL, Xu Z, et al. Konjac-Mannan and American ginseng: emerging alternative therapies for type 2 diabetes mellitus. J Am Coll Nutr. 2001;20(5 Suppl):370S–383S.

7. Fujita H, Yamagami T, Ohshima K. Fermented soybean-derived water-soluble Touchi extract inhibits alpha-glucosidase and is antiglycemic in rats and humans after single oral treatments. J Nutr. 2001;131:1211–1213.

8. Hiroyuki F, Tomohide Y, Kazunori O. Efficacy and safety of Touchi extract, an alpha-glucosidase inhibitor derived from fermented soybeans, in non-insulin-dependent diabetic mellitus. J Nutr Biochem. 2001;12: 351–356.

9. Fujita H, Yamagami T, Ohshima K. Long-term ingestion of a fermented soybean-derived Touchi-extract with alpha-glucosidase inhibitory activity is safe and effective in humans with borderline and mild type-2 diabetes. J Nutr. 2001;131:2105–2108.

10. Asano N, Oseki K, Tomioka E, Kizu H, Matsui K. N-containing sugars from Morus alba and their glycosidase inhibitory activities. Carbohydr Res. 1994;259:243–255.

11. Chen F, Nakashima N, Kimura I, Kimura M. Hypoglycemic activity and mechanisms of extracts from mulberry leaves (folium mori) and cortex mori radicis in streptozotocin-induced diabetic mice. Yakugaku Zasshi. 1995;115:476–482.

12. Andallu B, Suryakantham V, Lakshmi Srikanthi B, Reddy GK. Effect of mulberry (Morus indica L.) therapy on plasma and erythrocyte membrane lipids in patients with type 2 diabetes. Clin Chim Acta. 2001; 314:47–53.

13. Baskaran K, Ahamath BK, Shanmugasundaram KR, Shanmugasundaram ERB. Antidiabetic effect of a leaf extract from *Gymnema sylvestre* in non-insulin dependent diabetes mellitus patients. J Ethnopharmacol. 1990;30: 295–305.

14. Vuksan V, Sievenpiper J, Koo V, et al. American ginseng (Panax quinquefolius) reduces postprandial glycemia in nondiabetic subjects with type 2 diabetes mellitus. Arch Intern Med. 2000;160:1009–1013.

15. Vuksan V, Stavro MP, Sievenpiper JL, et al. Similar postprandial glycemic reductions with escalation of dose and administration time of American ginseng in type 2 diabetes. Diabetes Care. 2000;23:1221–1226.

16. Vuksan V, Sievenpiper JL, Wong J, et al. American ginseng (Panax quinquefolius) attenuates postprandial glycemia in a time-dependent but not dose-dependent manner in healthy individuals. Am J Clin Nutr. 2001;73: 753–758.

17. Vuksan V, Stavro MP, Sievenpiper JL, et al. American ginseng improves glycemia in individuals with normal glucose tolerance: effect of dose and time escalation. J Am Coll Nutr. 2000;19(6):738–744.

18. Sievenpiper JL, Amason JT, Leiter LA, Vuksan V. Variable effects of American ginseng: a batch of American ginseng (Panax quinquefolius) with a depressed ginsenoside profile does not affect postprandial hypoglycemia. Eur J Clin Nutr. 2003;57:243–248.

19. Franz MJ, Bantle JP, Beebe CA, et al. Evidence-based nutrition principles and recommendations for the treatment and prevention of diabetes and related complications. Diabetes Care. 2002;25(1):148–198.

20. Sharma RD, Raghuram TC, Rao NS. Effect of fenugreek seeds on blood glucose and serum lipids in type I diabetes. Eur J Clin Nutr. 1990;44: 301–306.

21. Mada Z, Abel R, Samish S, Arad J. Glucose-lowering effect of fenugreek in non-insulin dependent diabetics. Eur J Clin Nutr. 1988;42:51–54.

22. Gupta A, Gupta R, Lal B. Effect of Trigonella foenum-graecum (fenugreek) seeds on glycaemic control and insulin resistance in type 2 diabetes mellitus: a double blind placebo controlled study. J Assoc Physicians India. 2001;49:1057–1061.

23. Sharma KK, Gupta RK, Gupta S, Samuel KC. Antihyperglycemic effect of onion: effect on fasting blood sugar and induced hyperglycemia in man. Ind J Med Res. 1977;65:422–429.

24. UKPDS 34. UK Prospective diabetes study group. Effect of intensive blood glucose control with metformin on complications in overweight patients with type 2 diabetes. Lancet. 1998;352:854–865.

25. Aventis Pharma Inc. Glucophage product monograph. Laval, Quebec: 2001.

26. Steppan CM, Bailey ST, Bhat S, et al. The hormone resistin links obesity to diabetes. Nature. 2001;409:307–312.

27. Polo V, Saibene A, Pontiroli AE. Nicotinamide improves insulin secretion and metabolic control in lean type 2 diabetic patients with secondary failure to sulphonylureas. Acta Diabetol. 1998;35:61–64.

Capítulo 10. El estilo de vida, la actitud personal y el manejo de la diabetes

1. Fournier M, de Ridder D, Bensing J. How optimism contributes to the adaptation of chronic illness. A prospective study into the enduring effects of optimism on adaptation moderated by the controllability of chronic illness. Pers Individ Dif. 2002. In press.

2. Anderson RJ, Freedland KE, Clouse RE, Lustman PJ. The prevalence of comorbid depression in adults with diabetes: a meta-analysis. Diabetes Care. 2001;24(6):1069–1078.

3. McGuire MT, Jeffery RW, French SA. The psychologic correlates of obesity. Clinics in Family Practice. 2002;4(2):319–331.

4. Grey M, Boland EA, Davidson M, Yu C, Tamborlane WV. Coping skills training for youths with diabetes on intensive therapy. Appl Nurs Res. 1999;12:3–12.

5. Maruta T, Colligan RC, Malichoc M, Offord KP. Optimists vs pessimists: Survival rate among medical patients over a 30-year period. Mayo Clin Proc. 2000;75:140–143.

6. Barglow P, Hatcher R, Edidin DV, Sloan–Rossiter M. Stress and metabolic control in diabetes: Psychosomatic evidence and evaluation of methods. Psychosom Med. 1984;46:127–144.

7. McGrady A, Bailey BK, Good MP. Controlled study of biofeedback-assisted relaxation in Type 1 diabetes. Diabetes Care. 1991;14:360–365.

8. Lane JD, McCaskill CC, Ross SL, Feinglos MN, Surwit RS. Relaxation training for NIDDM: Predicting who may benefit. Diabetes Care. 1993;16:1087–1094.

9. Gumbiner B. The treatment of obesity in Type II diabetes mellitus. Prim Care. 1999;26(4):869–883.

10. DeFronzo RA. The triumvirate: beta-cell, muscle, liver—a collusion responsible for NIDDM. Diabetes. 1988;37:667–687.

11. Henry RR, Wallace P, Olefsky JM. Effects of weight loss on mechanisms of hyperglycemia in obese non-insulin-dependent diabetes mellitus. Diabetes. 1986;35:990–998.

12. NHLBI Obesity Education Expert Panel. Clinical guidelines on the identification, evaluation, and treatment of overweight and obesity in adults. The evidence report. www.nhlbi.nih.gov, 1998;1–228.

13. Pronk NO, Wing RR. Physical activity and long term maintenance of weight loss. Obesity Res. 1994;2:587–589.

14. Boule NG, Haddad E, Kenny GP, Wells GA, Sigal RJ. Effects of exercise on glycemic control and body mass in type 2 diabetes mellitus: a meta-analysis of controlled clinical trials. JAMA. 2001;286(10):1218–1227.

Capítulo 11. Una mirada a las complicaciones relacionadas con la diabetes

1. Lingenfelser T, Overcamp D, Renn W, et al. Insulin-associated modulation of neuroendocrine counterregulation, hypoglycemia perception, and cerebral function in insulin-dependent diabetes mellitus: evidence for an intrinsic effect of insulin on the central nervous system. J Clin Endocrinol Metab. 1996;81(3):1197–1205.

2. Vincent TE, Mendiratta S, May JM. Inhibition of aldose reductase in human erythrocytes by vitamin C. Diabetes Res Clin Pract. 1999;43:1–8.

3. Maxwell SRJ, Thomason H, Sandler D, et al. Antioxidant status in patients with uncomplicated insulin-dependent and non-insulin-dependent diabetes mellitus. Eur J Clin Invest. 1997;27:484–490.

4. Skra J, Hodinar A, Kvasnicka J, Hilgertova J. Relationship of oxidative stress and fibrinolysis in diabetes mellitus. Diabetic Med. 1996;13: 800–805.

5. Reljanovic M, Reichel G, Rett K, et al. Treatment of diabetic polyneuropathy with the antioxidant thioctic acid (alpha-lipoic acid): a two year multicenter randomized double-blind placebo-controlled trial (ALADIN II). Alpha Lipoic Acid in Diabetic Neuropathy. Free Radic Res. 1999;31: 171–179.

6. Jacob S, Ruus P, Hermann R, et al. Oral administration of RAC-alpha-lipoic acid modulates insulin sensitivity in patients with type-2 diabetes mellitus: a placebo-controlled pilot trial. Free Radic Biol Med. 1999;27: 309–314.

7. Hoogeveeen EK, Kostense PJ, Eysink PED, et al. Hyperhomocysteinemia is associated with the presence of retinopathy in type 2 diabetes mellitus. Arch Intern Med. 2000;160:2984–2990.

8. Appel LJ, Moore TJ, Obarzanek E, et al. A clinical trial of the effects of dietary patterns on blood pressure. DASH Collaborative Research Group. N Engl J Med. 1997;336:1117–1124.

9. Sacks FM, Svetkey LP, Vollmer WM, et al. Effects on blood pressure of reduced dietary sodium and the Dietary Approaches to Stop Hypertension (DASH) diet. DASH-Sodium Collaborative Research Group. N Engl J Med. 2001;344:3–10.

10. Tsi D, Tan BKH. Cardiovascular pharmacology of 3-n-butylphthalide in spontaneously hypertensive rats. Phytother Res. 1997;11:576–582.

11. Le QT, Elliott WJ. Dose-response relationship of blood pressure and serum cholesterol to 3-n-butylphthalide, a component of celery oil. Clin Res. 1991;39:750A.

12. Silagy CA, Neil AW. A meta-analysis of the effect of garlic on blood pressure. J Hypertens. 1994;12:463–468.

13. Whelton PK, He J. Potassium in preventing and treating high blood pressure. Semin Nephrol. 1999;19:494–499.

14. Jee SH, Miller ER 3rd, Guallar E, et al. The effect of magnesium supplementation on blood pressure: a meta-analysis of randomized clinical trials. Am J Hypertens. 2002;15:691–696.

15. Fujita H, Yasumoto R, Hasegawa M, Ohshima K. Antihypertensive activity of "Katsuobushi Oligopeptide" in hypertensive and borderline hypertensive subjects. Jpn Pharmacol Ther. 1997;25:147–151.

16. Fujita H, Yamagami T, Ohshima K. Effect of an ACE-inhibitory agent, kastuobushi oligopeptide, in the spontaneously hypertensive rat and in borderline and mildly hypertensive subjects. Nutr Res. 2001;21:1149–1158.

17. Freis ED. Rationale against the drug treatment of marginal diastolic systemic hypertension. Am J Cardiol. 1990;66:368–371.

18. Neal B, MacMahon S, Chapman N. Effects of ACE inhibitors, calcium antagonists, and other blood-pressure-lowering drugs: results of prospectively designed overviews of randomised trials. Blood Pressure Lowering Treatment Trialists' Collaboration. Lancet. 2000;356:1955–1964.

19. Manuel y Keenoy B, Vertommen J, De Leeuw I. The effect of flavonoid treatment on the glycation and antioxidant status in Type 1 diabetic patients. Diabetes Nutr Metab. 1999;12:256–263.

Capítulo 12. Recomendaciones para complicaciones crónicas específicas

1. Beckman JA, Creager MA, Libby P. Diabetes and atherosclerosis. JAMA. 2002;287:2570–2581.

2. De Mattia G, Laurenti O, Fava D. Diabetic endothelial dysfunction: effect of free radical scavenging in Type 2 diabetic patients. J Diabetes Complications. 2003;17(suppl 2):30–35.

3. Price KD, Price CS, Reynolds RD. Hyperglycemia-induced ascorbic acid deficiency promotes endothelial dysfunction and the development of atherosclerosis. Atherosclerosis. 2001;158:1–12.

4. Heitzer T, Finckh B, Albers S, et al. Beneficial effects of alpha–lipoic acid and ascorbic acid on endothelium-dependent, nitric oxide-mediated vasodilation in diabetic patients: relation to parameters of oxidative stress. Free Radic Biol Med. 2001;31:53–61.

5. Carr A, Frei B. The role of natural antioxidants in preserving the biological activity of endothelium-derived nitric oxide. Free Radic Biol Med. 2000;28:1806–1814.

6. Vuksan V, Jenkins DJ, Spadafora P, et al. Konjac-mannan (glucomannan) improves glycemia and other associated risk factors for coronary heart disease in type 2 diabetes. A randomized controlled metabolic trial. Diabetes Care. 1999;22:913–919.

7. Illingworth DR, Stein EA, Mitchel YB, et al. Comparative effects of lovastatin and niacin in primary hypercholesterolemia. Arch Intern Med. 1994;154:1586–1595.

8. Carlson LA, Hamsten A, Asplund A. Pronounced lowering of serum levels of lipoprotein Lp(a) in hyperlipidaemic subjects treated with nicotinic acid. J Intern Med. 1989;226:271–276.

9. Pan J, Lin M, Kesala RL, Van J, Charles MA. Niacin treatment of the atherogenic lipid profile and Lp(a) in diabetes. Diabetes Obes Metab. 2002;4:255–261.

10. Van JT, Pan J, Wasty T, et al. Comparison of extended-release niacin and atorvastatin monotherapies and combination treatment of the atherogenic lipid profile in diabetes mellitus. Am J Cardiol. 2002;89:1306–1308.

11. Rindone JP, Achacoso S. Effect of low-dose niacin on glucose control in patients with non-insulin-dependent diabetes mellitus and hyperlipidemia. Am J Ther. 1996;3:637–639.

12. Grundy SM, Vega GL, McGovern ME, et al. Efficacy, safety, and tolerability of once-daily niacin for the treatment of dyslipidemia associated with type 2 diabetes: results of the assessment of diabetes control and evaluation of the efficacy of Niaspan trial. Arch Intern Med. 2002;162: 1568–1576.

13. Kane MP, Hamilton RA, Addesse E, Busch RS, Bakst G. Cholesterol and glycemic effects of Niaspan in patients with type 2 diabetes. Pharmacotherapy. 2001;21:1473–1478.

14. El-Enein AMA. The role of nicotinic acid and inositol hexaniacinate as anticholesterolemic and antilipemic agents. Nutr Rep Intl. 1983;28: 899–911.

15. ETDRS Investigators. Aspirin effects on mortality and morbidity in patients with diabetes mellitus. Early Treatment Diabetic Retinopathy Study report 14. JAMA. 1992;268:1292–1300.

16. Lawson LD, Wang ZJ. Tablet quality: A major problem in clinical trials with garlic supplements. Forsch Kmplmentaermed 2000;7:45.

17. Lawson LD, Wang ZJ, Papdimitrou D. Allicin release under simulated gastrointestinal conditions from garlic powder tablets employed in clinical trials on serum cholesterol. Planta Medica. 2001;67:13–18.

18. Koch H, Lawson L, eds. *Garlic: The Science and Therapeutic Application of Allium Sativum L and Related Species.* 2nd ed. Baltimore, Md.: Williams & Wilkins; 1996.

19. Silagy CA, Neil HA. A meta-analysis of the effect of garlic on blood pressure. J Hypertens. 1994;12:463–468.

20. Stevinson C, Pittler MH, Erst E. Garlic for treating hypercholesterolemia: a meta-analysis of randomized clinical trials. Ann Intern Med. 2000;133: 420–429.

21. Albert MA, Danielson E, Rifai N, Ridker PM. Effect of statin therapy on C-reactive protein levels: the pravastatin inflammation/CRP evaluation (PRINCE): a randomized trial and cohort study. JAMA. 2001;286: 64–70.

22. Upritchard JE, Sutherland WH, Mann JI. Effect of supplementation with tomato juice, vitamin E, and vitamin C on LDL oxidation and products of inflammatory activity in type 2 diabetes. Diabetes Care. 2000;23: 733–738.

23. Grundy SM, Vega GL, McGovern ME, et al. Efficacy, safety, and tolerability of once-daily niacin for the treatment of dyslipidemia associated with type 2 diabetes: results of the assessment of diabetes control and evaluation of the efficacy of Niaspan trial. Arch Intern Med. 2002;162:1568–1576.

24. Sarter B. Coenzyme Q10 and cardiovascular disease: a review. J Cardiovasc Nurs. 2002;16(4):9–20.

25. Bargossi AM, Grossi G, Fiorella PL, et al. Exogenous CoQ10 supplementation prevents plasma ubiquinone reduction induced by HMG–CoA reductase inhibitors. Mol Aspects Med. 1994;15(suppl):S187–S193.

26. Schonlau F, Rohdewald P. Pycnogenol for diabetic retinopathy. A review. Int Ophthalmol. 2001;24:161–171.

27. Passariello N, Bisesti V, Sgambato S. Influence of anthocyanosides on the microcirculation and lipid picture in diabetic and dyslipidic subjects. Gazz Med Ital. 1979;138:563–566.

28. Forst T, Pohlmann T, Kunt T, et al. The influence of local capsaicin treatment on small nerve fibre function and neurovascular control in symptomatic diabetic neuropathy. Acta Diabetol. 2002;39:1–6.

29. Rains C, Bryson HM. Topical capsaicin. A review of its pharmacological properties and therapeutic potential in post-herpetic neuralgia, diabetic neuropathy and osteoarthritis. Drugs Aging. 1995;7:317–328.

30. Reljanovic M, Reichel G, Rett K, et al. Treatment of diabetic polyneuropathy with the antioxidant thioctic acid (alpha-lipoic acid): a two year multicenter randomized double-blind placebo-controlled trial (ALADIN II). Alpha Lipoic Acid in Diabetic Neuropathy. Free Radic Res. 1999;31: 171–179.

31. Jacob S, Ruus P, Hermann R, et al. Oral administration of RAC-alpha-lipoic acid modulates insulin sensitivity in patients with type-2 diabetes mellitus: a placebo-controlled pilot trial. Free Radic Biol Med. 1999; 27:309–314.

32. Hui H. A review of treatment of diabetes by acupuncture during the past forty years. J Tradit Chin Med. 1995;15:145–154.

33. Abuaisha BB, Costanzi JB, Boulton AJ. Acupuncture for the treatment of chronic painful peripheral diabetic neuropathy: a long-term study. Diabetes Res Clin Pract. 1998;39:115–121.

34. Campbell R, Ruggenti P, Remuzzi G. Halting the progression of chronic nephropathy. J Am Soc Nephrol. 2002;13(11):S190.

35. Younes H, Alphonse JC, Behr S, Demigne C, Remesy C. Role of fermentable carbohydrate supplements with a low-protein diet in the course of chronic renal failure: experimental bases. Am J Kidney Dis. 1999; 33(4):633–646.

36. Gaede P, Poulsen HE, Parving HH, Pedersen O. Double-blind, randomised study of the effect of combined treatment with vitamin C and E on albuminuria in Type 2 diabetic patients. Diabet Med. 2001;18:756–760.

Apéndice H: Cómo escoger un complejo multivitamínico y de minerales

1. National Research Council. Diet and Health: Implications for Reducing Chronic Disease Risk. Washington, D.C.: National Academy Press; 1989.

2. Ervin RB, Wright JD, Kennedy-Stephenson J. Use of dietary supplements in the United States, 1988–94. Vital Health Stat. 1999;(244):1–14.

3. Balluz LS, Kieszak SM, Philen RM, Mulinare J. Vitamin and mineral supplement use in the United States. Results from the third National Health and Nutrition Examination Survey. Arch Fam Med. 2000;9:258–262.

4. Schlebusch L, Bosch BA, Polglase G, Kleinschmidt L, Pillay BJ, Cassimjee MH. Double-blind, placebo-controlled, double-centre study of the effects of an oral multivitamin-mineral combination on stress. S Afr Med J. 2000;90:1216–1223.

5. Carroll D, Ring C, Suter M, Willemsen G. The effects of an oral multivitamin combination with calcium, magnesium, and zinc on psychological well-being in healthy young male volunteers: a double-blind placebo-controlled trial. Psychopharmacology. 2000;150:220–225.

6. Benton D, Haller J, Fordy J. Vitamin supplementation for 1 year improves mood. Neuropsychobiology. 1995;32:98–105.

7. Benton D, Fordy J, Haller J. The impact of long-term vitamin supplementation on cognitive functioning. Psychopharmacology. 1995;117:298–305.

8. Johnson MA, Porter KH. Micronutrient supplementation and infection in institutionalized elders. Nutr Rev. 1997;55:400–404.

9. Meyer F, Bairati I, Dagenais GR. Lower ischemic heart disease incidence and mortality among vitamin supplement users. Can J Cardiol. 1996; 12:930–934.

10. Blot WJ. Vitamin/mineral supplementation and cancer risk: international chemoprevention trials. Proc Soc Exp Biol Med. 1997;216:291–296.

11. Jacques PF, Chylack LT Jr, Hankinson SE, et al. Long-term nutrient intake and early age-related nuclear lens opacities. Arch Ophthalmol. 2001;119:1009–1019.

12. Giovannucci E, Stampfer MJ, Colditz GA, et al. Multivitamin use, folate, and colon cancer in women in the Nurses' Health Study. Ann Intern Med. 1998;129:517–524.

Apéndice J. Guía rápida de edulcorantes sin calorías y bajos en calorías

1. Kinghorn AD, Kaneda N, Baek NI, Kennelly EJ, Soejarto DD. Non-cariogenic intense natural sweeteners. Med Res Rev 1998;18:347-60.

2. Jeppesen PB, Gregersen S, Rolfsen SE, et al. Antihyperglycemic and blood pressure-reducing effects of stevioside in the diabetic Goto-Kakizaki rat. Metabolism 2003;52:372-378.

3. Livesay G. Health potential of polyols as sugar replacers, with emphasis on low glycaemic properties. Nutrition Research Reviews 2003;16:163-191.

4. King NA, Craig SA, Pepper T, Blundell JE. Evaluation of the independent and combined effects of xylitol and polydextrose consumed as a snack on hunger and energy intake over 10 d. Br J Nutr. 2005;93(6):911-915

5. Natah SS, Hussien KR, Tuominen JA, Koivisto VA. Metabolic response to lactitol and xylitol in healthy men. Am J Clin Nutr. 1997 Apr;65(4): 947-50.

6. Levin GV. Tagatose, the new GRAS sweetener and health product. J Med Food. 2002;5(1):23-36.

7. Normen L, Laerke HN, Jensen BB, Langkilde AM, Andersson H. Small-bowel absorption of D-tagatose and related effects on carbohydrate digestibility: an ileostomy study. Am J Clin Nutr. 2001;73(1):105-10.

8. Donner TW, Wilber JF, Ostrowski D. D-tagatose, a novel hexose: acute effects on carbohydrate tolerance in subjects with and without type 2 dia-betes. Diabetes Obes Metab. 1999;1(5):285-91.

9. Buemann B, Toubro S, Raben A, Blundell J, Astrup A. The acute effect of D-tagatose on food intake in human subjects. Br J Nutr. 2000;84(2): 227-31.

10. Flamm G, Glinsmann W, Kritchevsky D, Prosky L, Roberfroid M. Inulin and oligofructose as dietary fiber: a review of the evidence. Crit Rev Food Sci Nutr. 2001;41(5):353-62.

11. Guarner F. Inulin and oligofructose: impact on intestinal diseases and dis-orders. Br J Nutr. 2005;93(Suppl 1):S61-5.

12. Davidson MH, Synecki C, Maki KC, Drennen KB. Effects of dietary inulin in serum lipids in men and women with hypercholesterolaemia. Nutr Res 1998;3:503–17.

13. Jackson KG, Taylor GRJ, Clohessy AM, Wlliams CM. The effect of the daily intake of inulin on fasting lipid, insulin and glucose concentrations in middle-aged men and women. Br J Nutr 1999;82:23–30.

14. Moore MC, Davis SN, Mann SL, Cherrington AD. Acute fructose administration improves oral glucose tolerance in adults with type 2 diabetes. Diabetes Care 2001;24(11):1882-7.

Índice de términos

Las referencias de páginas en **negritas** indican que hay una ilustración o un gráfico del tema o término en la página correspondiente. Las referencias de páginas subrayadas indican que el tema o término se encuentra dentro de un recuadro en la página correspondiente.